JN094442

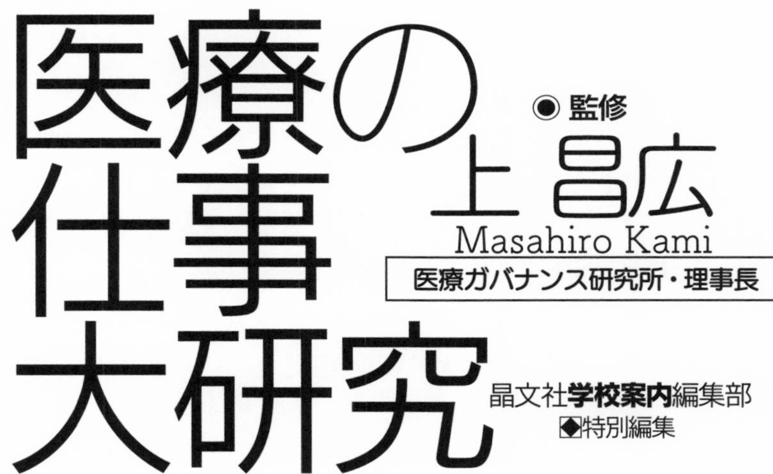

ポストコロナ時代に
医学部を
めざす人のための

医療の仕事大研究

◉監修
上昌広
Masahiro Kami
医療ガバナンス研究所・理事長

晶文社**学校案内**編集部
◆特別編集

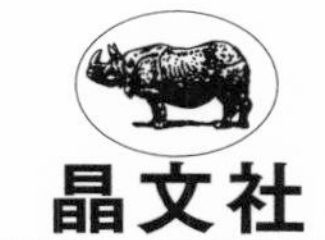

晶文社

はじめに

私は1993（平成５）年に大学を卒業しました。もうすぐ医師になって30年です。日常診療の傍ら、臨床研究を行い、さらに学生や若い医師を指導しています。

私は、この年になって、医師という仕事を選んでよかったと感じることが増えました。それは、医師が、弁護士や聖職者と並ぶ、古典的なプロフェッショナルだからです。その使命は、国家や社会の利益よりも、患者を最優先することで、とてもやりがいがあります。

医師という職業は、近代国家が成立する前のギリシャ・ローマ時代から存在します。医師の職業規範は、第二次世界大戦後のニュルンベルグ裁判など、様々な試練を乗りこえ、現在のようなものへと確立した世界的なコンセンサスです。

このコンセンサスの存在により、その気さえあれば、医師はグローバルに働くのが容易です。私も中国など海外の患者さんの相談を受けますし、医療ガバナンス研究所では、欧米や中国は勿論、東南アジア・南アジア・南米の医師たちともの日常的に共同研究を進めています。政治体制や文化の違い抜きに、「患者ファースト」で議論できるからです。

コロナの流行で、このような活動はさらに容易になりました。SNSやZOOMなどの通信手段を用いれば、どこにいても国内外の仲間と連絡をとることができるからです。医療ガバナンス研究所で学ぶ医学生の中には、福島県相馬市のコロナワクチン接種を手伝いながら、ZOOMでの授業参加を両立しているものもいます。この学生は、福島県での活動をまとめ、英文の医学論文として発表しました。このような活動は、私が学生のころには考えられないことです。

コロナパンデミックで、世界は大きくかわりました。mRNA技術を用いた画期的なワクチンが開発され、センシング技術や通信技術の発達により遠隔診療が普及しました。昨年末には米大手製薬企業ジョンソン・エンド・ジョンソンが、患者さんを一回も病院に来院させることなく大型治験を完遂しました。米国ではオンライン診療専用のプライマリケア保険まで販売されるようになりました。これからは僻地に住んでいる人でも、名医の診察を受けられるようになるでしょう。人工知能や自動翻訳・通訳も発展しており、国境を越えた受診が日常化するかもしれません。皆さんが、医師になるころには、現在とは全く違った医療体制ができていると考えねばなりません。

世界の変化は益々加速しています。誰も、その将来は予想できません。変化に対応するために重要なことは、「患者ファースト」の視点を貫くことです。患者のニーズを尊重していれば、大きく外すことはありません。これ以外には、広い教養・知性・コミュニケーション力を身につける事も重要です。世界の変化が如何に急速で激しかったとしても、過去の影響を受けます。歴史的な視点が大切です。さらに、ZOOMなどの通信ツールは、信頼関係がある仲間の間で、もっとも機能します。本音を話せるからです。こういう仲間は、高校・大学・研修医時代にしかできません。受験勉強、医学の勉強の傍ら、趣味やクラブ活動にも力を入れ、スケールの大きな人間になって貰いたいと思います。本書が、そのお役に立てれば幸いです。

2022（令和４）年７月

〈**監　修**〉

医療ガバナンス研究所理事長　**上　昌広**

STAGE

2 医療はどんな仕事？ 73

STAGE

3 医療の現場のプレーヤーたち 87

STAGE

4 大学医学部・医科大学の入試制度を俯瞰する 117

STAGE

0

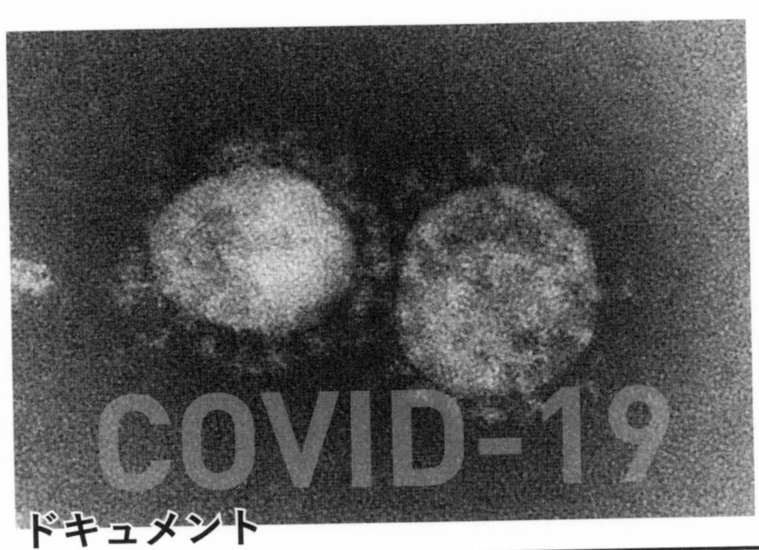

ドキュメント

新型コロナウイルス・パンデミック

同時掲載

医療の最前線で活躍する
先輩医師からのエール！

写真：新型コロナウイルス（SARS-CoV-2）
出典：国立感染症研究所ホームページ

パンデミックの前兆

2019（令和元）年12月31日、WHO（世界保健機関）に中国湖北省の武漢市当局から「27人の原因不明の肺炎患者の発生」という第一報がもたらされると、世界各国の医療関係者の間に緊張が走りました。中国では、2002（平成14）年から2003（平成15）年にかけて、「重症急性呼吸器症候群」（SARS）が広州を中心に流行した過去があったからです。その時点ではまだ中国から発表された情報はごくわずかで、「原因不明の肺炎患者の出現が、世界中にパンデミック（爆発的流行）が広がる前兆なのではないか」と危惧の念を抱いた者はごく一部にすぎませんでした。

しかし年が明けた2020（令和２）年１月７日に、中国の研究者から「問題の肺炎は新型のコロナウイルスによって発症したものである」と報告が上がり、５日後の１月12日にはウイルスの全遺伝子配列が世界中に公開されました。そして１月23日に中国当局が武漢市の都市封鎖を宣言すると様相が一転します。感染症専門家の間から約100年前に大流行したスペイン風邪の再来を予期する声が上がり始めたのです。

スペイン風邪とは、1918（大正７）年から1920（大正９）年にかけて世界中に蔓延したＨ１Ｎ１亜型インフルエンザによる感染症です。世界で５億人が感染、1,700～5,000万人が死亡したとされます。人類史上最も死者を出したウイルス感染症の１つですが、仮に中国で発見された新型コロナウイルスが、スペイン風邪と同等の感染力と毒性を持っていたらたいへんな事態を招いてしまうことが予想されました。当時とは比較にならないほど多くの人々が世界中を行き来している現代、ウイルスが広がるスピードも規模も大きくなることは明白だったからです。

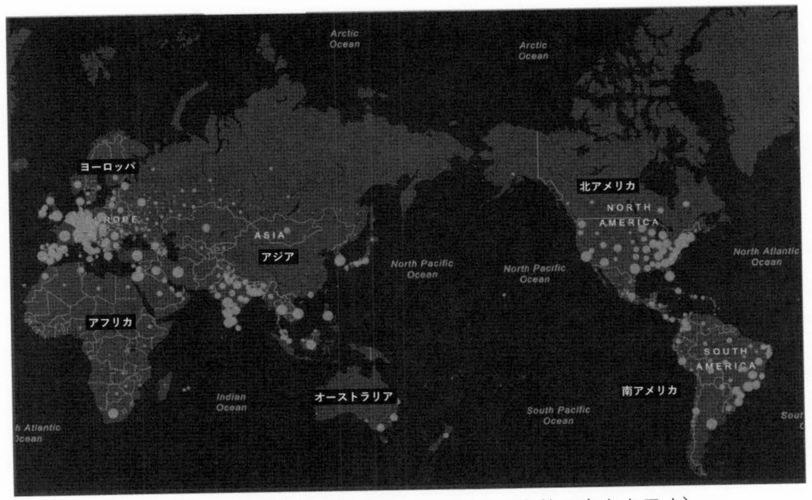

世界のコロナ患者発生数（●の大きさが患者数の多さを示す）
参考データ：ジョンズ・ホプキンス大学ホームページ

残念ながら、その予想は的中して最悪の結果を迎えることとなりました。アメリカのジョンズ・ホプキンス大学の発表によると、2022（令和４）年４月３日現在、世界の総感染者数は４億9,066万5,473人、総死者数は615万1,255人を数えています。それでもまだ感染拡大が収まる気配はなく、ウイルスは次々と変異して、いったん減少するかに見えた患者数が再び急増するという状況が繰り返されています。多くの人が「医学の進歩により、人類はすでに感染症を克服した」と思っていました。しかし、それが思い上がりにすぎなかったという現実を突きつけられているのです。

疑惑だらけの中国政府の初期対応

新型コロナウイルスを原因とする感染症は、国際正式名称をCOVID-19といい、重篤な肺炎をはじめとするさまざまな症状を引き起こします。その最初の患者は2019（令和元）年12月８日に武漢市の華南（かなん）海鮮卸売市場で発生したとされています。

しかしその後、実は中国国内では12月以前から海鮮市場と関連しない症例が複数報告されていたことが明らかになっています。そのため、中国当局はそうした症例を把握していたにもかかわらず、事態を甘く見ていたのではないか、あるいはなんらかの意図をもって隠していたのではないかと疑われています。もしそうだとすれば大問題です。仮にその段階で世界に公表していれば、患者の発生を少しは軽減できていた可能性があるからです。

中国政府が新型コロナウイルスの感染拡大を隠そうとしたのではないかと責められる理由はほかにもあります。2019（令和元）年12月30日には武漢市の病院に勤務する眼科医の李文亮氏が、新型コロナによる感染症が発生していることをいち早くインターネットで発表して警鐘を鳴らしていました。ところが武漢市の公安局は、こともあろうに「デマを散布した」として、懲戒書に署名することを強制した上で、訓戒処分にしてしまったのです。まさに口封じでした。その事実が報じられると世界中から批判が集中、中国政府は世界における信頼を一挙に失うこととなりました（その後、李氏自身、2020（令和２）年２月７日に新型コロナウイルスに感染して亡くなってしまいます）。

そうこうしているうちにも、新型コロナウイルスは驚くべきスピードで世界に広がっていきました。１月13日にはタイで武漢市から訪れた中国人の女性から新型コロナウイルスが検出されました。１月15日には、日本国内でも武漢から帰国した30代の中国籍男性の感染が報告されました。そして、その後も来日中国人の感染が次々に報告されていくこととなったのです。

日本における新型コロナウイルスの感染拡大

日本人初の感染例（国内感染例としては６例目）が報告されたのは2020（令和２）年１月28日のことでした。感染していたのは奈良県在住の60代のバス運転手でした。彼に海外渡航歴はありませんでしたが、武漢市から来たツアー客を乗せたバスを運転したために感染したとされています。その事実から新型コロナウイルスの感染力の強さが示され、市中感染が起きる可能性が指摘されました。

その２日後の１月30日には、世界保健機関（WHO）によって、「国際的に懸念される公衆衛生上の緊急事態」（PHEIC：Public Health Emergency of International Concern）が宣言されました。

この時点で中国での感染者7,711人、感染の疑いがある人が１万2,167人、死者170人が報告されていましたが、日本国内でもすでに14人の感染が確認されていました。

この事態を重く受け止めた日本政府は２月１日に、新型コロナウイルスによる肺炎などを感染症法の指定感染症と検疫法上の検疫感染症とする政令を施行して検査・入院に強制力を持たせ、中国湖北省からの外国人に対して入国拒否の措置をとりました。しかし、その直後の２月３日に思いがけない事態が生じました。

横浜港に帰港した大型クルーズ船「ダイヤモンド・プリンセス号」で新型コロナウイルスの感染者が出ていたことが判明したのです。その結果、乗客と乗員は一部を除いて船を降りることも許されないまま、検疫を受けることとなりました。このダイヤモンド・プリンセス号からは、712人の感染者が確認され少なくとも14例の死亡、検疫官や医師など感染症対策のために船内に入った９人の感染も確認されることとなりました。

また２月13日には、神奈川県在住の80代女性が肺炎で亡くなりました。新型コロナウイルスによる国内初の犠牲者でした。その日、和歌山県の医師や東京都内のタクシー運転手、さらには千葉県の男性が感染していることも確認されましたが、いずれも中国との明確な接点はなく、日本でも市中感染が始まっていたことが明らかでした。

この日、世界全体では累計感染者数４万5,229人、累計死者数1,118人（うち中国の累計感染者数４万4,699人、累計死者数1,116人）が出ていました。

なかなかパンデミックを認めなかったWHO

こうした新型コロナウイルスの広がりを前に、各国から中国当局に対して強い懸念の声と情報開示を求める声が向けられました。しかし、中国政府は相変わらず積極的な情報開示に応じようとはしませんでした。また、先頭に立って新型コロナ対策にあたるべきWHOのテドロス・アダノム事務局長も及び腰でした。「新型ウイルスは引き続き抑制されており、事実に関する慎重かつ明確な分析を行うことなくパンデミックを宣言することに前向きになり過ぎるべきではない」「中国の取った迅速な措置は国際的なスタンダードになるべき模範的なものだ」などと発言したのです。

これに対して世界中の関係者から「あまりにも中国寄りだ」という批判の声が上がりました。テドロス事務局長はエチオピアの出身ですが、エチオピアは中国から多額の投資を受けています。またWHOに対する中国の拠出金は、アメリカに次いで第２位（日本は第３位）です。だから中国を贔屓するのではないかというわけです。

そのWHOがようやく「新型コロナウイルスが世界規模で流行する危険性が非常に高い」と評価したのは2020（令和２）年２月28日のことでした。これは、WHOが「新型コロナウイルスが最高レ

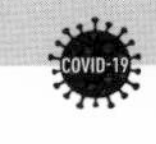

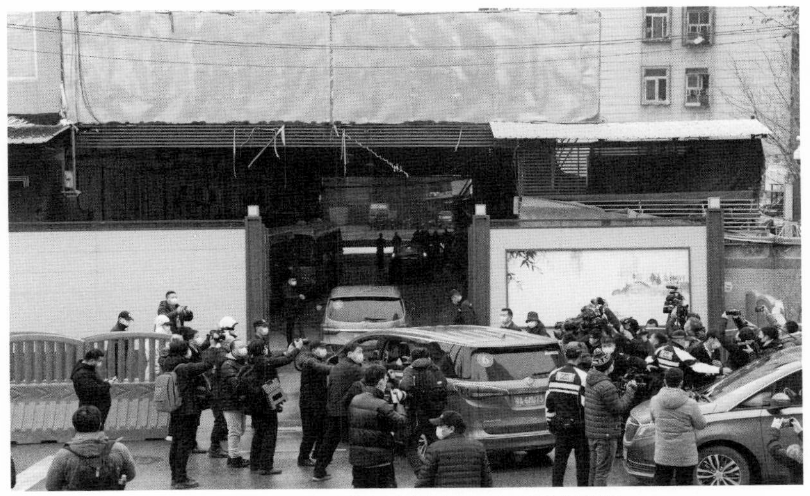

2021年１月に武漢海鮮市場に入るWHO調査団

写真：共同通信社

ベルの危険性を持っている」と判断したことを意味していました。それでもWHOは一向に「パンデミック」という言葉を使おうとはしませんでした。テドロス事務局長がようやく「パンデミックに相当する」と表明したのは、月が替わった３月11日のことです。

なぜ新型コロナウイルスの急拡大を前にWHOの動きがこのように鈍かったのか本当の理由はわかりません。しかし、ＷＨＯは「人間の健康を基本的人権の１つと捉え、その達成」を目的として設立された国際機関です。そのWHOのトップが、政治的な思惑などで動いてはならないことは当然のことであり、世界の医療従事者の知見と協力のもとでスピーディーな対応を図るべきであることは改めていうまでもないことでしょう。

中国はＷＨＯの調査も拒んでいました。それに対する国際的な批判は大きく、中国がWHOの調査団をようやく受け入れたのは2021年（令和３）１月のことでした。

世界各国のコロナ対応

一方、感染拡大を前に、世界各国でロックダウンを含む厳しい行動制限が次々と打ち出されていきました。しかし感染拡大を止めることはできませんでした。

４月11日には世界全体の累計感染者数が165万5,623人を数え、累計死者数は11万337人と10万人を突破しました。特に目立ったのはアメリカでの感染拡大でした。アメリカの累計感染者数は、３月11日の段階では782人と1,000人以下におさまっていましたが、３月23日には１万3,663人とあっさりと１万人を超えてしまいました。さらに４月28日には累計感染者数が100万822人と100万人台の大台にのり、累計死者数も５万9,330人となりました。

こうしたアメリカの爆発的な感染拡大の背景には、新型コロナウイルスの感染力が予想をはるかに超えていたことがあったことに加え、ドナルド・トランプ大統領（当時）の判断ミスがあったとされています。アメリカのメディアは、「トランプ大統領は関係機関からパンデミックの恐れについて説明を受けていたにもかかわらず、事態を軽く考え、十分な対策を打たなかった」と厳しく報じました。

それにしても新型コロナウイルスの感染力は驚くべきものでした。感染拡大はさらにスピードアップし、世界へと広がっていきました。年が明けた2021（令和３）年１月27日には、世界の累計感染者数は１億人を超えて１億56万4,497人、累計死者数は222万5,842人となり、12月21日には、ついに南極大陸のベルナルド・オイギンス基地で新型コロナウイルスの集団感染が確認されました。この時点で地球上の大陸すべてに感染が広がったのです。

またその後、新型コロナウイルスの変異株がたびたび報告されるようになりました。2021（令和３）年５月頃からインドから始まったとされるデルタ株による感染拡大が急速に広がっていたのに続き、11月24日には南アフリカでオミクロン株が報告されました。さらに、そのオミクロン株が「BA.1」から「BA.2」に変異して、2022年（令和４）年７月現在も「BA.4」「BA.5」へと急激な置き換わりが進んでいます。

時代遅れだった日本の感染症対策

こうした新型コロナウイルスの感染拡大は、「世界で最も優れている」と自認していた日本の医療体制がいかに脆弱(ぜいじゃく)なものだったかを白日のもとにさらすこととなりました。

感染症対策は、まず患者の発生の広がりを正確に把握することから始まるものとされています。そうしなければ、効果的な感染予防措置がとれないからです。そして、その感染状況を正確に把握するためには、まず検査体制を整えることが求められます。実際、先進国の多くは、国をあげて遺伝子を調べることでウイルスを特定するPCR検査などを駆使した体制を急ピッチで整備していきました。

ところが日本の厚生労働省は「症状のある患者や濃厚接触者を隔離するという方針」（隔離主義）に固執(こしつ)し続けたのです。感染症が流行したときに患者を隔離するという方法はワクチンがなかった時代、それしか方法がなかった時代から脈々と続いていた対処法です。確かに患者を強制的に隔離することで一定程度の効果を上げることができるでしょう。例えば中国では、ひとりでも患者が出たら一定のエリアごと外出禁止にするという「ゼロコロナ政策」を実施しています。都市ごと外出禁止にすることもあります。確かにそこまで隔離を徹底すればある程度効果もあるでしょう。しかしそれは、国家権力が強大な中国だからできることです。成熟した民主主義国家となり、国民の権利として行動の自由が認められている日本でそんなことはできるはずもありません。それにもかかわらず、厚生労働省は明治時代から続いてきた「感染症＝隔離」という発想を捨てきれなかったのです。

その結果は明らかでした。日本における累計感染者数は、2020（令和２）年２月21日に100人を超えたのに続き、３月21日には1,000人、４月３日には3,000人を突破してしまいました。こうした事態を前に、安倍晋三総理大臣（当時）は、2020（令和２）年４月７日に東京都・神奈川県・埼玉県・千葉県・大阪府・兵庫県・福岡県の７都府県に緊急事態宣言を行い、４月16日には対象を全国に拡大しましたが、新型コロナウイルスの流行拡大を止めることはできませんでした。そしてその後、累計感染者数と累計死者数は、右肩上がりで増加していくこととなったのです（次ページ上の図）。

続けて下に示すのは日本における１日ごとの新規感染者数の推移を示したグラフです。これを見ると、新規感染者の発生数に６つの山があったことがわかるでしょう。いわゆる第１波から第６波に至る流行拡大の波です（次ページ下の図）。

このうち第１波は、新型コロナの発生源とされる中国の武漢市から直接入ってきたウイルスと、それに続いて流入したヨーロッパ由来のウイルスによるもので、2020（令和２）年３月から５月頃までの第１波を引き起こしました。ピークは720人の新規感染者数が報告された４月11日でした。

６月以降の第２波では、ヨーロッパ由来のウイルスのごく一部が変異した新たなウイルスが確認されました。それが東京の歓楽街を起点として、他の都市部や沖縄へと拡散していき、７月から８月にかけての第２波を起こしました。この第２波のピークは８月７日で、新規感染者数は1,605人を数えました。

その後、11月18日に新規感染者数が2,194人と、初めて2,000人を超えたあたりから、第１波と第２波に比べてはるかに大きな山が出

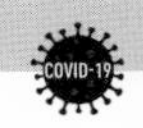

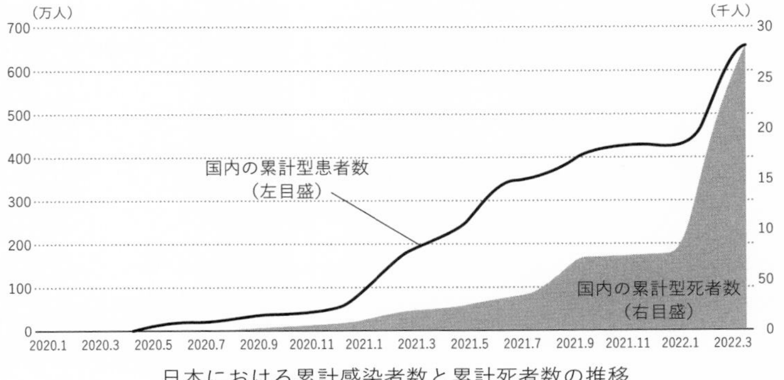

日本における累計感染者数と累計死者数の推移

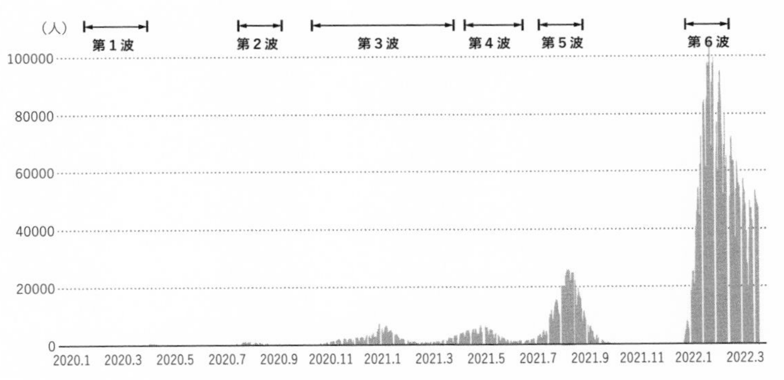

日本における１日あたりの患者発生数の推移

数値のデータ元：いずれもNHK「特設サイト新型コロナウイルス」

現します。いわゆる第３波です。年が明けた2021（令和３）年１月７日には7,642人と7,000人を超え、翌８日には7,957人とピークを迎えました。その後、新規感染者数は増減を繰り返しながら下降線をたどりながら、３月15日には695人まで減少しましたが、それは人々が行動を自粛し、マスクの着用や手洗いなどの予防に努めたのに加え、２月17日から開始されていた新型コロナワクチン接種の効果もあったとされています。

しかし再び新規感染者数が増え始め、５月８日には、7,238人と再び7,000人台が報告されました。これが第４波です。その後、新規感染者数は６月21日には868人まで減少します。しかし第５波がやってきます。７月29日には１万752人と１万人を突破、８月21日には２万5,662人とピークを迎えました。この第５波は過去４回の流行に比べて極めて大きな山となりましたが、ピークを過ぎると新規感染者数は急速に減少して100人を下回るほどになりました。その理由ははっきりとわかりませんが、多くの専門家が第６波の発生は避けられないと指摘していました。

そして心配していた通りのことが起こりました。2022年の年明け早々、これまでにないレベルでの急激な感染拡大とともに第６波に突入しました。東京都では２月２日に初めて、感染者数が２万人を超え、２月３日には全国で10万人を突破、それぞれ過去最多を更新しました。その後、全国の患者の発生は３月22日には２万227人まで減少し、６月６日には9,105人と１万人を下回りました。しかし６月29日には23,343人と再び２万人を超える日が続き、７月に入ると急速に感染が拡大し、７月20日には15万2,495人の感染が発表され第７波に入ったことが鮮明となりました。

こうした新型コロナウイルスの拡大に、日本の政府や自治体がどう対応してきたのかについて振り返っておきましょう。

新型コロナウイルスに対する政府や自治体の対応

安倍晋三内閣総理大臣（当時）は、2020（令和２）年１月30日に「新型コロナウイルス感染症対策本部」を設置。２月27日には日本全国の小中高校に臨時休校を要請して、３月から全国の学校が一斉に休校することとなりました。また、ほとんどの大学も対面授業をとりやめ、インターネットを利用した遠隔授業へと切り替える措置をとりました。３月13日には「改正新型インフルエンザ等対策特別措置法」（新型コロナウイルス特措法）が成立、そして４月７日には、東京都・神奈川県・埼玉県・千葉県・大阪府・兵庫県・福岡県の７都府県に対して緊急事態宣言が発出されました。

当初は５月６日までの期間を予定していましたが、４月16日には対象を全国に拡大、当初から宣言の対象とした７都府県に北海道・茨城県・石川県・岐阜県・愛知県・京都府の６道府県を加えた13の都道府県を、特に重点的に感染拡大防止の取り組みを進めていく必要があるとして「特定警戒都道府県」と位置づけました。

この緊急事態宣言が解除されたのは５月になってからのことです。同月14日、北海道・東京都・埼玉県・千葉県・神奈川県・大阪府・京都府・兵庫県の８つの都道府県を除く39県で解除され、21日には兵庫県・大阪府・京都府の３府県でも解除。残っていた東京都・神奈川県・埼玉県・千葉県・北海道の５都道県は25日にようやく解除されました。

この緊急事態宣言は、2020（令和２）年９月17日に安倍内閣に代わって新しく発足した菅義偉（すがよしひで）内閣のもとで、第２回目（2021月１月８日～３月21日）、第３回目（2021年４月25日～６月20日）、第４回目（2021年７月12日～８月22日）と繰り返されることとなりました。

さらに2021（令和３）年４月５日には、大阪府大阪市・兵庫県神戸市・西宮市・尼崎市・宮城県仙台市に「まん延防止等重点措置」が発令されました。これは2021（令和３）年２月３日に改正新型コロナ特措法で新設されたもので、都道府県の知事が、市区町村など特定の地域を限定して発することができます。

そして４月12日には、沖縄県沖縄市・浦添市・那覇市・豊見城市・糸満市・南城市・うるま市・名護市、京都府京都市、東京都23区・武蔵野市・府中市・調布市・立川市・八王子市・町田市にもまん延防止等重点措置が適用され、その後も感染が増加している市町村に対して追加適用されていきました。

このまん延防止等重点措置は、2021（令和３）年９月30日までにすべて解除され、およそ半年ぶりに、どの地域にも宣言と重点措置が出されていない状態になりました。しかし、2022（令和４）年１月９日の広島県・山口県・沖縄県を皮切りに、１月21日には群馬県・埼玉県・千葉県・東京都・神奈川県・新潟県・岐阜県・愛知県・三重県・香川県・長崎県・熊本県・宮崎県が、１月27日には北海道・青森県・山形県・福島県・茨城県・栃木県・石川県・長野県・静岡県・京都府・大阪府・兵庫県・島根県・岡山県・福岡県・佐賀県・大分県・鹿児島県に対してまん延防止等重点措置が発出されることになりました。このまん延防止重点措置が解除されたのは３月31日のこと。１月９日以来、およそよ２カ月半ぶりのことでした。

2022（令和４）年７月上旬現在、新規感染者は急速に増加し、保健所や診療所の業務は依然として逼迫が懸念されています。今後、第６波を超える感染爆発が起きる可能性は高いとされています。

ところで、新型コロナウイルスの流行を収束させる決め手はワクチンだとされてきましたが、日本におけるワクチン接種の経緯を振り返っておきましょう。

日本におけるワクチン接種

当然のことながら、新型コロナウイルスが世界的に蔓延し始めるまで、新型コロナウイルス感染を予防するためのワクチンは存在していませんでした。また、2020（令和２）年２月には、WHOが「ワクチンが18カ月以内に利用可能になるとは予想していない」としていました。しかし世界規模でワクチン開発競争が起こり、WHOは９月には「世界で176の新型コロナウイルスワクチンが開発されている」と発表しました。それらのなかで、実際に世界で初めて承認されたのはアメリカのファイザーとドイツのビオンテックが開発し

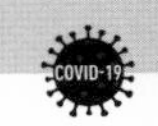

ていた「mRNAワクチン」でした。

このファイザーとビオンテックが開発したmRNAワクチンは、12月２日、イギリス政府が「安全性や有効性が確認できた」として緊急使用を承認。アメリカやＥＵも接種を開始しました。その後、日本がファイザーのワクチンを正式に承認したのは、2021（令和３）年２月14日のことで、同月17日には医療従事者への接種が始まりました。また５月21日には、モデルナとアストラゼネカの新型コロナウイルスのワクチンについても正式承認されました。

ワクチン接種開始当初は、副反応などを心配してなかなか接種が進まないのではないかとは心配されましたが、いざ開始されると接種は順調に進み、2021（令和３）年11月25日には、総接種回数は１億9,644万455回に達し、12～19歳が618万6,835人（68.66％）、20歳代が915万8,424人（71.44％）、30歳代が1,063万1,359人（73.97％）、40歳代が1,471万1,116人（79.85％）、50歳代が1,470万276人（87.45％）、60～64歳が657万8,437人（88.75％）と高い比率で２回接種を完了していました。また、2022（令和４）年４月以降、政府は３回目のワクチン接種を進めています。

それはいいとしても、問題なのはそもそも日本に国産のワクチンをつくる力がなく、外国頼みだったという現実です。ワクチン開発には多額の費用と長い時間が必要ですが、日本の製薬メーカーにはその力はありませんでしたし、国も知らん顔をしてきました。いざとなれば外国から買ってくればいいという姿勢だったのです。その結果、日本のワクチン接種開始は他の先進諸国に大きく遅れをとることとなりました。さらに国際共同治験に参加できず、日本独自の治験を求めたことが、ワクチン接種の開始を遅らせた原因のひとつと指摘する声もあります。また、政府の政策も決して自慢できるものではありませんでした。世界と日本の新型コロナウイルス対策を振り返っておきましょう。

国ごとに大きく異なった新型コロナウイルス対策

世界の先進国の多くは、新型コロナウイルスに対し、感染の被害をなんとか最小限度に食い止めようと、ロックダウンをはじめとする強い姿勢で臨みました。それに対する不満が爆発し、大きなデモが起きた国も少なくありません。

そんな中、日本は“国民に自粛をお願いする”という形をとりました。法律上、厳しい行動規制を求めるだけの法整備もできていませんでしたし、国民の賛成も得られにくいという状況でした。

一方で経済活動を優先させた国もありました。例えば、ブラジルのジャイル・ボルソナロ大統領は「コロナは風邪のようなものだ」として経済活動を優先し続けました。経済活動がストップするとたんに食べられなくなる人が続出して、国内が混乱することを恐れたからだといわれます。皮肉なことに、そのボルソナロ大統領自身、３回も新型コロナウイルスに感染してしまいましたが、経済状態の脆弱な国では思うような対策が立てづらいという現実があるのです。

そんな中、特異な判断を下したのはスウェーデンでした。同国では当初、ロックダウンを長期間持続することは不可能であるだけでなく、エビデンスがないとして、ロックダウンを回避、マスク着用も推奨せず、緊急事態宣言もロックダウンもしないという方針を貫いていました。このいわゆる「集団免疫戦略」に対して、国民の自主性を尊重している点は評価すべきだという声や、早めに集団免疫が形成されれば感染拡大は収束するし、経済的ダメージも相対的に小さくてすむのではないかと評価する声もあがりました。しかし結果的には経済的なダメージも大きかった上に、周囲の国と比較して多くの死者を出すことになってしまいました。その多くは介護施設に入居していた高齢者でした。

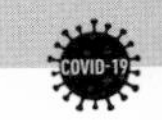

また、この頃から富める国と貧しい国の格差も指摘されるようになりました。ワクチンの争奪戦が続く中、低所得国はワクチンを確保することができず、ますます感染拡大が進む恐れが出てきたのです。

例えば、アフリカには接種率が１％台という国が少なくありません。そうした国々で新型コロナウイルスが感染拡大することで、より毒性の強い変異ウイルスが出現することもあり得ます。そのため、WHOのもとで、GAVIアライアンス（GAVI）、世界保健機関（WHO）、感染症流行対策イノベーション連合（CEPI）などが主導する組織「COVAX」（COVID-19 Vaccine Global Accessの略）が、高・中所得国からの拠出金でワクチン購入し、低所得国にワクチンを分配する活動を展開しています。

また、ロシアや東ヨーロッパの国々でもワクチン接種は進んでいないことも大きな問題となっていました。ロシアは、2020（令和２）年８月11日に、世界に先駆けて自前のワクチン（スプートニクV）を承認していましたが、2021（令和３）年11月になっても接種率は40％に届かず、１週間で25万人以上が新たに感染、8,700人以上が死亡したと報じられていました。ウクライナでも、2021（令和３）年９月以降、第４波となる新型コロナウイルスによる感染拡大が起き、病床不足、酸素不足、スタッフの疲弊などで医療体制が逼迫していると報じられましたし、ルーマニアやブルガリアも深刻な状況に陥っていました。

そんな状況下でさらなる事態が起きました。2022（令和４）年２月24日、ロシア軍がウクライナに攻め入ったのです。ロシア軍の侵攻を受けたウクライナはもちろん、周辺諸国は新型コロナウイルス対策どころではなくなってしまいました。

ところで、感染症対策で極めて高い評価を得ているのが台湾です。台湾は2019（令和元）年12月31日の段階で中国・武漢において“謎の感染症”が発生している事実を察知するや、その日の夕方には疾病管制署（Taiwan Centers for Disease Control）が記者会見を開き、武漢からの直行便の機内立ち入り検査と国民への注意喚起を始めました。さらに年が明けた2020（令和２）年１月２日には専任チームを設立。同月５日には第１回専門会議を召集して「PCR検査能力拡充が不可欠である」との進言を受け、すぐさま検査体制の拡充に着手していました。WHOが武漢の原因不明肺炎発生について公表したのはこの日のことでした。さらに１月15日には新型コロナを法定伝染病に指定し、検査や治療費用はすべて国費負担とすることを決定。１月20日には対策本部「中央感染症指揮センター」を設立しました。

こうした台湾の素早い対応は、2003（平成15）年に中国広東省で発生したとされる「SARSコロナウイルス」の流行で、347人の国内感染が確定され、37人が死亡（うち１人は自殺）した過去があったからでした。

当時は、感染症に対する指揮系統も法律も十分ではなく、内閣に対策本部を設立したものの省庁間の役割や責任分担が不明瞭でうまく機能しなかったし、マスコミ各社があやふやな情報を検証せぬまま報道して、いたずらに国民の不安を煽り、国内は混乱に陥りました。そこで台湾政府は、その反省を踏まえて法整備を行い、危険性の高い感染症が発生した際に国民への強制力を執行できる法律を成立させると同時に組織改革も行っていたのです。

その台湾で最初の新型コロナウイルスの患者が明らかになったのは１月21日のことでした。患者は台湾にやってきた武漢在住の50代女性でしたが、台湾政府は、１月22日には中国湖北省からの団体旅行客の入国を禁止し、既に入国済みの団体に対して国外退去を命令。１月23日には中国武漢市からの中国人の入国を禁止し、中央感染症指揮センターが「防疫如同作戦」（感染症対策は戦争と同等とみなす）と宣言しました。

また、1月24日には医療用マスクの輸出禁止も打ち出し、1月31日にはすべての医療用マスクを政府が徴収、健康保険証を薬局などで提示することでマスクが買える仕組みを導入、マスク購入にあたっては、どの薬局に在庫があるかを知らせるアプリ（Eマスク）も導入しました。その他、感染が確認された人と接触した人は「在宅隔離」、感染流行地域への渡航歴がある人は「在宅検疫」、その他リスクのある人は「自主健康管理」とリスク別に管理したり、インターネットを活用した監視システムも導入したのです。

こうした体制を構築するうえで中心的な役割を果たしたのが、デジタル担当大臣のオードリー・タン氏でした。そのタン氏は、感染症対策において重要なのは「インフォデミック」だと語っています。インフォデミックとは、情報（インフォメーション：information）と伝染病の（エピデミック：epidemic）を組み合わせた言葉で、根拠のない情報がSNSなどを通じて急速に伝播することです。

新型コロナウイルスの流行のなかで、例えばアメリカではアジア系住民に対する差別や迫害が広がりました。日本でも、感染者に対する誹謗中傷を繰り返す人が現れたり、いわゆる“マスク警察”が出現してマスク着用を巡ってトラブルが続出したことは記憶に新しいところです。タン氏はITを活用することで、そうした混乱を未然に抑えることに成功したのです。

その台湾も2021（令和３）年５月になると感染が拡大し、５月30日には新規感染者数が395人（累計感染者数7,806人、累計死者数989人）となり、外出時のマスク着用義務化、学校の休校、店内飲食の禁止などの厳しい措置が取られました。しかし、７月下旬頃から徐々に減少し、11月中旬にはワクチン接種率が49.4％と低いものの、新規感染者数が１日あたり約７人と抑制されていました。またその後も、日本で第６波が起きている2022（令和４）年４月４日の段階でも、台湾における新規感染者数は1日100人台に抑えられており、感染の広がりは十分に抑制されていると評価されています。

このように各国でさまざまな対策が行われてきましたが、世界的には収束に向かったと思ったとたん、次の変異ウイルスによる感染が再び拡大するというサイクルが繰り返されています。世界が1つになり、多くの人々が行き来しているなかで、新型コロナウイルスの感染拡大を完全に止めることは極めて難しいことです。新型コロナウイルス感染症対策としてどんな方法がベストなのかは、今後、それぞれの国で、国民性や経済状態などさまざまな要素と合わせて検証されることになるでしょう。

変わり始めた世界の新型コロナウイルスへの対応

2019（令和元）年末に始まったコロナ禍ですが、時間が経つにつれて、徐々に各国の新型コロナウイルス対策にも変化があらわれてきました。象徴的だったのがイギリスです。

同国のボリス・ジョンソン首相は、ワクチン接種が進んだことをきっかけに「コロナと生きる」として、2021（令和3）年7月にはほとんどの規制を撤廃しました。その後、患者が増加してもその方針は変わっていませんし、国民もそれを受け入れ、むしろ規制緩和を歓迎しているようです。

そんな中、WHOは、2021（令和3）年11月30日、新型コロナウイルスの新変異株オミクロン株の出現を受けて多くの国が導入した感染確認国からの渡航制限措置を巡り、慎重に実施するよう求める勧告を出しました。特に渡航の一律禁止については効果の面でも否定的な見解を示し、「国際的な保健上の取り組みに悪影響が出る恐れがある」と懸念を表明したのです。

WHOばかりではありません。UNWTO（世界観光機関）は「渡航制限は特に海外からの観光客に依存している国・地域にとって、むしろ害を及ぼす」という声明を発表していますし、IATA（国際航空運送協会）も「オミクロン株は世界のすべての地域に存在し、ごく一部の例外を除いて旅行がリスクを増加することはない」と主張しています。UNWTOやIATAは業界団体ですから、割り引いて考える必要がありますが、それでも新型コロナウイルスの流行が２年以上続いた結果、世界の経済活動が疲弊しきっていることは明らかでした。

そして各国がコロナ禍後を見据えて「開国」に舵を切り始めたのです。例えばドイツも2022（令和４）年２月半ばから段階的に規制を緩和、2022（令和４）年３月18日には、「ワクチン接種が進み、死者や重症者がこれまでのように増えていない」として、新型コロナウイルス感染対策の行動規制をほぼ撤廃することを決めました。

新型コロナウイルスの出現以来、世界のヒトやモノの移動が厳しく制限され、どの国の経済活動も低迷しています。どこかでバランスをとる必要があるのです。

日本でも2022（令和４）年３月21日にはまん延防止等重点措置が解除され、外務省は４月１日に、アメリカ、カナダ、フランスなど106カ国における感染症危険情報をレベル３の「渡航中止勧告」からレベル２の「不要不急の渡航はやめてください」に引き下げ、４月10日から１日当たり7,000人だった入国上限を１万人に、６月１日からは２万人に引き上げました。こうした動きが今後も進んでいくことは間違いないでしょう。人類の新型コロナウイルスとの闘いは新たなステージに入ったといえるのかもしれません。

それにしても、これまでの日本の新型コロナウイルス対策はどう評価すべきなのか、振り返っておきましょう。

新型コロナウイルス対策で「敗戦」を喫した日本政府

残念ながら、日本においては、政府レベルでの感染症に対する備えは極めて遅れていたといわざるを得ないでしょう。

前述したSARSコロナウイルス流行時に、日本政府は「WHOなどが公表するSARSに関する情報について迅速に収集するとともに、その情報を提供する」としていました。しかし、それは掛け声だけに終わっていました。「喉元過ぎれば熱さ忘れる」という言葉がありますが、SARSコロナウイルスの国内感染者がゼロだったこともあって、具体的な対策はまったくといっていいほどとられませんでした。つまり、いつか必ず起きるだろうと予想されていた“新たな感染症”の出現に対して、まさに無防備な状態が続いていたのです。

そのため、新型コロナウイルスの流行が始まったとき、安倍政権は迷走することとなりました。日本政府が新型コロナを「指定感染症、検疫感染症」に指定したのは2020（令和２）年２月１日のこと。そして、大慌てで成立させた「新型インフルエンザ等対策特別措置法」を施行したのは３月14日のこと。中国で新型コロナウイルスによる感染が起きたことが報じられてから３カ月近くも経ってからのことでした。これでは政府の怠慢、医療行政の不備を厳しく指摘する声が上がったのも当然のことでしょう。

また、実はそのとき、感染症専門家の一部からは早急にPCR検査の体制を整える必要性が指摘されていました。新型コロナウイルスの感染状況を少しでも早く把握することが、感染拡大を防ぐ第一歩というわけです。ところが検査体制の整備は一向に進められませんでした。

次ページに示すグラフは、日本におけるPCR検査（感染の有無を調べる検査）の実施件数の推移です。2020（令和２）年２月18

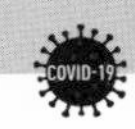

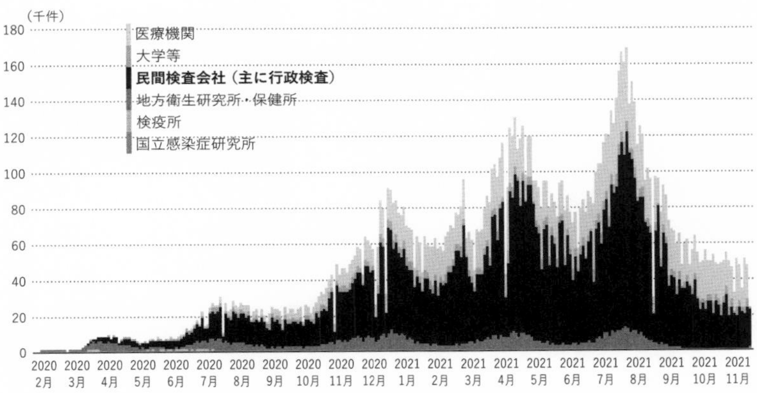

日本におけるPCR検査の実施件数の推移

出典：厚生労働省ＨＰ「PCR検査実施件数」

日～2021（令和３）年11月30日までの国内（国立感染症研究所、検疫所、地方衛生研究所・保健所、民間検査会社、大学、医療機関等）におけるPCR検査の実施件数は3,723万2,597件です。

このグラフを見ると、いかにもPCR検査の件数が増えているかに見えるかもしれません。しかしその実態は、民間検査会社が行っている「行政検査」と「医療機関における検査件数」が増えているだけにすぎません。行政検査とは、都道府県知事の権限で感染者や感染の疑いがある人にPCR検査を受けさせる検査のことです。一方、医療機関における検査とは、発熱などの症状があって訪れた人を対象に医療機関が行うものです。つまり、日本におけるPCR検査は、あくまで症状が出た人にしか行っていなかったのです。

こうしたPCR検査の少なさについて、政府は2020（令和２）年２月18日に、１日3,800件に増やすとしました。しかし後もその半数以下という検査数が続きました。安倍晋三総理（当時）が、同年４月６日に「PCR検査数を２万件に増やす」と表明しましたが、その後の検査数も相変わらず方針の半分ほどにとどまっていました。

この時期、世界では多くの国が感染状態と感染者数の実数把握の最終的な判断のためにPCR検査を基準として、検査数の拡大に努めていましたし、ゲノムシークエンス体制の強化にも懸命になっていました。

PCR検査とは、検査を受ける人の体液などから検体を採取し、特定のDNAだけを増やす検査で、新型コロナウイルスに感染しているかどうかを判定するために行います。しかし、ウイルスが変異してしまうとPCR検査をくぐりぬけるものも出てきます。そうした新規の変異ウイルスを捕まえるには、ウイルスのすべてのゲノム配列を解読する必要があります。それがゲノムシークエンスと呼ばれる作業です。感染症と戦うためには、そのふたつが必要なのです。

例えばアメリカのニューヨーク州は、2020（令和２）年７月１日に配信したメールマガジンで、「すべてのニューヨーク州民は州内に存在する750カ所程度の検査センターで、無料で検査を受けることができる」と広報していました。ニューヨーク州の人口は約1,950万人ですから、人口2.6万人につきPCR検査センターが１カ所存在することになります。それに対して、日本のPCR検査能力は、その当時でも最大で１日あたり２万8,000件にすぎませんでした。自民党の新型コロナウイルス関連肺炎対策本部の田村憲久本部長（元厚生労働大臣）が、PCR検査や抗原検査について「１日10万件の検査能力を持つべきだ」と数値目標案を示しましたが、それでも日本のPCR検査数はあまり増えていません。

またアメリカのバイデン政権は、2021（令和３）年２月17日に、２億ドルを投じてシークエンス能力を週7,000件から２万5,000件に増やすと発表しました。それに対して日本はどうだったのでしょうか。厚生労働省は国立感染症研究所を中心としたシークエンス体制を構築しているとしていましたが、塩崎恭久・元厚生労働大臣のブ

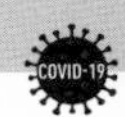

ログによれば、日本のシークエンス能力は2020（令和２）年末段階で１週間に300件、体制を強化した後も１週間に最大800件にすぎませんでした。いったいなぜ、日本ではこのように検査が抑えられてしまったのでしょうか。その背景には、国立感染症研究所をはじめとする厚生労働省内部の組織体制に問題があると指摘されています。

PCR検査の必要性を否定した医系技官

一時期、マスメディアで盛んに流されたのが、「PCR検査をすると医療崩壊を招く」という論調でした。検査を増やすと陽性者があぶり出されて入院患者が増え、結果的に病院が逼迫するという理屈です。

また「偽陰性」も理由の１つとされました。PCR検査の精度は100％ではなく、「陰性」という結果が出ても実際には感染している「偽陰性」が約３割に出てしまいます。そのため、むやみにPCR検査を行うと、「陰性」と判定された偽陰性の人が、安心して出歩く結果、感染を広げてしまうというのです。

まったく本末転倒な理屈だとしかいいようがありませんが、こんな論調が先行したのは、厚生労働省の医系技官の意向があったからだとされています。次ページの図は日本における感染症対策の組織図です。

図内の中央感染症情報センターは、国立感染症研究所の感染症疫学センター内に設置され、各都道府県等から報告された患者情報、疑似症情報および病原体情報を収集・分析し、その結果を全国情報として速やかに都道府県等に提供・公開するための中心的役割を果たすとされています。また、地方感染症情報センターが都道府県等に１カ所、原則として地方衛生研究所のなかに設置され、各都道府

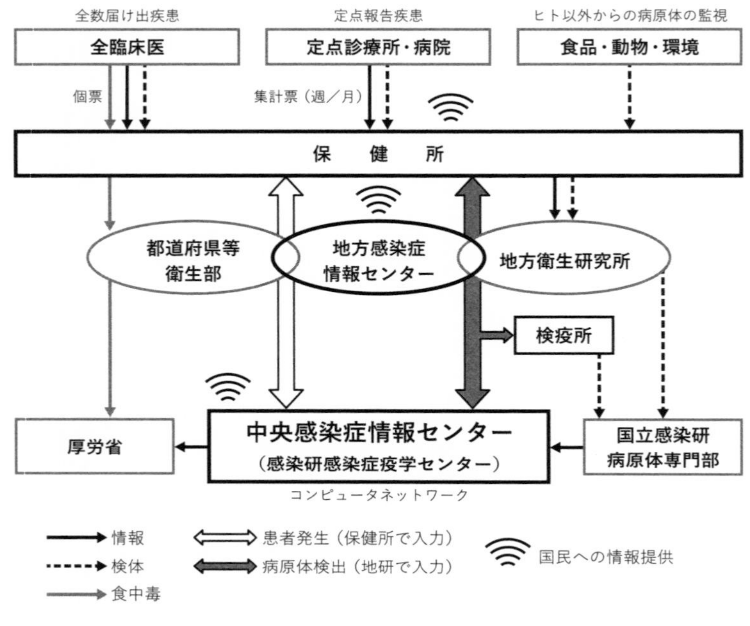

感染症サーベイランス（患者情報・病原体）体制

出典:「日本の感染症サーベイランス」国立感染症研究所　感染症疫学センター　2018年２月

県等における患者情報、疑似症情報および病原体情報（検査情報を含む）を収集・分析し、都道府県等の本庁に報告するとともに、全国情報と併せてこれらを速やかに医師会等の関係機関に提供・公開するとされています。つまり、新型コロナウイルス対策の検査業務を担う国立感染症研究所・保健所・地方衛生研究所などが、１つの“共同体＝ムラ”をつくっており、その共同体を取りまとめるのが厚生労働省（具体的には健康局結核感染症課）という組織構造になっているのです。

そのなかでも、感染症対策に大きな影響を与えているのが「医系技官」です。医系技官は通常の国家公務員採用試験とは別建ての「厚生労働省医系技官採用試験」（応募資格は日本国籍を有する医師・

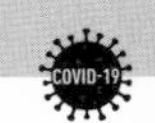

歯科医師）によって選考され、採用されると医療行政において政策決定に関与することになります。しかし、その多くは医療現場での実務経験のない者ですし、仮に経験があったとしても医療の第一線から離れています。ましてや感染症の専門家ではありません。その彼らが「PCR検査を広げると医療崩壊を起こす」としてPCR検査の拡充に反対したとされています。

実は安倍晋三総理（当時）は「PCR検査を増やせ」と繰り返し指示していたにもかかわらず、彼らはそれを平然と無視したのです。その結果、起きたのがPCR検査の“目詰まり”でした。PCR検査は、主に保健所を経由して感染の疑いがあれば専門外来を受診し、医師が必要と判断した人が受けられる体制となっていました。しかし検査体制には限りがあり、重症化の恐れがある人に集中しました。その結果、2020（令和２）年３月末には、大都市圏を中心に、医師が検査を必要と診断したにもかかわらず検査ができない状況となり、保健所に電話が殺到する騒ぎとなったのです。

こうした事態に対して、新型コロナウイルスに関する政府の専門家会議（２月下旬に設置）は、５月４日、国内のPCR検査数が国際的に少なく、新しい感染症の流行に対応する検査体制が整わなかったとする分析結果を公表しました。また同日、安倍晋三総理（当時）は記者会見で「人的な目詰まりもあった。実行は少ないというのはその通りだという認識をもっている」と語り、同席した専門家会議の尾身茂氏（当時、副座長）も「日本はPCRの件数を上げる取り組みが遅れた」と認めることとなりました。

そもそも、医系技官はテクノクラート（技術官僚）ではあるものの、感染症のエキスパートではありません。医系技官として採用された後の出世をめざすなら、医学部卒業後に医師キャリアを重ねるより、卒業してすぐ中央官庁に入って、官僚として多様な部署を経験するほうが有利だとされています。そんな医系技官たちが感染症対策を決定する立場に立っていたというのですから、なんとも心許ない話です。いずれにせよ、日本の国としての感染症対策が硬直化し、不備だったことは間違いないのです。

際立った日本政府の迷走

一方、政府の対応もお粗末だったといわざるを得ないでしょう。迷走に迷走を繰り返すこととなりました。例えば、2020（令和２）年２月27日の安倍晋三総理（当時）の突然の要請で始まった全国一斉休校は、学校現場や子供も持つ家庭を中心に大きな混乱を引き起こしました。子供の学習の遅れをどうするのか、あるいは子供の受け入れ先をどうするかなどについての説明もなく、措置もなされないままの要請だったからです。学校の現場では教師が対応に追われ、子供を預ける先が見つけられずに親が仕事を休まざるを得ない家庭も続出しました。

また、安倍晋三総理（当時）のもとで４月から実施された「アベノマスク」の配布もみごとに失敗に終わったといった見方が大半です。約260億円（調達に184億円、配送費として76億円）をかけたにもかかわらず、評価する声はほとんど上がりませんでした。また、2021年に始まった「Go To トラベル」事業にも大きな疑問符がつけられました。感染防止のために人流抑制を強く求める一方で、経済のために旅行者を増やすという政策はどう考えてもちぐはぐしたものだったからです。

そして同年９月16日には、菅義偉氏が政権を引き継ぎました。発足当初こそ、新型コロナ封じ込めと経済再生の両立を掲げ、高い内閣支持率を得ていましたが、１年延期されていた東京オリンピック・パラリンピックは、東京都に緊急事態宣言が発令される中、2021（令和３）年７月23日に開幕されました。果たして新型コロナの収束がほとんど見えないなかでの開催決定は正しい選択だったのかと、大きな疑問の声があがりました。また、「Go To トラベル」の継続にもこだわっていましたが、予測されていた第３波に備えた検査体制の拡充や病床確保も掛け声だけに終わる中、12月14日には一時停止する措置が決定されました。感染防止のために人流抑制を強く求める一方で、経済のために旅行者を増やすという政策はどう考えても矛盾をはらんだものだったとしかいえないでしょう。

文字通り命がけだった医療現場

新型コロナウイルスは、多くの著名人の命も奪いました。志村けん氏、岡江久美子さん、岡本行夫氏、高田賢三氏、千葉真一氏などが亡くなっています。また、2020（令和２）年４月には、北播磨総合医療センター病院長だった横野浩一氏（神戸大学名誉教授）が、新型コロナウイルス感染症により亡くなり、公務災害として認定されました。まさにウイルスは人を選ばないのです。

WHOは、2021（令和３）年５月に、新型コロナウイルスでこれまでに死亡した医療・介護従事者が、少なくとも11万5,000人に上っていると明らかにしました。日本での数字はなぜか発表されていませんが、前述した横野院長ばかりではなく、多くの医師や看護師ら医療従事者が感染したり、残念ながら亡くなったりしていることは明らかです。医療従事者にとっても、新型コロナウイルスとの戦いはまさに命がけなのです。

これまでの新型コロナウイルスとの戦いで最も貢献したのは、いうまでもなく現場の医療関係者です。彼らは休むことなく、自らの命をかけて対新型コロナウイルス戦の最前線に立ち続けてきました。それにもかかわらず、看護師の夫が職場で「奥さんが仕事を辞めないのならあなたが会社を辞めて」といわれたり、医療従事者の子供たちが保育園への通園を断られたりするケースが相次ぎました。前述した横野院長の遺族も、公務災害と認められるまでは、「病院に新型コロナウイルスを持ち込んだ」などという中傷にさらされたといいます。まさに本末転倒な話であり、「恐れるべきは新型コロナウイルスではなく人だ」という状況です。患者のために命をかけて戦っている医療従事者に対して、そんな差別や偏見を持つなど言語道断でしょう。私たちは、情報を正しく理解し、誤った言動を慎むべきでしょう。

mRNAワクチンの生みの親 カタリン・カリコ博士

ここで、新型コロナウイルスのワクチンの生みの親とされる人物、ハンガリー出身の生化学者カタリン・カリコ博士を紹介しておきましょう。彼女は1955（昭和30）年にハンガリーの地方都市ソルノクで生まれ、近隣のキシュウーイサーッラーシュ市で育ちました。精肉業を営む実家は貧乏でしたが、優秀だった彼女は国立セゲト大学に進み、卒業後はハンガリー科学アカデミーの奨学金を得て、地元の研究機関の研究員となります。

しかしハンガリーの国家経済が行き詰まり、政府からの研究資金が打ち切られることとなり、夫と２歳の娘とともにアメリカに渡ることを決意します。その当時は、東西冷戦時代で通貨の持ち出しは厳しく制限されていました。そこで彼女は娘が大切にしていたテディベアのぬいぐるみに全財産の900ポンドを隠して出国します。当座の生活資金とするためでした。まさに片道切符の渡米でした。

アメリカに渡った彼女はペンシルベニア州のテンプル大学で研究員となり、その後、ペンシルベニア大学に移ります。そして助教授として、免疫学者ドリュー・ワイスマンと共同でmRNAを医療へ応用する研究を続けていきました。論文も発表しました。しかし、なかなか認められませんでした。研究費を削られ、同僚の研究費に頼ることさえありました。しかし、そんな状況のなかでも彼女は、「どうにもできないことに時間を費やすのではなく、自分に変えられることに集中し、いつも自分になにができるかに立ち返った」といいます。

果たして、そんな彼女に声をかけてくれる人物が登場します。ドイツのバイオ企業ビオンテックの創業者であるウール・シャヒン博士と妻のエズレム・テュレジ博士です。２人はカリコ博士が進めていた研究に着目し、2011（平成23）年にはドイツに呼び寄せ、研究を進める契約を結んだのです。そしてそれから９年後の2020（令和２）年３月、ビオンテックはアメリカの製薬大手ファイザーとmRNAを用いた新型コロナウイルスワクチンの開発を開始することを発表、カリコ博士の技術により、新型コロナワクチンを完成させたのです。

ちなみにモデルナのワクチンも彼女の技術をベースにしたものです。モデルナの創業者デリック・ロッシ博士は、2010（平成22）年にモデルナを創業して、2006（平成18）年に山中伸弥京都大学再生医科学研究所教授（当時）によって作製されたiPS細胞を、mRNAを活用してつくろうとしましたがうまくいきませんでした。しかしカリコ博士が2005（平成17）年に発表していた論文に行き着き、iPS細胞の樹立に成功したというのです。そのカリコ博士は、次のように語っています。

〈物事が期待どおりに進まないときでも、周囲の声に振り回されず、自分ができることに集中してきました。私をヒーローだという人もいますが、それは違います。本当のヒーローは私ではなく、医療従事者や清掃作業にあたる人たち。感染のリスクがあり、命を危険にさらしている彼らこそがヒーローです。私は、ただ研究室にいただけです〉

（出典：ＮＨＫ「HUMANドキュメント＆クローズアップ現代プラス」2021年５月27日22時放送）

このカリコ博士の言葉を待つまでもなく、現在の医学の進歩は世界中の多くの研究者や医療従事者によって支えられています。もはや医療の世界は国レベルで競い合う時代ではなくなっているのです。

ところが日本は、そうした動きから大きく取り残されています。相変わらず派閥が存在し、“大先生”のご威光がまかり通っています。また前例主義に陥り、一部の機関が情報を独占し、露骨に既得権益を守ろうとしています。それに加えて、日本では前述したように経済効率ばかりが追求され、大学や研究機関の基礎研究に対する国の予算も大幅に削られ、若手のポスドクは安い給料に甘んじるしかないのが現状です。その結果、優秀な人材が集まらなくなっているといいます。

そういう意味からも、日本の医療体制は今、大きな岐路に立たされているといえるでしょう。しかし、そんななかでも“明日の医療”をめざし、患者ために日々がんばっている人たちが存在します。最後にそんな医療従事者を紹介しておきましょう。

見習うべき「相馬モデル」

新型コロナワクチンの接種が開始された当初、政府が打ち出した「事前予約制」のせいで、多くの自治体は大混乱に陥りました。そんななかで注目されたのが福島県相馬市のケースです。

相馬市では、政府がワクチン接種の方針を打ち出す前に、市民に往復ハガキを送って希望を聞いたうえで接種の順番はくじ引きで日時を決め、指定するという方法をとりました。その結果、接種を希望した９割以上の高齢者が指定通りに接種会場に訪れ、接種は実に順調に進みました。この相馬モデルの成功の背景には、相馬市長で

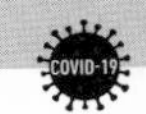

ある立谷秀清氏自身が内科医であり、病院経営を知っていたことに加え、東日本大震災の経験がありました。実は震災以降、相馬市では、東日本大震災後の2011（平成23）年４月から福島県浜通りで被災地支援を続けていた坪倉正治医師（福島県立医科大学放射線健康管理学講座主任教授）との協力体制を築いていましたし、医療ガバナンス研究所理事長の上昌広医師が率いるチームも地元医師会を支援し続けていました。また、2021（令和３）年５月24日には「相馬市新型コロナウイルスワクチン接種メディカルセンター」を設置し、センター長にイギリスのキングス・カレッジ・ロンドンの教授だった渋谷健司氏を招聘していましたし、ワクチン接種に際しては、ハーバード大学で予防医学の研究にあたった経歴を持つ大西睦子医師（星槎グループ医療・教育未来創成研究所・ボストン支部研究員）なども駆けつけました。

いち早く接種シナリオを決められ、スムーズに実施できたのは、そうしたプロとの連携・協力体制が確立していたからです。国からの指示を待つことなく、こうした優れた人材を集め、知恵を合わせて独自の体制をみごとに構築した立谷市長の勝利といっていいでしょう。

日本がめざすべき医療の姿

これからの日本で必要な医療をつくるには、さまざまな個性を持った医師たちがトライ＆エラーを繰り返す必要があります。今の医療制度は、規制でがんじがらめになっていて、現代社会のニーズをとらえきれていません。

今、日本の社会は変革期です。医療に限らず、さまざまな分野が規制と既得権益のしがらみで身動きがとれず、時代の変化に対応できていません。歴史を振り返れば明らかですが、古い仕組みを変えるのは、いつも個性的な個人の動きから始まります。

典型的な例として相馬市のケースを紹介しましたが、実は日本各地では現場の医療従事者による地道な努力が続けられています。それこそ、トライ＆エラーを繰り返しながら、ときには行政の壁にぶち当たりながらも、新型コロナウイルスを収束させることをめざして日々を送っている医療従事者によって、日本の医療は支えられているのです。私たちは、それを忘れてはならないでしょう。

パンデミックが起きたときに問題になるのは「命か経済か」です。命を守ることは何より優先されるべきですが、経済活動が止まってしまうと多くの人の収入が断たれ、生きる糧を得られなくなってしまいます。

実際、コロナ禍での自殺件数は増加しており、大きな社会問題となっています。コロナ禍で職を失い、収入が断たれたことで絶望してしまっているのです。あるいはストレスで精神的に不安定になっている人も少なくありません。そういう意味ではいかに経済活動を持続させるかが大きな課題ですが、この問題は、「二者択一」で解決できるものではありません。そのバランスをいかに図るかが大切です。

多くの医療従事者は、当然のように「目の前の患者の命を優先する」でしょう。医療従事者としてしっかりとした使命感を持っている人ほどそうであり、ときには自分を犠牲にしても、その使命を果たそうとします。「経済よりも命」なのです。

それを支えるべきなのが政治です。無策のまま放置したあげく、「命か経済か」と国民に迫るのはまさに本末転倒です。

ここまで書いてきたように、残念ながら日本における感染症対策はまったくなおざりにされてきました。医療行政は旧態依然とした体制のまま放置されていました。

その結果、新型コロナウイルスが日本に上陸した当初はマスクす

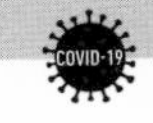

ら海外製品に頼らざるを得ませんでしたし、医療従事者が使う防護服まで枯渇しました。さらにはワクチンも海外製が入ってくるのを待たなければならなりませんでした。その結果、多くの医療従事者に過大な負担をかけると同時に、国民に大きな不安と多くの苦しみを与えることとなったのです。この経験を私たちは忘れるべきではないでしょう。仮に新型コロナウイルスが収束したとしても、いつかまた新たな感染症パンデミックが起きるでしょう。それを前提に、より高度で現実に即した医療体制を築きあげていく必要があります。

医療はもはや一国内で成り立つものではありませんし、医療界だけで成立するものではありません。世界中の医療関係者と手を結び、最新の知見をもとに前進していくべきです。また、国の言いなりになるのではなく、医療界側から積極的にあるべき姿を発信していくことも求められます。

日本が医療後進国にならないためには、規制と既得権益の壁をぶち破り、さまざまな個性を持った医療従事者の力を結集できるシステムをつくり上げることが急務なのです。成績がいいから医者になろうとか、親に進められるから医療の世界に進もうというような人だけでは日本の医療を変革するパワーは生み出せません。最新の知識と世界的な視野を持ち、医療本来のあるべき姿を追求する人材が求められています。

そういう意味でも、新型コロナウイルスの流行という事態で得た教訓を生かして、国民のみんなが日本の医療がどうあるべきかをしっかりと考えていくことが必要なのですし、ほんとうの意味で医療をめざす若い力が俟(ま)たれているのです。

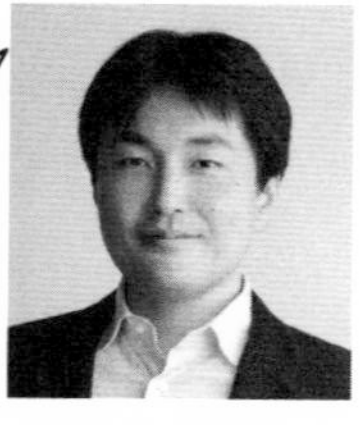

福島県立医科大学医学部
放射線健康管理学講座 主任教授
坪倉正治さん

医師という仕事は、健康を司る あらゆる仕事に関わることができる

【プロフィール】
2006年３月東京大学医学部を卒業、2011年の東日本大震災発生以降、福島県浜通りの復興のための医療支援活動に従事。2020年６月から現職。

私は2011（平成23）年に起こった東日本大震災および福島第一原子力発電所の事故後、地域の住民の方々のさまざまな健康問題に向き合い、それに対応する仕事を行ってきました。もともとは東京の病院で勤務する、白血病に対する骨髄移植を専門とする血液内科医でしたが、この災害後に福島県で働くようになりました。

福島での原発事故による健康影響は、幸いにも被ばく量が非常に低く抑えられたため、放射線による直接的な影響や、将来への遺伝の影響を心配する必要は全くありません。その一方で、地域環境や社会の変化に伴う影響は甚大でした。

臨床医として働きながら 多方面で活躍

私は、一般の病院で働く臨床医と、行政やさまざまな国際機関で働く医師と、研究を行う医師の３つを合わせたような仕事をしています。具体的には、①福島県の被災地域の病院で、外来などで患者さんを診るいわゆる臨床医としての仕事、②災害後に地域で起こったさまざまな健康課題（例えば放射線被ばくなど）、災害による地域の環境や社会が変化することによっておこる健康課題をまとめ、それを分析・解

＊内容は2021（令和３）年11月執筆当時のものです。

析し学術的に結果を残しながら次の対策につなげていくという研究者としての仕事、③市町村、県や国、国際機関などでの放射線防護対策に関する委員会の委員を務めたり、そのガイドラインの策定に携わったりといった仕事をしています。

それに加えて、地域の学校での放射線に関する講義や、放射線に不安をもつ方々への個別での説明や講演会なども行ってきましたし、原子力大国であるフランスにて放射線災害から身を守るための共同研究を行ったり、ウィーンにある国際機関で世界中から集まる放射線関係の専門家と議論を戦わせ今後の必要な対策について議論を深めるといったような仕事があります。このような国際機関では、行政官としての立場ではなく、専門家としてアドバイスを行ったり知見を集約したりする仕事が主になります。

健康を守るという
キーワードを共有

医師の仕事の非常に面白い点は、健康を司る、ありとあらゆる仕事に関わることができることです。一人の医師として患者さんに向き合うのは素晴らしい仕事です。それに加えて、健康を守るというキーワードを共有して、医療以外のさまざまな専門家やステークホルダーと仕事を行うのはやりがいがあります。

振り返ってみると、そのために必要な知識や経験として、医学部で学ぶ身体や病気に関する知識はもちろんのこと、その地域の生い立ちや人の考え方や想いを知るために必要な学問、例えば歴史や社会学、心理学、情報工学などに加えて、データを分析するための数学や統計学、プログラミング技術など幅広いものが必要となります。逆に言えるのは、どのような学問に興味があったとしても、医師として健康を守るために行える仕事はたくさんあるということです。

多くの方々から感謝される素晴らしい仕事

医師になったとしても、その後もずっと勉強していかなければならないという大変さはあります。しかしその一方で、自分の行うこと１つ１つが地域の方々の健康を改善するための活動となり、多くの方々から「ありがとう」と感謝される仕事であるのは、他の職業に就いたことはありませんが、素晴らしいものだと改めて思います。

受験勉強は大変で長い道のりであると思います。しかし先の可能性は無限に広がっています。頑張ってください。

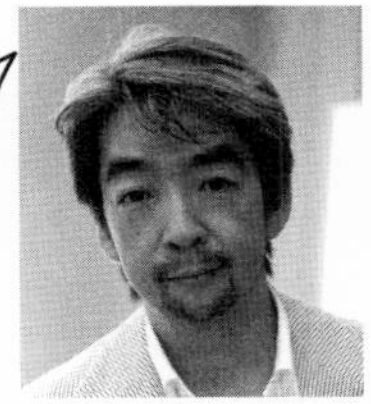

相馬市新型コロナウイルスワクチン接種
メディカルセンター長・
東京財団政策研究所研究主幹
渋谷健司さん

新型コロナ対策が示す プロフェッショナルのあり方

【プロフィール】
1966年東京都生まれ。91年東京大学医学部卒。99年米ハーバード大学公衆衛生学博士。2001年世界保健機関（WHO）シニア・サイエンティスト。05年同保健統計・エビデンスユニット長。08年東大医学部教授。19年英キングス・カレッジ・ロンドン教授。21年から現職。

私は2021（令和３）年の５月に帰国するまで、英国のキングズ・カレッジ・ロンドンで公衆衛生の研究所長と教授をしていました。前職の東京大学医学部大学院教授のときに英国側からヘッドハントされました。今は、すべての研究者の実績を誰でも即座に調べることができます。論文の引用数のみならず、その人の経歴や研究ネットワーク、リーダーシップ能力などの情報は、人材が欲しい世界中の大学やヘッドハンターと共有されます。ジュネーブのWHOから東大に招聘された際に驚いたのは、東大医学部教授選考は、公募もなく、選考委員は内部の教授、そして、決定は教授会の投票で決まるという閉じたものでした。全ての情報がオープンに世界を駆け巡る今の時代、このような閉塞したシステムでは、本当に世界的に優れた人材を獲得すること、ましてや、優れた診療や社会的にインパクトの高い研究を行うことは、困難なのではないでしょうか。

それが如実に現れたのが新型コロナ対策です。専門家と言われる人たちが、きちんとエビデンスに基づいてオープンに議論して、コンセンサスを作っていくのが科学です。しかし、日本の場合、最初に「クラスター対策」という仮説ありきで、オープンな議論がなく、いつの

＊内容は2021（令和３）年11月執筆当時のものです。

間にかそれが主な戦略となってしまいました。また、研究開発でも欧米はもちろんのこと中国にも大きく離されてしまっています。国産ワクチンは作ることもできずに、感染症対策の要である検査の拡大も感染症専門家らが反対しました。研究論文数は惨憺たるものです。その理由の１つは、日本で感染症専門家として政府に重宝される方々は、国立感染症研究所を頂点とするピラミッドの人たちであり、必ずしも一流の科学者ではないのです。では、彼らはなぜ重宝されるかというと、日本では、政治家なのか学者なのか分からないようなポジショントークで喋るからです。科学者としての独立性やアカデミアの矜持、そして、社会的コミットメントへの意識が少ないのかもしれません。

情報公開が限定的な日本
透明性が担保された議論が必要

また、日本では情報の公開は極めて限定的です。例えば、国立感染症研究所は東京五輪の感染者の遺伝子シークエンス結果をいまだに公表をしていません。これでは、五輪による感染の影響を科学的に判断し、今後の対策に繋げることはできません。対照的なのは英国のコロナ対策です。そこには、感染症分野のみならず、ビッグデータやゲノムの専門家も加わってコンソーシアムを組んでいます。サイエンティストとしてもトップの人たちが集まっているイギリスの専門家会議には、５つ以上の数理モデルのグループが参加していて、侃々諤々（かんかんがくがく）議論します。それを参考にして最後は政治家が政策を選びます。その情報は全て公開され、透明性は担保されます。

今は、情報の公開、透明性の担保、そして、独立した科学者のフラットな体制による分野を超えた研究が主流です。それを実現している場所が、実は日本にもあります。東日本大震災で多大な被害を被った福島県相馬市がそれです。医師でもある立谷秀清・相馬市長は、震災を強力なリーダーシップで乗り越え、市民・行政・医師会の密な連携のもと、ワクチンをテコにコロナ禍を乗り切ろうと奮闘していました。立谷市長は副反応のデータを隠さずに、全部オープンにしました。それが功を奏したのでしょう、真摯にデータを公開することで、逆に市民に安心を与える、接種が全国で最も早いペースで進んだ地域となりました。さらに相馬市では抗体価の低下についても実証研究を行い、全国に先駆けて公表し、３回目接種の必要性を総理官邸に届けました。

プロとしてどう生きるかという問いに
自分がどのように答えるのか

残念ながら、オールジャパンでという幻想は崩れ去り、自治体や企業など、各組織が個々に自分の身を自分で守らなければいけない時代になりました。それは、これから医学部に入ろうという皆さんも同じです。大学医局にいれば、有名病院に行けば安泰な時代ではありません。自らの実力を磨き、オープンで、透明性の高く、そして、フラットな文化のある組織に身を置き、社会的責任を果たしながら自分の市場価値を高めることで、いつでも自分を守ることができるようなります。その選択をするか否かは、プロとしてどう生きるかという問いに自分がどのように答えるか、ということでもあります。

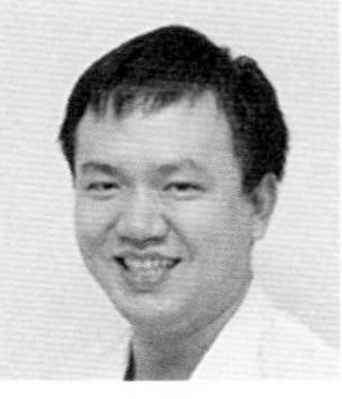

東京都立墨東病院循環器内科医
大橋浩一さん

最前線の医療現場で経験した新型コロナウイルス感染症への対応

東京都立墨東病院は東京都城東地区唯一の３次救急病院として地域医療の拠点となる総合病院である。私は心血管疾患に対するカテーテルを用いた低侵襲治療、超音波を用いた心臓の機能や形態の精密検査を専門とし、心血管疾患全般に対する診療を行う循環器内科医である。

【プロフィール】
1986年、中国上海市生まれ。2011年、千葉大学医学部卒業。都立墨東病院で初期研修後、循環器内科で後期研修。東京ベイ浦安市川医療センターなどでの研修を経て、2016年より現職。2020年より順天堂大学医学研究科循環器内科学博士課程在学中。専門は心血管カテーテル治療、末梢動脈カテーテル治療、心臓超音波検査など。また「華人」として、日常診療の傍ら、墨東病院を訪れる多くの中国人患者の診療に携わる。日本内科学会総合内科専門医・指導医、日本循環器学会循環器専門医、日本心血管インターベンション治療学会認定医、経カテーテル的大動脈弁置換術実施医、SHD心エコー図認証医。

次々と押し寄せた感染者の波

中国武漢で発生した新型コロナウイルス感染症は瞬く間に全世界に広がった。帰国する邦人を乗せた政府のチャーター便で発生した患者の診療依頼を皮切りに第一種感染症指定医療機関である墨東病院は度重なる感染の波にさらされ続けた。循環器内科にも大きな影響があった。急性心筋梗塞をはじめとする救急疾患により緊急入院を要する患者の初期治療の場を担っていたCCU（Coronary Care Unit）は感染症患者を受け入れるため、各個室を陰圧する突貫工事が施され新たな“CCU（Coronavirus Care Unit）”に姿を変えた。内科系を中心に、若手から中堅のスタッフは交代で感染症診療のサポートを要請され、

＊内容は2021（令和３）年11月執筆当時のものです。

病床数削減の結果、外来新患と救急患者の受入制限、待機的手術の延期や他院への転院など、それまで行われていた一般診療は大幅に縮小した。未曾有の大流行となった第５波が収束した2021（令和３）年11月現在までに、墨東病院は中等症以上の患者を約1,800人受け入れた。人工呼吸器を要する重症患者やECMOと呼ばれる人工肺を用いた治療を要した超重症患者は次々と集中治療室のベッドを埋め、一般病床には集中治療室入室を待つ重症患者で溢れた。集中治療室に入院したこれらの患者のうち、実に80%以上の患者が生存退院しているという目を見張る成績は、最前線で患者の治療にあたる集中治療科、救命救急センター、感染症科の医師をはじめ集中治療室で勤務する全ての医療従事者が休む間もなく勤務を続け、その他のスタッフも自分達の日常診療を縮小してサポートに回るなど、まさに病院で働く全ての医療従事者の力を集結した結果である。

通常診療とコロナ診療とを並行して行うことが求められた

ところが、病院での治療を要する疾患は感染症以外にも多い。その一方で、複数の診療科が連携してそれらの患者を総合的に診療できる病院は少ない。コロナ感染症専門病院としての運用転換を要請された一部の他の都立病院とは異なり墨東病院は救急診療をはじめとする地域に必要な通常診療とコロナ診療とを並行して行うことを求められた。心不全や心筋梗塞、細菌性肺炎や敗血症など、呼吸困難や発熱といったコロナ肺炎と一見区別がつかない症状を訴えて病院を受診する患者は数多い。また、心不全や間質性肺炎などの一部の疾患はコロナウイルスなどによる呼吸器感染症を契機に急性増悪することもあり、それらを合併しているケースも少なくない。脳梗塞や消化管出血などの他疾患患者がウイルスに感染していることも多々あった。ウイルス迅速検査も結果が出るまで時間がかかり、偽陽性や偽陰性など検査自体の限界もある。適切な感染対策が分からず治療法も確立されていないコロナ禍初期の頃は、少しでも疑われる患者は複数の医療機関で診療自体を敬遠され、多くの疑い患者が墨東病院に押し寄せた。呼吸困難を訴える患者は全て受け入れない方針の病院もあったという。今でこそ、疑似症という概念が定着し、純粋なコロナ肺炎患者・コロナ肺炎に何かしらの疾患を合併した患者・コロナ感染を否定できない疑似症患者・非コロナ感染の他疾患患者と、全ての患者を効率的に選り分けることができるようになったが、それぞれに搬送や検査の体制が整い入院加療が円滑に行えるようになるまでには多くの時間を要し、現場では多くの混乱があった。

主体的にリーダーシップを取り
行動を起こしていける人材が必要

第５波が過ぎ去り感染者数は激減し、ウイルスの存在を前提とした社会活動の再開が進んでいる。医療機関でも、感染対策を強化し通常通りの診療を行えるよう、これまでの診療体制見直しが進んだ。医療はインフラの一部である。特に墨東病院が担う救急や周産期医療などの行政医療は地域社会に欠かせない機能の１つであり、今回のような災害が発生した時にも常に機能し続け、変化し続ける社会のニーズを満たすよう柔軟に診療体制を転換していく必要がある。そのためには多角的な視野を持ち、周囲と良好な関係を築くことができるコミュニケーション能力を身につけ、主体的にリーダーシップを取って行動を起こしていける人材が必要とされている。

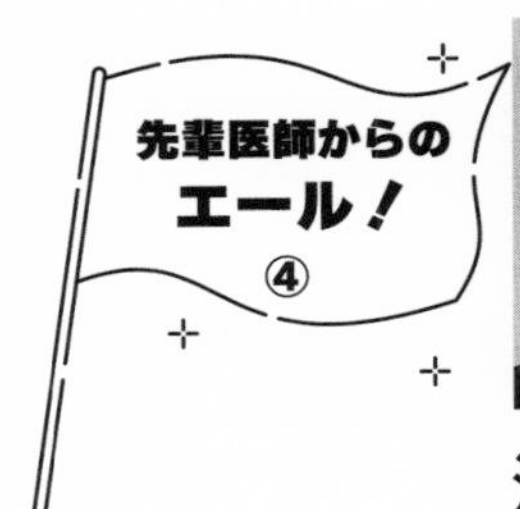

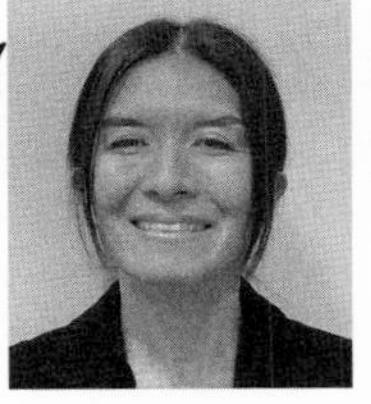

内科医師、米国ボストン在住、
医学博士
大西睦子さん

海外留学成功の秘訣は「コミュニケーション」

【プロフィール】
東京女子医科大学卒業後、同血液内科入局。国立がんセンター、東京大学医学部付属病院血液・腫瘍内科にて造血幹細胞移植の臨床研究に従事。2007年に渡米し、2013年までハーバード大学で研究に従事。移民生活の中、地域でさまざまな背景の人とネットワークを築き続ける。星槎グループ医療・教育未来創生研究所ボストン支部の研究員。日本向けに、米国の医療情報を提供している。

医師としては、臨床好きだったのですが、治療のなかで生じた疑問について研究したくなり、恩師のすすめもあって大学院に進みました。大学院の研究テーマは「移植後の免疫回復」。臨床試験に従事しました。臨床試験では、患者さんに研究に参加していただくためのインフォームドコンセントをとること、その後の検体の管理にとても苦労しました。そこで、膨大な予算が投じられて米国の医療を支えている疫学調査のシステムに関心を抱くようになりました。

大学院卒業後、米ボストンに研究留学

大学院を卒業し、素晴らしいチャンスに恵まれ、米ボストンで研究留学が決まりました。2007（平成19）年より、ダナ・ファーバー癌研究所に留学し、ライフスタイルや食生活と病気の発生を疫学的に研究。2008（平成20）年から2013（平成25）年まで、ハーバード大学で、肥満や老化などに関する研究に従事しました。

＊内容は2021（令和３）年11月執筆当時のものです。

ところがボストンでの生活の始まりは、思い描いていた生活とはまるで違いました。そもそも英語が苦手でうまく話せない、相手の言っていることがよく分からない。さらに研究所に行っても、初めてだから何もできない。「何もできない、何もできない」って考えているうちに、抑うつ状態になってしまいました。同僚は19時くらいには帰宅して家族や友人と過ごすのに、私は一人。もう日本に帰ってしまおうかとも思いました。

人生の危機を救ってくれた
ダンスを通じた交流

そんな中、人生の危機を救ってくれたのは、趣味のダンス。大学生時代から競技ダンスをしていたのですが、思い切ってスタジオを探して通い始めました。ダンスは言葉が通じなくても、ステップさえ踏めれば通じるものがありました。土地柄、スタジオでレッスンをうけたり、練習をしているのは、研究者や学生ばかりでした。

私が通ったスタジオの先生は、マサチューセッツ工科大学（MIT）のダンスチームの顧問です。すぐにMITのダンスチームのパートナーができて、チームに入会しました。こうして異国で、私のことが認められて友だちや仲間ができました。毎日話をしているうちに、自信がついて、コミュニケーションがとれるようになりました。そのうちに、仲間との会話で、行間が読めるようになり、新聞やニュースの意味も理解できるようにもなりました。

同時に研究も楽しくなっていきました。研究所の教授や仲間と議論ができるようになりました。そして研究成果が実り、論文や学会発表という貴重な経験ができました。さらにハーバード大学学部長賞を２度授与されました。

米社会に溶け込んでいくうちに、格差を目のあたりにしました。貧しい人が多く住む地区に行くと、新鮮な野菜が手に入らない。スーパーでも加工食品が多いです。自動車がなく朝早くからバスを乗り継いで職場に行く人も多く、健康に気を使う余裕はない。一方で、ある程度裕福な人はすごく健康に気を配っています。食材に気を使い、ジムに通ってシェイプアップした人が多い。貧富の差、社会的な問題が健康を大きく左右している現実があります。

米国で起きている問題が
いずれ日本でも

日本は、社会保障制度が米国に比べて充実していて、健康に関しては恵まれた環境だと感じます。それでも格差は拡大しつつあり、今後米国と同じような問題が広がるでしょう。そんな懸念など、健康に関する記事を、日本の一般の人向けに発信するようにもなりました。

さて、海外で活躍するために求められる条件は、コミュニケーション能力を磨くこと。そのためには、勉強だけではなく、夢中になれる趣味を見つけて、それを通じて良い仲間を作って、キャンパスライフや留学生活を送ることをお勧めします。

STAGE

1

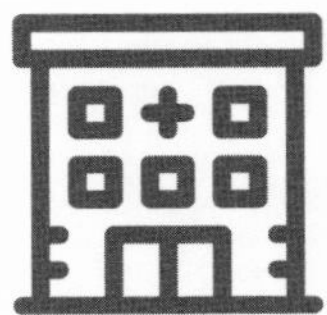

病院とは どんな場所か?

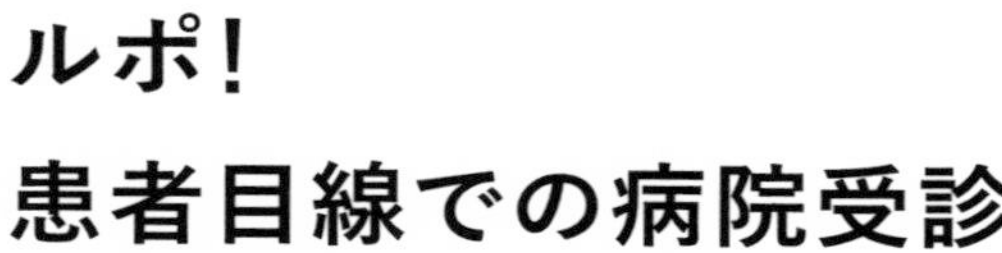

ルポ！
患者目線での病院受診

職場近くのクリニックから大きな大学病院へ

大学医学部・医科大学や看護大学などに進学すると、一定の医学の基礎や教養科目を履修した後、病院実習が始まります。新人医師は独り立ちする前に、ベテランの指導医のもとで医療の仕事のオン・ザ・ジョブトレーニングを受けることになるわけです。

医療の仕事を目の当たりにした実習生や、初めて医師として患者さんに接する研修医にはさまざまな思いがあることでしょうが、医療の仕事が医療サービスを提供する側と提供される側との相互作用で成り立っているという前提に立つなら、患者さんや家族の視線もフォローしておかなければなりません。そこで最近、病院通いをしている方に話を聞き、その体験をまとめてみました。医療サービスの利用者である患者さんや家族にとって、医療の仕事のメイン・ステージである病院とはどんな場所なのか？　Ｂさんのケースから見ていきましょう。

［CACE１――Ｂさんの場合］Ｂさん（男性）は58歳。今までこれといった大病をしたことはありませんが、50歳になるまでは１日30本以上吸うヘビースモーカー（現在は20本）で、５年前に肺気腫と診断されたことがありました。２、３カ月前から急な階段や坂を登ると息切れがし呼吸が荒くなる状態が続くので、これはイカンと思って職場近くのクリニックの医師に相談してみました。すると医師は血中酸素濃度を測る検査キット、パルスオキシメーターでＢ

さんの人さし指を挟み、その数値を見ながらこう言いました。
「これはつらいでしょう。普通の人は96以上あるのに、あなたは92です。まず胸部のレントゲンを撮り、それを見た上でどうするか判断しましょう」

レントゲン撮影の画像からは肺の右下に微量ながら水が溜っていることがわかり、医師はもっと大きな病院で受診する必要ありと判断、自らの母校である私立Ａ医科大学の付属総合病院に緊急連絡し紹介状を書いてくれました。その結果、Ｂさんはその日の午後には急患扱いで受診できることになったのです。

Ａ医科大学付属病院１階の総合受付を訪ねると、すでに話が通っているのかてきぱきと対応してくれました。初診者用の簡単な書類に必要事項を記入して渡すと、しばらくして診察券が発行されます。これを近くの受付機に挿入すると受付票が出てくるから、それを手に３階の呼吸器内科の受付に向かうよう指示されたのです。

呼吸器内科受付で受付表を渡すと、まず、３密は避けているか、嗅覚・味覚異状はないか、発熱はないかなど新型コロナウイルス対策がチェックされます。そして手首にパルスを当てた検温も。

しばらく待つと、一人の看護師が現れ「3152番の方、3152番の方」と呼びます。手もとの受付表を見るとＢさんの受付番号です。Ｂさんが手を挙げると、看護師がやって来て、クリニックの医師からの伝達事項などを確認した後、診察室に案内しました。

担当医は40代半ばの男性医師。彼はこう言いました。
「一番確実なのは肺に溜っている水を少し抜いて詳しく調べることですが、溜っている水がごく微量なので病状が急変する心配はありません。いろいろ検査してみることにしましょう」

そしてＢさんはその日、点滴を受けて、検査室で採血、放射線科でレントゲン撮影をした後、トイレで採尿して検査室に届け、会計を済ませて帰宅することになったのです。

呼吸器以外の診療も受けるが病状は振り出しに

X線検査を受けるがその結果は……

Bさんが次にA医科大学付属病院を訪れたのは2週間後ですが、事前に言われていた診察前の血液検査とX線検査を済ませ、Bさんは呼吸器内科の受付に向かいました。

呼吸器内科の待合室には30〜40人の患者さんが待機していて、マイクで受付番号を呼ばれると、10室程度ある診察室に入っていきます。なかには付添いの人に車椅子を押してもらっている人もいますが、一目でわかるのはやはり高齢者が多いこと。6割くらいはBさんより年上に見えます。

そんな中を事務職員が足早に行き交い、患者さんに問診する看護師の大きな声も聞こえてきます。時折、白衣を着た若い人が通り過ぎるのは研修医かA医科大学の実習生でしょうか。

2週間前にきたときは受付番号が呼び出されたのは予約時間の10分後でしたが、今日はもう30分以上経っています。検査も時間がかかったし、待機時間は長いわ、何かあったのかなあ。今日の診察が楽しみで、せっかく1週間禁酒・禁煙で頑張ってきたのに、これじゃ出鼻を挫かれたというか、肩透かしを食わされたというか、幸先がよくない、何か悪い予感がするなあ……。

そう考えているときに診察室に通され、検査の結果をもとに、担当医による診察が行われました。

検査結果を受け PET検査を受診することに

まずは肺右下の水は、２週間前と比べ全然減っていませんでした。血液検査のデータも思わしくなく、総じて悪化しています。担当医もPCの画像を見ながら何か手を打たねばと考えているようです。肺に水が溜る原因が知りたければ水を抜けばいいのに、と思いますが、針か細いチューブを肺に通して水を抜くことにも、Ｂさん自身ためらいがあり、あえて口には出しませんでした。

担当医はがんの疑いが消えないようで、PET（Positron Emission Tomography：陽電子放出断層撮影）検査をしきりに勧めます。

PETはがんの検査方法の一種で、がん細胞に正常な細胞よりもブドウ糖を多く取り込む性質があることに着目し、ブドウ糖に近い成分の薬剤を点滴で投与し、体内に行きわたったタイミングで受診者をトンネル状の装置に潜らせ、周囲から陽電子を放出して断層撮影するというものです。

他の検査方法に比べ、受診者の身体的苦痛が少ない、小さながん病変を早期に発見できる、進行の度合いが推定でき、転移の有無も判定できるなどのメリットがあるとされていますが、点滴の時間が１時間、さらに待機時間が２時間と半日がかりの検査で、受診料も３割負担でも３万円前後と高額です。さて、どうするか？　多少お金はかかっても、やっぱり痛くない方がいいよなあ。Ｂさんは結局、PET検査を選択しましたが、その画像からもがんの形跡は全く発見されなかったのです。

胃に腫瘍2個 肝臓に胆石5個が見つかる

担当医は、肺に水が溜っているのもさることながら、血液検査の検査データがよくないことを重視しているようです。そして、消化器内科でも診てもらうように、Ｂさんに勧めます。呼吸器以外の臓器にもトラブルがあるのでは、と疑ったのでしょう。

１週間後、消化器内科に行くと、担当医はＢさんの話をよく聴いたうえでスピーディーに判断を下し、次の日には胃カメラを呑み、超音波検査を受けることになりました。そして翌週、消化器内科に行くと、次の２点が判明しました。１つ目は胃カメラの検査で胃の入口に腫瘍が２カ所発見されたけれども、いずれも悪性ではないこと、２つ目は超音波検査で肝臓に胆石が５個見つかったが、これも摘出する必要はないこと。

胆石は胆のうや胆管にできる結石ですが、吐き気や腹痛、発熱を起こすこともあるようです。そういえば一頃、突然、激しい腹痛に見舞われることもありましたが、あれは胆石が原因だったのかもしれない、とＢさんは思いました。でも担当医は近年、結石を摘出する手術をするケースは少なくなっていると言います。

「患者さんの結石は胆管から降りてきたものでしょう。降りてくるときは嘔吐や発熱、腹痛を起こすことがあります。でも結石を摘出しなくても悪さをすることはありませんから、手術する必要はありません。吐き気やおなかが痛いときは適切に処置しますから、すぐ連絡してください」

こうもあっさり言い切られると、Ｂさんもその気になってきます。しかし呼吸が苦しいのは相変わらずで、事は振り出しに戻っただけなのです。Ｂさんは呼吸器内科に戻され、２週間に一度、通院しながら経過を観察することになりました。

そして１カ月前、予定どおり血液検査とＸ線検査を済ませ、呼吸器内科の診察室に入ると、担当医の目の色が変わっていました。白血球の数値が異常に高い、これは肺が炎症を起こしている肺炎に違いない、そう言ってかなり強めの抗生剤を集中して服用し、自宅で安静にしておくように、次は４日後に来院してください、とＢさんは言い渡されたのです。

Ｂさんも自宅で静養したかったのですが、どうしても外せない約束もあり、３日目は職場に出かけました。するとまた具合が悪くなります。４日目に病院に行くと検査結果の改善は見られず、担当医は思い余ってこう言いました。

「この前、処方した抗生剤は効いていないようですね。別の抗生剤を１週間投与してみましょう。次の来院は10日後です」

Ｂさんも覚悟を決め、今度は閉門蟄居（へいもんちっきょ）の状態です。１週間経つと呼吸も安らぎ、気分も多少よくなってきました。そして10日後に呼吸器内科を訪ねると、担当医も検査データを確認しながら、「白血球の数値がここまで下がっているので、もう大丈夫です。肺炎の病原は消えています。これだけ数値が悪いのに、患者さん本人が意外と平気そうなのはなぜなのか、実は不思議だったのです（笑）」とようやく合格点を付けてくれました。しかし一方のＢさんは内心、ニヤリとしながらこう思ってもいました。それはそうですよ、こっちは精いっぱい見栄を張って、いかにも元気そうに振る舞っているわけですから。

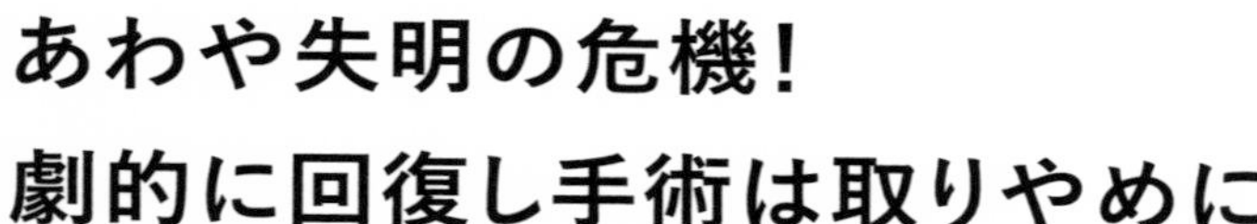

あわや失明の危機！
劇的に回復し手術は取りやめに

社会貢献に前向きな地域を代表する病院

ここでＡ医科大学付属病院の概要を紹介しておきましょう。まずＡ医科大学は1970年代後半に設立された私立新設大学です。大学医学部・医科大学の設立認可には附属病院の付置が必要条件になっていますから、認可後直ちに病院建設がスタート。第１期生が３年生になる年にオープンにこぎつけました。以後、周辺の宅地開発に歩調を合わせて増設を繰り返し、今では地域を代表する大病院と見なされています。すぐ近くにＡ医科大学のキャンパスが広がり、広い駐車場があることもアピールポイントの１つです。

病床数は678床、外来患者数は１日平均約1,600名、入院患者数は約600名、ICU10床、NICU15床、MFICU６床、GCU６床、無菌室13床を備えています。

また、この病院で働く医療従事者は総勢約1,300名。医師457名をはじめ看護師753名、理学・作業療法士27名、臨床検査技師42名、診療放射線技師42名、薬剤師44名、管理栄養士８名、臨床工学技士18名などが日々、医療の仕事に励んでいます。

診療科は次ページの表のとおりですが、基幹型臨床研修病院、災害医療拠点病院、救急指定病院、臓器移植提供病院、ドクターヘリを運用するDMATの指定医療機関などにも指定されていて、社会貢献に非常に前向きな病院という評価も受けているようです。新型コロナウイルスの感染者も積極的に受け入れ、そのため院内感染が

A医科大学付属病院の診療科

センター	診療科
総合診療センター	内科／小児科／精神科／皮膚科 呼吸器内科／呼吸器外科／乳腺・内分泌外科 脳神経外科／泌尿器科／婦人科／耳鼻咽喉科 放射線科／麻酔科／救急科／臨床検査科 リハビリテーション科／病理診断科
循環器病センター	循環器内科／心臓血管外科
消化器病センター	消化器内科／消化器外科
整形外科センター	整形外科
アイセンター	眼科

起こったこともありました。

５年前にこの病院の眼科で治療を受けたＳさんからも話が聞けました。Ｓさんのケースはこうです。

元旦早々、病院非常口に駆け込む

［Ｓさんのケース］５年前の大晦日、Ｓさん（男性・45歳）は目がかゆくてたまらず我慢できません。鏡を見ると両目が赤くはれています。翌日の元旦の朝、Ａ医科大学付属病院の非常口に駆け込むと、幸い宿直のひとりが眼科の女性研修医で「私がすぐ診ましょう」と言ってくれました。

女性研修医の後ろから薄暗い廊下を通って、エレベーターを二回乗り換えると、眼科の治療室に着きました。三が日は休診なので部屋の明かりは消え、医療機器の電源はすべてオフになっています。研修医は必要な場所の明かりを点け、必要な機器の電源をオンにして、機器が作動するまでの間に指導医と連絡を取っていました。やがて診察が始まります。眼圧を測ってみたり、瞳孔をのぞき込んで光を当ててみたり……そのＳさんに対し研修医はこう言いました。

「かなり重度の角膜の炎症です。感染性の疑いもあるので、入院することになるかもしれませんよ」
30分ほどすると指導医も姿を見せ、その医師が再び診察して感染性角膜潰瘍と診断、その日のうちに入院と決まりました。
「明日朝、もう一度よく診察し、遅くとも明後日には手術しましょう。手遅れになるといけないから」
最悪の場合、失明してしまうかも……。そう思うとぞっとしますが、それでもいったん職場に戻り、電話で奥さんに下着や洗面具を持ってくるよう頼みました。奥さんにしてみれば正月早々、大変な迷惑です。奥さんが職場に着くと、二人でＡ医科大学付属病院に出かけ、午後３時に４階病棟の４人部屋に入院しました。すると女性の薬剤師が現れ、１枚の一覧表を渡しながら「これから抗生剤を飲み、点滴を受けてください」と言いました。一覧表は、これから３時間おきに点眼する３種類の目薬と点眼の時刻を組み合わせたものです。けっこうややこしいなあ、組み合わせを間違えると大変だぞ、Ｓさんはそう感じたものです。
４階病棟には４人部屋と２人部屋の病室が10室あり、責任者の看護師のもと、看護師２人、看護補助者２人が勤務しています。聞くと１日３交代制のシフトだそうです。
５時になると、夕食の配膳があります。病室の前に配膳台が来て患者さんが自分の分を病室で食べ、食べ終わると配膳室に戻しに行きます。元日のこの日は献立のなかにお雑煮もありました。

病原体がわかり
無事退院することに

翌朝、検眼などの後、主治医となった指導医の診察室に行くと、意外な展開が待っていました。なんと角膜の潰瘍が徐々にですが快方に向かっているのです。
「これなら手術は必要ないかもしれない。もっとも感染性なので、ある程度よくなるまでは退院はできませんが」

よかった、こんなこともあるのか！　Ｓさんは小さな建設会社の熟練設計技師ですが、最近は図面を引くのもPCの画面上の作業で、けっこう目を酷使しています。目が使えなくなると食っていけなくなる。これで助かった。ちょっとオーバーにいえば、九死に一生を得たとはこのことだ。そういえば、診察室に来る途中、空き部屋に４、５人の若者が集まって、ひそひそ話をしていた。あれは明日行われる私の手術を見学させるために招集された医学生かもしれない。とすると、私にとっては何ともありがたことだが、彼らにしてみれば残念な結果だったかも。そんな思いもふとよぎりました。

しかし手術が中止になると、薬剤師から渡された一覧表に従って目薬を点眼することくらいしかやることがありません。Ｓさんは職場の部下を呼び出し、世間話をしたり次の仕事の打ち合わせをしたりして、暇をつぶしていました。すると３日後、女性の臨床検査技師が病室に来て、こう告げたのです。

「病原が特定されました。黄色ブドウ球菌です。病原は完全に消えていますから、明日の検診で先生が退院してもいいとおっしゃると思いますよ」

ニコニコ笑いながらうなずくＳさん。でも頭のなかでは、おやと思っていました。最初に診てくれたあの女性研修医はその後、ぱったり姿を見せなくなった、どうしてだろう。目の治療はできたけれども研修医に会うことができなくて残念だったな……。Ｓさんはそんな能天気なことを考えていたのです。

診療ガイドラインか
医師の経験への信頼か!?

医学部

診療ガイドラインのレベルは格段とアップしている

医療の仕事は従来、病院や学閥、権威ある有力医師ごとに診療内容が異なることが珍しくありませんでした。しかし、それではおかしいという反省が生まれます。40年ほど前から科学的で客観的な根拠・証拠に基づいた医療、いわゆるEBM（evidence based medicine）が重視されるようになり、日本でも1990年代から各学会が特定の病気について必要な診断や治療方法を具体的に示した基準、診療ガイドライン作りに乗り出したのです。1990（平成２）年の日本医師会と厚生省（当時）による「高血圧診療のてびき」、日本アレルギー学会の「アレルギー疾患治療ガイドライン」(93年)、日本人類遺伝学会の「遺伝カウンセリング・出生前診断に関するガイドライン」などが先駆的事例といわれていますが、99年に厚生省の医療技術評価推進検討会が47疾患の診療ガイドラインの必要性を報告、これが大きな流れを作る決め手となりました。厚生省にはどうやら医療の質の向上もさることながら医療費抑制の狙いがあったようです。

日本ではEBMデータが少ないという限界はありますが、それでも日本胃癌（いがん）学会による患者用ガイドライン「胃がん治療ガイドラインの解説　胃癌の治療を理解しようとするすべての方のために」(2001年)、患者団体が参加した喘息治療のガイドライン「EBMに基づいた医療スタッフのパートナーシップのための喘息（ぜんそく）診療ガイドライン2004」など、ガイドラインのレベルは格段にアップしているといわれていて、全国の病院でも診療ガイドラインの順守を臨床現場の医師に強く求めています。しかし、診療ガイドラインさえ順守していれば十分かといえば、ＢさんやＳさんの話を聞く限り、そうともいえません。これはガイドライン以前の問題かもしれませんが、医師の態度がそっけなく、ろくに話を聞いてくれない、やたら物事を仕切りたがる看護師が多すぎると二人とも不満を漏らしているからです。医師の経験を重視するか、それとも診療ガイドラインに全面依存すべきか判断に迷うところです。

もっと受診者の身体を診て身体の声を聴いてほしい

Ｂさんが突然、便意を催し、漏らすことがあると担当医に相談したことがあります。そのとき、担当医は「息苦しいから空気を丸ごと飲み込み、それが胃から腸を通って肛門から出ていく。肛門から出るときに便も一緒に排出されることがあるんですよ」と言い、お漏らしを防ぐ薬を処方しようともしませんでした。「他人事だと思ってあっさり言い捨てるけれど、当事者の私は本当に困って何とかして欲しい。恥を忍んで打ち明けたのに、あの態度は許せない」とＢさんは憤懣やる方ない表情です。

担当医がPCの画面上のデータや画像ばかり見詰めているのも、Ｂさんには奇妙な印象でした。これで会話が成立するのかなとも思いますが、それ以上に気がかりなのは、担当医がＢさんの体に触ろうともしないことです。Ｂさんは別にボディランゲージを求めているわけではありませんが、この人、お医者さんなのに人の体にあまり興味がないのかな、と不思議に思ったほどです。

Ｓさんはどうでしょうか。看護大学を卒業したばかりの女性看護師からあれこれ指図されたのには抵抗があったとＳさんは言います。

元気がよく、手際よく仕事をこなす優秀な看護師です。
「20歳年上なのに、私なんかもう子ども扱いです。手持無沙汰で病棟の廊下をぶらぶらしていると、はい、ベッドに戻りましょうねとか言って。あれには閉口しました」
手術を回避できたうえ、回復も早かったので、Ｓさん自身も元気がよすぎたのかもしれませんが……。

医療の仕事の普遍性は個別診療の積み重ねの中から

診療ガイドラインは、特定の病気について診断や治療の方法の基準を具体的に示したものと述べました。また日常の一般的な診療に要する能力に関しては、医師免許を得た新人医師に課せられている初期研修医制度のなかに厚生労働省の診療指針があり、大きな病院などでは独自にマニュアルやガイドラインを作っているところも少なくありません。

診療ガイドラインは科学的で客観的な根拠・証拠、エビデンスに基づいています。では医療におけるエビデンスとはどういうものでしょうか。これには実際に治療を受けた患者の予後がどう変わったのかという臨床結果を分析し、治療の効果を比較する臨床試験が不可欠といわれています。というのも、かつて心筋梗塞の患者は不整脈を起こして突然死するリスクが高いので、不整脈のある患者にはあらかじめ抗不整脈薬を投与して突然死を防ぐ治療が広く行われてきました。ところが大規模な臨床試験の結果、心筋梗塞の患者に抗不整脈薬を投与した場合、投与しないグループよりも突然死がむしろ増加していることが判明し、以降、抗不整脈薬投与には慎重を期すことになり、またEBMによって医療の質の向上をめざす大きな流れを作る１つのきっかけにもなったのです。

EBMはさまざまなケースを想定し、より普遍的なものをめざしています。これは医療が科学の一環である以上、当然のことです。

しかし医療の仕事には最終的には個々の患者さんの身体に巣食う病気を扱う知識と技術であるということも忘れてはいけません。病気やケガを抱える患者さんは生涯のヒストリーを持ち、何らかの社会集団に属する一人の人格にほかならないのです。これとどう向き合うか。提供する医療サービスは普遍的なものでも、提供を受けるのは個別の患者さん。いわゆる個別診療の難しさです。

東日本大震災、福島原発事故の発生後、福島県浜通りに飛び、復興のための医療支援で活躍している福島県立医科大学医学部教授の坪倉正治教授は次のように述べています。

〈医学部で学ぶ身体や病気に関する知識はもちろんのこと、その地域の生い立ちや人の考え方や想いを知るために必要な学問、例えば歴史や社会学、心理学、情報工学などに加えて、データを分析するための数学や統計学、プログラミング技術など幅広いものが必要になります。逆に言えるのは、どのような学問に興味があったとしても、医師として健康を守るために行える仕事はたくさんあるということです〉

坪倉教授はまた〈一人の医師として患者さんと向き合うのは素晴らしい仕事〉とした上で、多くの人々と〈健康を守るというキーワードを共有〉することに大きなやりがいを感じています。

つまり、この人は医療の仕事の普遍性と個別診療の関係をいわばひっくり返し、個別診療を積み重ねることによって医療の普遍性を新たに築き上げようとしているのです。エビデンスに基づいた診療ガイドラインを順守した上で、個々の患者さんの病態と生涯の物語と価値観に向き合うこと。そのために患者さんの身体をわが目でじっくり診て、わが耳で聞き取ること。こうした態度、姿勢こそがポストコロナ時代の医療の仕事のフロンティアを切り開いていくのではないでしょうか。

STAGE

2

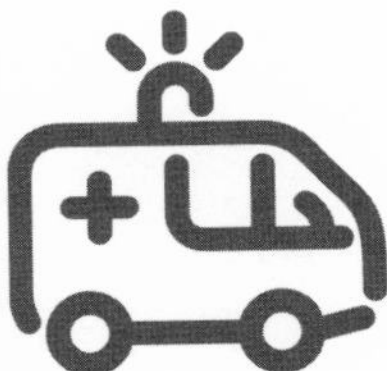

医療は どんな仕事？

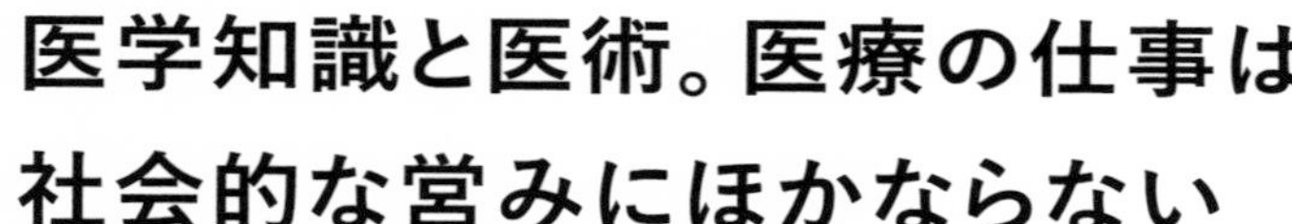

医学知識と医術。医療の仕事は社会的な営みにほかならない

なぜ、学力抜群の受験生は医学部をめざすのか?

旧七帝大の医学部に合格するのは東大理科一類に合格するのより難しい。最近、そんな指摘がされるくらい大学医学部・医科大学の入試にはとびっきり優秀な受験生が挑んできます。なぜ、こんなことになったのでしょうか。優れた人材を求めているのは医療分野だけではありません。また人生経験が少なく、人付き合いも限られている高校生が自分の頭で考えて医学部受験を決めているわけでもないようです。これはやはり親御さんや高校の進路指導の先生など周囲の影響が大きいのではないでしょうか。

かつて「医は仁術」という言葉があったように、医師は昔から聖職視されてきました。また、医師は30歳くらいの勤務医で1,000万円程度の年収が期待できる安定した職業です。子どもの将来の安定を願う親御さんが医師ならまず間違いないと思い、医学部受験を勧めるのは無理からぬ話です。

ただし、日本の医学部の場合、高校生の段階で将来の職業を実質的に決めてしまうことになります。後々、他の学部に進むべきだったと悔やむ人がいるかもしれません。また、医療の世界に多様な人材を集めるためには、アメリカのように一般の4年制大学を卒業した後、メディカル・スクールに入学するキャリアパスを認めるなど複数の選択肢を用意すべきだという声もあります。そうした制度設計上の工夫もまた必要です。

臨床実習での医術の修練が医療の仕事への第一歩になる

医療の仕事は端的にいえば「診療」、つまり病気やケガの診断と治療です。近年、EBM、科学的・客観的な根拠に基づく医療が主流となり、診療のエビデンスを示す検査の仕事も大きなウエートを占めています。また、新型コロナウイルスのパンデミックで注目を集めているワクチンは病気の予防の一種ですが、これを含め医療の仕事は診断・治療・予防、そして基礎および臨床医学の研究が大きな柱になっているといっていいでしょう。

この医療の仕事に就くためには、例えば医師の場合、医学部で6

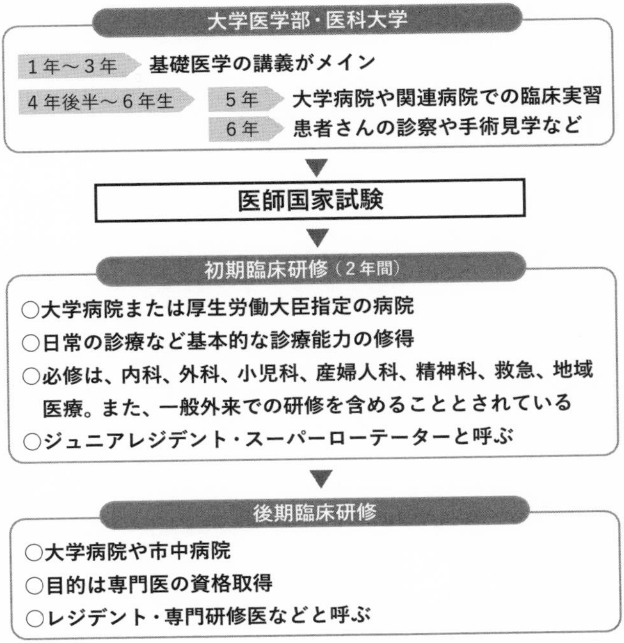

大学医学部・医科大学

- 1年〜3年　基礎医学の講義がメイン
- 4年後半〜6年生
  - 5年　大学病院や関連病院での臨床実習
  - 6年　患者さんの診察や手術見学など

▼

医師国家試験

▼

初期臨床研修（2年間）

○大学病院または厚生労働大臣指定の病院
○日常の診療など基本的な診療能力の修得
○必修は、内科、外科、小児科、産婦人科、精神科、救急、地域医療。また、一般外来での研修を含めることとされている
○ジュニアレジデント・スーパーローテーターと呼ぶ

▼

後期臨床研修

○大学病院や市中病院
○目的は専門医の資格取得
○レジデント・専門研修医などと呼ぶ

年間学び、医師国家試験に合格して医師免許を取得した後、さらに２年間の初期研修を受ける必要があります。医学部の６年間の前半は基礎医学の講義がメインで、４年生後半から卒業までは大学病院や関連病院などのさまざまな診療科を回って実際に患者さんを診察したり、手術を見学したりする臨床実習に臨むことになりますが、ほとんどの医療関係者が異口同音に指摘するのはこの臨床実習の重要性です。医療の仕事には専門的な医学知識が欠かせないけれども、それだけでは診療能力の向上にはつながらない、臨床実習を通じて医術、医療技術の修練をさらに積む必要があると言っているのです。

彼らはまた、医療の仕事は社会的な営みであるという点も強調してやみません。医学は自然科学の中の学問分野の１つであり、誰でも学ぶことも、研究することもできます。医学は医師の専売特許ではありません。社会が豊かになり、多くの人々が健康に関心を持つようになった今、すでに生命工学や化学など他分野の専門家も医学の研究に大勢参入してきています。

では、医療の仕事が社会的な営みであるとはどういうことなのか？　それは医療の仕事には多くの「他者」が介在しているということです。まず、医師をはじめ医療従事者の前には受診者、一人の患者さんがいますが、その背後には家族や縁戚、友人・知人、仕事上の関係者などが控えています。患者さんのなかには多くの従業員を抱え、大きな責任を負っている経営者もいることでしょう。それだけではありません。医療の現場には多かれ少なかれ市町村などの地域社会、都道府県や国も関わってきます。また研究などを通じて国際的なネットワークのなかで活躍したり、国際機関と一緒に仕事をしたりする医師もいます。そうした多くの他者と関係を結び、お互いに働きかけ合いながら、患者さんの病気やケガを治療、もしくは病状の悪化を防ぐために医学部で学んだ医学知識と臨床現場で培った医療技術を駆使して力を尽くす――。それが医師をはじめ医療従事者の社会的使命にほかならないのです。

医療従事者は病気やケガと向き合い
患者は医療従事者の姿勢、態度を観察している

医療従事者は患者さんの病気やケガと向き合っています。病気やケガの状態とその変化を調べ、治療のために最善を尽くしますが、一方の患者さんなど他者はどうなのでしょうか。彼らは医療従事者の一挙手一投足を見つめ、その姿勢や態度から信頼できるかどうかを判断しますが、ここで忘れてならないのは、医療従事者と他者との働きかけ合いが一方的なものではなく相互的だということです。医療従事者が患者さんの病気やケガを診ているように、他者である患者さんは医療従事者一人ひとりの人物をつぶさに観察し評価しているのです。

看護師や臨床検査技師などコ・メディカルの役割を定めた法律をチェックすると、必ず「医師の指示に従って」というくだりが出てきます。臨床現場において、それだけ医師にはリーダーシップが求められており、医師の責任は重大です。別に人格高潔にして、強いリーダーシップを発揮できる人物であれ、とまではいいませんが、少なくとも患者さんをはじめ他者やコ・メディカルの気持ちを思いやる姿勢、態度は必要ではないでしょうか。

これまで述べてきたように医療の仕事には、①医学知識は必要条件ではあっても十分条件ではない、②診療能力の向上には臨床現場で医術の修練を積み、医師としての経験を重ねなければならない、③何よりも医療は社会的な営みである――といった特徴があります。大学医学部・医科大学の受験生は抜群の学力を誇るだけに、ともすると知識偏重で頭でっかちになりがちともいわれています。それだけに医療の仕事の３つの特徴を今からしっかり胸に刻んでおいてほしい。それが本書からの提案です。

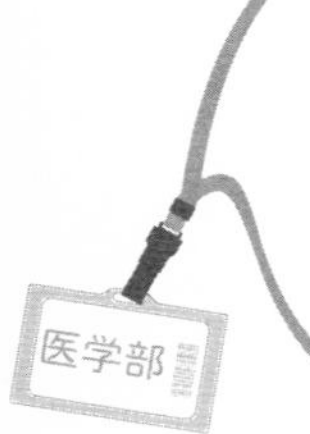

プロフェッショナルの誓い 自らの技能を用い、社会のためにベストを尽くす

なぜ高い倫理観と自己規律が求められるのか？

医師はプロフェッショナルであるが故に高い倫理観と自己規律が求められる。医療の世界では昔からそう言われてきました。でも、なぜ医師には厳しい職業倫理が問われるのでしょうか。そもそもプロフェッショナルとはどういうものなのか。

ここで言うプロフェッショナルは近代以降の、例えばプロスポーツ選手のように生計を立てるためにある仕事に打ち込む人ではありません。もっと古典的なもので、その語源はprofess、「pro＝前」で「fess＝話す」ことです。中世のヨーロッパでは、医師・法律家・聖職者は養成機関を卒業し、その職業に就く前に神に対して「自らの専門的な技能を用いて、社会（医師の場合は患者さん）のためにベストを尽くす」と宣誓していたことから、プロフェッショナルと呼ばれるようになりました。

この３職種はいずれも高度で専門的な技能を要し、一般の人とは知識の量に天と地ほどの開きがあり、いわゆる「情報の非対称性」が存在しています。このような状況下では、専門家が素人を欺くことは赤子の手をひねるように簡単ですが、それは決してあってはならない。専門家と社会（＝患者さん）との信頼関係が断ち切られてしまうからです。そのため、プロフェッショナルには「すべての知識を社会（＝患者さん）ために用いる」という自己規律が求められることになったのです。

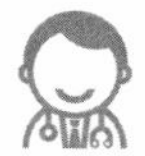

ヒポクラテスの誓い（抜粋）

医神アポロン、アスクレピオス、ヒギエイア、パナケイアおよびすべての男神と女神に誓う、私の能力と判断に従ってこの誓いと約束を守ることを。

・私の能力と判断の限り患者に利益とすると思う養生法をとり、悪くて有害と知る方法を決してとらない。
・頼まれても死に導くような薬を与えない。それを覚らせることもしない。
・純粋と神聖をもってわが生涯を貫き、わが術を行う。
・いかなる患家を訪れるときもそれはただ病者を利益するためであり、あらゆる勝手な戯れや堕落の行いを避ける。
　女と男、自由人と奴隷のちがいを考慮しない。
・医に関すると否とにかかわらず他人の生活について秘密を守る。
・この誓いを守りつづける限り、私は、いつも医術の実施を楽しみつつ生きてすべての人から尊敬されるであろう。
　もしこの誓いを破るならばその反対の運命をたまわりたい。

＊解剖学者・小川鼎三による

米国の多くの医学校では、臨床実習を始める前の白衣授与式で「ヒポクラテスの誓い」が読み上げられます。ヒポクラテスは紀元前５世紀に活躍したギリシャの医師で、「医学の父」と称される人です。

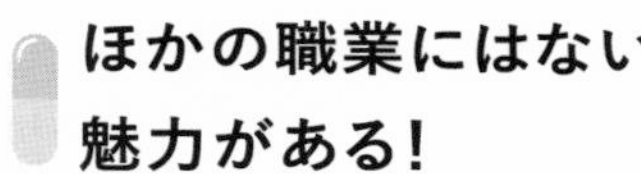

ほかの職業にはない魅力がある！

モラルと自己規律が厳しく問われる一方、医師にはほかの職業ではめったに得られない魅力があります。まず、どこで、どれだけ働くかを自分で決めることができます。患者さんさえいれば、活躍の場に国境はなく、定年もありません。また「健康を守る！」を合言葉にコ・メディカルはもちろん、医療分野以外のさまざまな人々と一緒に仕事をすることもできますし、何事にも代えがたいのは、病気やケガから回復した患者さんや家族からの「ありがとう」の一言です。多くの医師が自分の仕事に誇りを持ち、天職と明言する医師も少なくありません。医師はとてもやりがいのある職業なのです。

しかし、何事にも光と影があり、医師も例外ではありません。

1945（昭和21）年12月から翌年８月にかけて、ドイツのバイエルン州ニュルンベルクで「医者裁判」として知られる裁判が行われました。罪に問われたのは、強制収容所での人体実験と安楽死計画、強制不妊手術などに関与した23人の医師たちです。被告たちは「上司に命令された。自分の責任ではない」と釈明し無罪を主張しましたが、訴えは退けられ、７人が極刑に処せられました。この裁判の争点は、政府の命令で個人がとった行動の責任を問えるか否かでしたが、最終的には医師の職業規範が優先され、医師はたとえ組織人であっても、自らの行動に責任を追及されるという評決だったのです。そしてこの裁判では、「被験者の自発的な同意は絶対に不可欠なもの」とするなど、許容されうる医学実験の10のポイントを「ニュルンベルク綱領」としてまとめ、これが現在の「インフォームド・コンセント（説明を受け、納得した上での同意）」につながっていきます。

ニュルンベルク綱領とヘルシンキ宣言

人体実験や強制不妊手術など非倫理的な医療処置を行ったのは、ナチス・ドイツの医師たちだけではありません。日本でも九州大学医学部でアメリカ人捕虜の生体解剖事件があったことが知られ、731部隊による組織的な人体実験も報じられています。

ニュルンベルク綱領は「野蛮人のための法典」。英米の多くの医師はそう言っていました。生体実験や強制不妊手術は「文明人の自分たちとは無関係」と考えていたのです。ところが、文明人の国であるアメリカでも人道にもとる人体実験が行われていたことが明らかになります。例えば1940年代、シカゴのある刑務所で、マラリア治療薬の効果を調べるために、マラリアに感染した蚊に囚人の血を吸わせて囚人に感染させていたのです。この研究は29年間続けられ、400人以上がマラリアに感染、死亡者も出ています。

当時、アメリカは日本と交戦中で、マラリアが蔓延する東南アジアが戦場と化します。アメリカにとって、マラリアの治療薬確保が至上命題でしたが、特効薬のキニーネの供給には限界があり、新薬の開発を急ぎました。やがて、その有力候補が見つかりますが、アメリカ国内にはマラリア患者はそれほどいません。そこで、マラリア患者を「製造」することにしたのです。

20世紀は「戦争の世紀」といわれます。20世紀の戦争は軍人だけでなく、全国民を総動員する国家総力戦となりました。医師は高度な専門知識・技能を持つだけに大きな役割を担うことになったのです。ドイツや日本だけでなく、世界各国で人体実験が行われたことが次第に明らかになりました。

こうした流れを受け、1964（昭和39）年6月に世界医師会は臨床実験の倫理指針「ヘルシンキ宣言」を採択しました。その肝となるのは、「もう人体実験は許されない。医学研究を行う場合には、被験者の尊厳、自己決定権を尊重せよ」ということです。この宣言は法的拘束力のある国際法ではありませんが、医師の職業規範として、それより上位に位置づけられています。こうして医師の世界では職業集団としての規範を確立し、国家の枠を超えた共通の価値基準を持つようになったのです。

一方、日本の状況はどうでしょうか。1948（昭和23）年から96（平成8）年まで、遺伝性の精神疾患や身体疾患を有する人を対象に強制不妊手術が行われ、1万6,000人以上が手術を受けています。しかもこの政策を主導した政治家は医師であり、功労者として顕彰されています。これから医療の仕事をめざす人は、こうした現実もしっかりと見据えておくべきではないでしょうか。

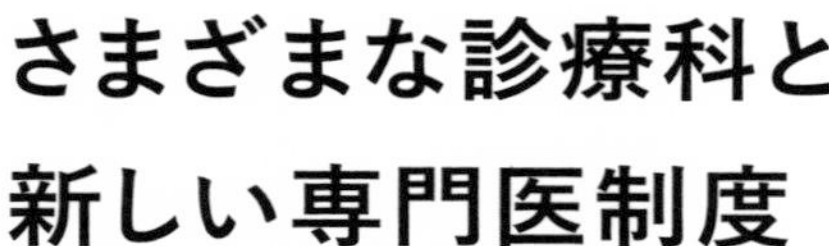

さまざまな診療科と新しい専門医制度

表示や広告が認められている標榜診療科は法律で決められている

大きな病院にはさまざまな診療科がありますが、実際のところ診療科は何種類くらいあるのでしょうか。わが国の近代的医療のメッカである東京大学医学部附属病院（以下、東大病院）のホームページをチェックしてみましょう。（次ページ）

東大病院には内科、外科、感覚・運動機能科など８つの診療部門があり、各部門のなかに総計39の診療科が設置されています。「そんなにあるの！」と驚く人もいるでしょうが、病院などの医療機関が表示や広告をしてもよいと国が認めた「標榜診療科」というものがあって、現在は医療法施行令第３条の２によって規定されています。概ね下記の通りです。

イ）内科　ロ）外科　ハ）内科または外科と「人体の部位、器官、臓器」「性別もしくは年齢」「医学的処置」を組み合わせた名称　ニ）精神科、アレルギー科、リウマチ科、小児科、皮膚科、泌尿器科、産婦人科、眼科、耳鼻いんこう科、リハビリテーション科、放射線科、病理診断科、臨床検査科又は救急科。

東大病院の場合、診療科数が39もあるわけですが、一方で「診療科数に応じて国から出る金も増える仕組みになっている。そのため、あまり機能していない開店休業の診療科もある」という声も聞こえてきます。もちろん、東大病院がそうだといっているわけではありませんが……。

診療部門と診療科（東大病院の場合）

診療部門	診療科
内科	総合内科、循環器内科、呼吸器内科、消化器内科、腎臓・内分泌内科、糖尿病・代謝内科、血液・腫瘍内科、アレルギー・リウマチ内科、感染症内科、脳神経内科、老年病科、心療内科
外科	一般外科、胃・食道外科、大腸・肛門外科、肝・胆・膵外科、血管外科、乳腺・内分泌外科、人工臓器・移植外科、心臓外科、呼吸器外科、脳神経外科、麻酔科・痛みセンター、泌尿器科・男性科、女性外科
感覚・運動機能科	皮膚科、眼科、整形外科・脊椎外科、耳鼻咽喉科・頭頸部外科、リハビリテーション科、形成外科・美容外科、口腔顎顔面外科・矯正歯科
小児・周産・女性科	小児科、小児外科、女性診療科・産科
精神神経科	精神神経科
放射線科	放射線科
救急・集中治療科	救急・集中治療科
その他	病理診療科

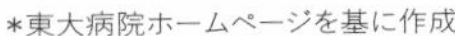
＊東大病院ホームページを基に作成

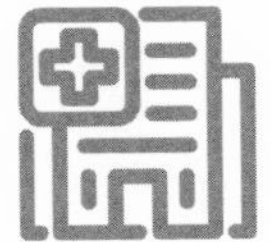

各診療科には、その診療領域で優れた技能を有する専門医が配置されています。これらの専門医はどんなプロセスを経て、そのポジションに就くのでしょうか。

2017年に新専門医制度がスタート

専門医の育成・認定・評価を担う第三者機関の日本専門医機構は専門医を「各診療領域において適切な教育を受け、十分な知識・経験をもち、患者から信頼される標準的な医療を提供できる医師」と定義しています。そして2017（平成29）年にスタートした専門医制度では、新卒医師は初期臨床研修（２年間）終了後に、内科、外科、小児科、産婦人科、精神科など19の基本診療領域のいずれかの専門医資格を取得することが求められています。その後、さらに専門性の高いサブスペシャリティ領域（消化器、循環器、呼吸器、血液、内分泌代謝など）の専門医資格をめざす二段構えの制度となっているのです。専門医認定資格が得られるのは３年以上の専門研修を受けた後、また専門医資格を取得しても５年ごとに更新を受けなければならないとされています。一言で専門医といってもけっこう長い道のりなのです。

しかし、専門医認定の実務は各学会に委ねられているのが実状で、日本専門医機構が統一して行っているわけではないようです。また、このような仕組みが有効なのかもわかりません。試行錯誤を重ねているというのが現状のようです。

総合診療専門医に問われる高い情報収集力と人脈形成力

特定の病気やケガに特化した専門医を養成すれば、すべての医療ニーズに応じられるかというとそうではありません。高齢化が進み、

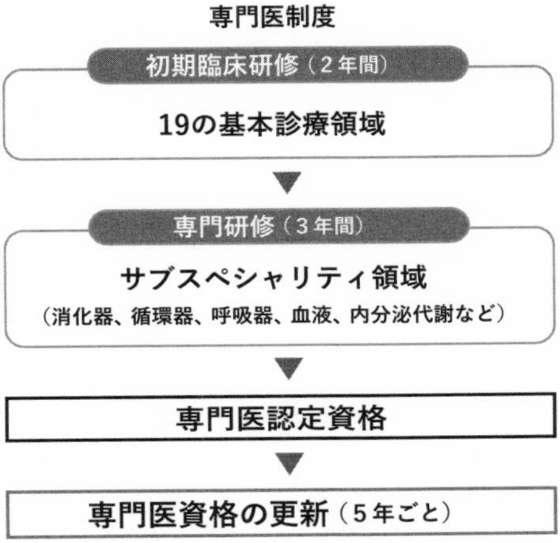

専門医制度

初期臨床研修（2年間）

19の基本診療領域

▼

専門研修（3年間）

サブスペシャリティ領域

（消化器、循環器、呼吸器、血液、内分泌代謝など）

▼

専門医認定資格

▼

専門医資格の更新（5年ごと）

生活習慣病など慢性疾患を一人の患者がいくつも抱えるケースが急増しています。体調不良のとき、どの専門医に受診したらいいか患者が判断できないケースも少なくありません。また地域医療においては地域で暮らし、家族構成や地域の特色、仕事などの情報も踏まえ患者を心身両面から全面的にサポートする医師が必要です。こうした要請にこたえ、日本専門医機構は新たな専門医資格として「総合診療専門医」を設けることにしました。

この総合診療専門医は幅広く重要な役割を果たすことになります。主にしばしば遭遇する疾患（コモン・ディジーズcommon Disease）の診療、特に初期対応に当たりますが、その対応を誤ると患者さんの命に関わることにもなりかねません。また、先進医療や特殊医療にも精通していることが求められ、特定臓器に対する専門的治療が必要な場合、その診療領域の専門医を紹介する役割を担うとされています。つまり、高い情報収集力と人脈形成力が問われるわけですが、医師は非常にやりがいがある半面、生涯、技能のアップグレードを求められる職業です。総合診療専門医はまさしくそういうタイプの専門医といえるのではないでしょうか。

STAGE
3

医療の現場の
プレーヤーたち

医療従事者はサポート役
医療の主役はあくまで患者である

医学部

体の不調を正常にしていくのが医療の仕事

私たち人間は、性別、学歴、職業、社会的地位、善人悪人を問わず、生まれてから死ぬまでケガや病気に襲われるリスクを抱えています。いくら気をつけて注意深く暮らしていても、ケガをせず病気にもかからないという保証はありません。大きな病気を予防するため赤ちゃんのときから予防接種を受けますし、日々の暮らしにも気を付けて過ごしています。生活習慣病にかからないよう暴飲暴食を避け、規則正しい生活をしていても、思いがけない事故や感染症に見舞われることもあります。長い間元気に過ごしてきた人も老化に伴い体のあちこちに衰えが生じ、不具合が生じてきます。また、遺伝的な体質や病気も数多くあり、これらのことはいくら避けようとしても避けることはできません。

このような私たちの体や心の不調をより正常な状態にしていくことが医療行為であり、適切に施されることで、病気やケガを抱えて苦しんでいる患者の悩みを和らげ取り除き健康を取り戻すことができます。病気になったとき一番苦しいのは患者本人です。高い熱が出て呼吸も困難だったり、強い痛みで眠れなかったり、身体が動かなくなったり、さまざまな症状が現れてきます。身近にいる家族も何とか楽にしてあげたいと心を砕いても、思うように手助けができないのが普通です。それでも家族がそばにいて励ましの声をかけてくれるだけでも、患者の気持ちは少し楽になるはずです。

これに対し、医療従事者という立場の人は医療行為に長け、病気についての専門知識と治療の技術を用いて病気やケガを治す人たちです。

患者を診ずに病を見る 臓器を見て患者を診ず!?

日本の医学界では、長い間問題とされていたことがありました。それは医療従事者といわれる人たちがどの方向を見て医療行為をしているかということです。かつては病人を医学の研究材料のようにとらえる風潮もありました。「患者を診ずに病を見る」「臓器を見て患者を診ず」と揶揄されたり、「病気は治ったが患者は死んだ」といったブラックジョークさえも言われたことがありました。

また、患者や家族の意向を無視した治療を行うケースもありました。する必要のない手術を行うなど、医療従事者が患者を実験材料のように扱ったこともあります。こうしたことは、医療技術の向上や、治療データの収集、治療症例のレポートや論文などに活用され、将来の医療技術向上の資料や、研究には役立つのかもしれません。

しかし医療行為の本質は、患者やその家族の苦痛を軽減し取り除くことにあります。疾患を治すことにだけに意識が向かい、患者や家族の気持ちと反する医療行為が行われるようなことがあってはなりません。医療従事者にとって病気やケガを治すことは大命題ですが、患者とその家族の心の痛みに共感し、患者を中心に考える医療が求められています。

例えば90歳を過ぎた寝たきりの老人に、体に負担の大きい手術を薦めることなどは、考えさせられます。手術するよりも、痛みを緩和する治療のほうが、本人にとって楽なのではないでしょうか。100点満点の治療をめざすことは当然ですが、100点満点が必ずしも正解であるとは言い切れないのが医療の世界です。

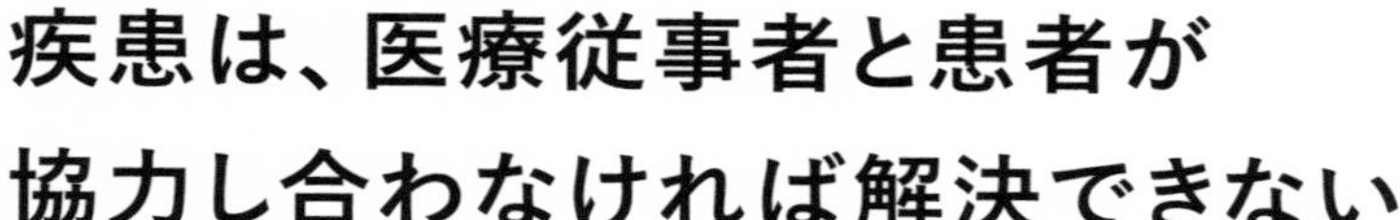

疾患は、医療従事者と患者が協力し合わなければ解決できない

チーム医療を支える一人ひとりが患者の病と向き合っている

私たちが病気になったり、ケガをしたとき病院に行くのはなぜでしょうか。それは言うまでもなく病気やケガを治すためです。でもちょっと咳が出たから、あるいはちょっとした擦り傷ができたからといって誰もが病院に行ったりはしません。生物には自然治癒力が備わっており、体の不調を本来の状態に戻していく作用があります。ですから軽い症状は特別な手当てをしなくても、時間とともに元の健康状態に治っていきます。

しかし、病気やケガはいつもそんなに自然治癒力だけで治る軽いものばかりではありません。心筋梗塞や脳卒中など手遅れになると命を失うような重大な病気に襲われることもあったり、交通事故など大きなケガを被ることも珍しくありません。

脂肪肝や白内障など長い間時間をかけてだんだんと身体が蝕まれていくことや、老化現象に伴いあらわれてくる体の不具合もたくさんあります。

病気やケガになった場合、診療所や病院といった医療施設で治療を受けることになります。そこでは医療従事者という多くの専門職の方々が働いています。医療施設には医師を中心に看護師はじめコ・メディカルと呼ばれる医療専門職の人々がおり、医師の方針に基づきチームを組んで、検査や治療を進めていきます。

現在の医療は医師一人だけでは手が回らないほど、高度化・専門化しており、最適な治療を迅速に進めるためにはチーム医療が不可欠となっています。このチーム医療を支えるスタッフ一人ひとりが患者の病と向き合うことで、治療が効率的に行われます。

このとき大事なことは患者と医療従事者はお互いに連携し、協力し合って病気やケガを治すということです。患者に対しては病気やケガの状態についてよく理解してもらい、どのような手順・方法で治癒をめざすのか、治癒までどのくらい時間がかかるのか、検査・治療にあたって考えられるリスクや身体への負担などをわかりやすく説明し、患者の不安や恐怖を取り除くことが大切です。

大きな手術が必要なときには患者本人だけでなく、患者の家族にも詳しい説明をして、納得してもらわなければなりません。手術をしても完全に元のような機能を得ることが難しいこともよくあることです。さらには治療にかかる費用の説明も必要になるでしょう。特に高度先進医療を行う場合には、高額な治療費や薬代がかかることが多く、そのことをわかってもらわなければなりません。

何のために誰のために治療を進めるのか

また高額な治療費の支払いができずに手遅れになることがあってはなりませんから、そういう場合は医療ソーシャルワーカーに相談し、安心して治療が受けられるようにしなければなりません。

要するに医療従事者は「何のために、誰のために治療を進めていくのか」という明確な哲学を持っている必要があるのです。それは患者の苦痛を軽減し、元の健康状態にしていくことにつきます。病気やケガは、患者が違えば百人百様でまったく同じ症例は二つとしてないでしょう。それだからこそ、患者それぞれに真摯に向き合い、最善の治療を施すことが求められるのです。

これを学校にたとえてみましょう。学校には教える立場の教師と学ぶ立場の学生が校舎という建物で関係を持っています。教師は医療従事者に相当し、学生は患者に相当します。そして勉強は病気やケガに相当します。

教師と学生は勉強を通じて関係を築いていきますが、勉強の本当の目的は知識を向上させ人格を高め、良き社会人になるためのものであって、難しい方程式を覚えたり、厄介な文法を暗記するためのものではないはずです。そして一定の目的が終了すれば学生は学校を去り、また新しい学生が入学してきます。学校では学びを効果的なものにするため、多くの教材を活用したり、個人の能力や理解度にあわせた指導を行います。つまり、学生は勉強という越えなければいけない試練を学校という建物で教師の指導、叱咤激励を受けて知識や人格を磨いていきます。

医療においては病気やケガという越えなければならない試練を、病院という施設で医師の治療とそれをサポート、バックアップする多くのコ・メディカルの働きによって克服していきます。そして治療が終われば病院や診療所に行く必要はありません。これは、私たちが学校に通い、一定のカリキュラムを終えた後は卒業するのと似ています。学校では勉強というキーワードによって教師と学生の関係が成り立っているのと同じように、医療の世界では病気やケガというキーワードで患者と医療従事者がつながっています。医療従事者は、患者の症状や年齢にあわせた適切な治療を行います。

そして、学生は学校で教師とうまくコミュニケーションをとり、さぼることなくきちんと勉強することで学習効果は高まり、良き社会人になるように、医療機関では医療従事者と患者の良好な関係、強い信頼関係が基本にあってこそ最善の治療が期待できるのです。

右に医療従事者の数をまとめてみました。医療従事者については別項で詳しく説明していきます。

日本の医療関係従事者数

医師	311,963人
歯科医師	101,777人
薬剤師	240,371人

資料：厚生労働省政策統括官付保健統計室
「平成30年医師歯科医師薬剤師統計」
※医師歯科医師は医療施設の従事者。薬剤師は薬局医療施設の従事者。

保健師	64,819人
助産師	40,632人
看護師	1,272,024人
准看護師	305,820人

資料：厚生労働省医政局調べ。（令和元）

理学療法士（PT）	91,694.8人
作業療法士（OT）	47,852.0人
視能訓練士	8,889.1人
言語聴覚士	16,639.2人
義肢装具士	105.3人
診療放射線技師	54,213.1人
臨床検査技師	66,866.0人
臨床工学技士	28,043.4人

資料：厚生労働省政策統括官付保健統計室
「平成29年医療施設調査」
※常勤換算の数値

就業歯科衛生士	132,629人
就業歯科技工士	34,468人
就業あん摩マッサージ指圧師	118,916人
就業はり師	121,757人
就業きゅう師	119,796人
就業柔道整復師	73,017人

資料：厚生労働省政策統括官付行政報告統計室
「平成30年衛生行政報告例」

救急救命士	61,771人

資料：厚生労働省医政局調べ。（令和2.3.31現在）
※免許登録者数

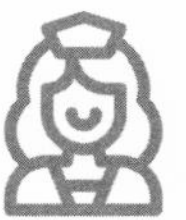
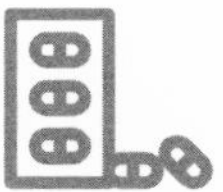
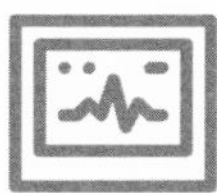

※令和３年版厚生労働白書より作成

素早く的確な治療を進めるための医療活動における一連の流れ

医学部

医療活動の切れ目のない一貫した流れ

世の中の仕事は正確に無駄なく行われなければなりませんが、とりわけ医療活動においては効率的にしかもミスを起こすことなく進めて、治癒という目標を達成することが求められます。そのために、医療活動は切れ目のない一貫した流れで行われています。すなわち①予防、②診察、③検査、④診断、⑤治療、⑥情報管理というサイクルです。では、それぞれについて見ていきましょう。

病気にかからないことが一番——予防

私たちは生きている以上、予期せぬ病気やケガに襲われることから避けて通ることはできません。しかし、病気やケガのリスクを避けるための予防策を講じることは可能です。暴飲暴食をしない、規則正しい生活を送る、適度な運動をして心身のリフレッシュに努める、外出先から帰ってきたら手洗いやうがいをする、といったことを心掛けるだけでも大きな効果があります。また、作業をするときに道具や手順に注意を払い、場合によっては必要な防護具を用いるなどでケガをすることも少なくなります。

それでも目に見えない細菌やウイルスは私たちの健康を脅かしています。そのための医療として行われているのが予防接種です。これは毒性を弱めた病原体や毒素を投与することで、その病気にかかりにくくするものです。このとき使われるのがワクチンです。

患者の話をよく聞く——診察

診察は、医師が患者の病状を判断するために、質問をしたり体を調べたりする医療行為の１つです。診察は医療系国家資格者以外の人は行うことができません。この診察や検査の結果をもとにして医師は診断を行い、治療方針を決定します。診察にも多くの方法がありますが主なものを挙げてみましょう。

問　診　診察の最初に行われ、患者の訴えを聞き、その後必要な情報を聞き出すための大切な質問です。いつから、どんなきっかけで症状が出たのか、それはどれくらい続いたか、痛みだったらどんな痛みか（刺されるような痛み、圧迫されるような痛み、ずきずきする痛みなど）、その際に一緒に出たほかの症状はないか、その後どんなときにどれくらいの頻度で症状があり、現在まで症状に変化があるかどうかなどを聞いていきます。また、これまでにかかったことがある病気やケガ、手術歴や輸血歴、アレルギーの有無（既往歴）、現在服用中の薬やこれまでに薬剤で副作用を起こしたことがあるかどうか（薬剤歴）、配偶者や血縁者がかかったことがある病気（家族歴）、喫煙、飲酒習慣など（生活歴）、これまでに経験した職業（職業歴）などを聞いていきます。これらすべての項目を尋ねることはあまりありませんが患者の状態を知る大きな手掛かりになります。また、動物飼育歴や海外渡航歴などを尋ねることもあります。

視　診　目で見て異常がないかを調べます。診察室へ入るときの歩き方、表情から始まり、体格、栄養状態、皮膚の色・つや、腫れ、変形、皮疹の有無、粘膜の状態などを観察します。

聴　診　聴診器で音を聞いて異常がないか調べます。心臓を調べる心音、肺や気管支を調べる呼吸音、消化器などを調べる腸管蠕動（ぜんどう）音などを注意深く聞いていきます。

触　診　手で触わり異常がないか調べます。手触り、温度、硬さ、弾力、腫瘤の有無、圧痛の有無などから多くの情報を得ます。

打　診　手や器具でたたいて調べます。胸部を指でたたいて反響音を確かめたり、関節の近くを打診器でたたいて反射を確かめたりします。

正確なデータを集める――検査

病気になった人に対して、一定の基準と比較して異常がないかどうか、適切に機能しているかなどの検査を行ないます。医療機関では血液や尿・便などを調べたり、脳波や心電図などを測定する検査のことを臨床検査といいます。これらの検査を行うことで健康状態を知ることができ、異常の原因を調べることができます。この検査の結果は病気の診断に用いられ、治療方針の決定に役立ちます。また、目的の治療が進んでいるかどうかの状態を確認することにも役立てられます（効果判定）。主な検査を挙げてみます。

生化学検査　血液や尿などを分析して臓器の状態や、炎症の有無、異常などを調べます。栄養状態や健康状態を知る手掛かりにもなり、広く利用されています。調べたい臓器ごとに検査項目が決まっており、それが基準値から大きい隔たりがあった場合にその臓器の異常やそれが原因になる疾患が疑われます。例えば肝臓ではAST（GOT）、ALT（GPT）の値、腎臓ではクレアチニン、尿素窒素（BUN）、ナトリウムの値、貧血の場合は鉄に異常値がみられます。

レントゲン検査（X線検査）　放射線の一種であるX線を用いて撮影した画像から、骨や臓器の異常を調べます。肺の症状や心臓、肋骨などの異常、骨折や関節の状態を調べるなど、多く利用されています。最近はデジタル化が進みフィルムはほとんど使われなくなりました。

CT検査　X線で体を輪切りにするように全方向から連続的に撮影し、コンピュータで処理することで体の断層画像を３Dで見ることができます。胸部や腹部、頭部、冠動脈など広く用いられています。

小さな病変も見えるため、利用が広がっています。

MRI検査　強力な磁力を使い、体内に生じた微弱な電磁波を受信し画像化するものです。CTと違って筋肉や脂肪、血管など柔らかい部位の撮影ができるため、脳や脊髄、子宮、卵巣などの検査に使われます。

エコー検査　超音波検査とも呼ばれ、プローブ（接触子）と呼ばれる超音波を発生する装置を体にあて、臓器や組織からこだま（エコー）のように反射された超音波を画像化して異常を調べます。被ばくの心配がないうえ、簡単に検査ができるので妊婦や子どもにも安心して使用できます。

心電図検査　心臓の筋肉が動くときに発生する微弱な電気をとらえ、波形として記録します。ベッドに仰向けに寝た状態で調べる安静時心電図と、運動しながら記録を取る負荷心電図などがあります。不整脈や心肥大、狭心症、心筋梗塞などの症状を調べるために有効です。

内視鏡検査　口や鼻からファイバースコープを入れ、食道や胃、十二指腸などを調べる上部消化管内視鏡検査と、肛門から挿入して直腸から盲腸までを調べる下部消化管内視鏡検査があります。カメラで内部を見ながらポリープなどはそのまま組織を摘出できます。最近では２㎝ほどのカプセルにカメラを組み込んだ小腸カプセル内視鏡も開発され、小腸の内視鏡撮影もできるようになりました。

検査にはこのほかにもPET検査、PCR検査、抗原検査、抗体検査などがあります。

どこに問題があるかを突き止め病名を決定する――診断

医師は患者を診察し、検査により得られた情報に基づき病気の原因はどこにあり、何という病気になっているのかを決めなければなりません。知り得た結果を総合して病名をつけますが、疾患によってはその後の経過を観察し、治療を試みてから初めて正確な診断がつくことも少なくありません。

そして、どうすれば症状を取り除けるのかを素早く正確に判断しなければなりません。もしも間違った判断を下した場合、治療効果が表れなかったり、治癒までの時間がかかるなど患者に不利益を与えてしまうことになります。たいていの場合は、診療ガイドラインに沿った治療方針でよいのですが、すべての患者が診療ガイドラインと同じケースではないはずです。どうしても知識だけではなく経験の蓄積が求められます。

ある調査では、医師が行っている診断のうち約10〜30%ほどが誤診だと言われています。それでも医師は、知り得たデータと自分の経験でしっかり患者に向き合い、治療に臨まなければなりません。最近は診断をAIにさせるという動きもありますが、患者の苦痛や悩みをコンピュータは理解できません。やはり生身の医師がていねいに説明していかなければならないのです。

悪いところを的確に治していく――治療

診察、検査、診断を経て患者は治療を受けることになります。治療は、病気やケガを治すことで、病気を治癒させる、あるいは症状を軽くしていくことです。高血圧症、糖尿病などの慢性疾患や精神疾患などの長期的な治療については治療でなく加療と呼ぶ場合もあります。治療を業として行うことができるのは医師だけとされています。ですから、医師以外の人が患者の症状を快癒させて対価を受け取ることは認められません。

治療とは、人の体に本来備わっている「治ろうとする回復機能（自然治癒力）」を補助することで、医師の行う治療や医療行為はこの機能を補助するものです。

また病気の悪化を食い止めたり、衰えたり失った機能を回復させる働きかけを行います。具体的には注射や投薬を行ったり、手術をしたり、がん治療で行う化学療法などがあり、症状の変化に合わせ最も適切な治療が行われます。この場合も同じ効果のある薬や注射でも、薬の強さや副作用、持続時間などを考慮して使う薬剤を選びます。また手術の場合も可能な限り患者の負担が少なくなるような方法を考えます。

また場合によっては、治療行為は行わずそのままにして観察を続けることもあります。回復の難しい重症者などに無理な延命治療は行わず、生活の質（QOL＝クオリティ・オブ・ライフ）を落とさずに苦痛を和らげる処方などで、より健全な状態で末期を迎える医療方針が取られることもあります。どのような場合でも患者のことを最優先に考えることが大切です。

次の治療の参考に役立てる——情報管理

マーケティングの世界ではPDCAサイクルという考え方がよく使われています。これはP（Plan＝計画）、D（Do＝実施・実行）、C（Check＝点検・評価）、A（Action＝処置・改善）の４つのプロセスを繰り返すことでものごとをより効率的で効果的に進めていく基本的な考え方です。医療をより良いものにするためにもこのPDCAサイクルが多くの医療機関で実行されています。

例えばPlanでは診察から得られた情報から治療計画を作成し、Doでは診療計画に沿って的確な治療を進め、Checkでは患者の状態が改善したかどうかを確認します。そしてActionでは改善がみられていれば治療を進め、そうでない場合は診療計画が適切かどうかを確認し、問題となっている部分を調べて処置をするという具合です。このようにして、多くの医療機関では最善の医療活動をめざしています。

医療現場を支えるプロ集団 コ・メディカルとは

医学部

医療は細分化・分業化され チーム医療が大きな流れに

コ・メディカルという言葉を聞いたことがありますか。これはco-medicalという和製英語で、医師の指示の下に業務を行う医療従事者のことです（英語ではparamedic）。医師以外の看護師を含む医療従事者の総称として使われています。その活動分野は極めて広く、専門性も高くなっています。

かつては医師のみが行っていた業務が、今では細分化・分業化されています。さらに、現在はチーム医療が大きな流れになっており、ますますコ・メディカルの活躍が期待されています。また、最近は医師以外の医療従事者をコ・メディカルとしないで、医療従事者をまとめて「メディカルスタッフ」と呼ぶこともあります。

では、どのようなスタッフがいるのでしょうか。順に見ていきましょう。

医師と患者に一番近いところにいるスタッフ

看護師　病院や診療所などで、病気やケガをした人の世話や医師の補助をします。患者にとってもっとも身近な医療スタッフといえるでしょう。検温や血圧測定などのデータを記録したり、点滴や薬剤の管理、患者の容態を医師に報告して治療に役立てます。以前は看護婦（男性は看護士）という名称でしたが2002（平成14）年から男女共通して「看護師」が正式名称になりました。多くの患者が訪れる外来で働く外来看護師や、病棟に勤務する病棟看護師、また在宅医療において主治医が作成する訪問看護指示書に従い働く訪問看護師がいます。

准看護師　准看護師は看護師と同じ業務をしますが、看護師が厚生労働大臣が交付する免許であるのに対し、准看護師の免許は都道府県知事が交付します。准看護師も看護師と仕事内容は同じですが、准看護師は自らの判断で業務が行えず、医師または看護師の指示で仕事をします。

助産師　以前は助産婦と呼ばれていましたが、現在の名称に変更されました。助産師は出産を助けたり、出産を迎える人や出産直後の人、また、新生児に対し保健指導や育児相談を行ったりするのが主な仕事です。出産に際し、より安全で人間的な出産と子どもの健全な発育を手助けするため、専門的な立場で保健指導や育児相談などを行います。病院や診療所で働きますが自分で助産院を開業することもできます。

保健師　保健師の主な仕事は、保健所や市町村役場、学校などで保健指導を行うことです。地域社会の人々の健康を守り向上させるための指導や援助をします。成人病などの集団健康診断で、病気の予防や健康増進に役立つアドバイスを行います。また、妊婦や乳幼児、高齢者のいる家庭に対して個別訪問をして、健康管理や介護などの援助相談をするという業務もあります。

検査部門で活躍

臨床検査技師　臨床検査技師は、病院の検査部門や検査センターなどで、医師の指示のもとに臨床検査を行う専門職です。医師が的確に診断し治療を行い予防に役立てるためには、患者の血液や尿などの検体から体の異常を調べる検体検査や、心臓、肺、脳などさまざまな臓器を医療機器を用いて調べる生体検査（生理機能検査）が必要です。これらを検査・管理するのが臨床検査技師です。広範な知識はもとより分析機器などを的確に扱う技術が求められます。主な検査には微生物学的検査、血清学検査、血液学的検査、病理学的検査、寄生虫学的検査、生化学的検査、生理学的検査、心電図検査、呼吸機能検査、脳波検査、エコー検査などがあります。

診療放射線技師 診療放射線技師は、医師の指示のもと放射線診断、放射線治療、放射線管理などを行います。放射線診断では一般撮影のほか、X線透視検査、超音波検査、核医学検査、CT検査、MRI検査、血管造影検査などさまざまな方法で病巣部や組織の撮影や探査を行い診断に役立てます。

細胞検査士 細胞検査士は、がんの早期発見や早期診療のために、医師が患部から注射器で吸い取った細胞を顕微鏡で観察し、がん細胞やがんに疑わしい細胞を探します。がん細胞であるかどうかの最終診断は細胞診専門医が行います。採取した細胞を、スライドガラスに塗り、判定がしやすいように細胞を染めた標本を作製したり、検査結果や標本の管理・保存まで、一連の実務を担当します。

治療関連で活躍

薬剤師 薬剤師は、医師が作成した処方箋に基づき医薬品を調剤し、患者に服薬指導をすることが主たる仕事です。薬剤師は一般用医薬品、要指導医薬品、医療用医薬品の全てを販売または調剤できる薬のスペシャリストで、医師の出す処方箋に唯一異議を唱えることができる職種です。病院内で働く薬剤師は医師の指示の下で働き、病院内で処方箋に基づき調剤を行ないます。また、調剤だけでなく感染制御チーム、治験審査委員会、栄養サポートチームなどのメンバーとしての活動も期待されています。

精神保健福祉士 精神保健福祉士は、精神保健福祉士法で位置づけられた資格で、精神障害者に対する相談援助などの業務に携わります。主に、精神保健福祉センターや保健所、精神障害者福祉施設などで活躍していますが、精神科病院やクリニックでも働いています。障害者雇用対策を進めるための職業訓練など職業リハビリテーション分野で活動したり、心神喪失等の状態で他者に重大な被害を与えた人の社会復帰調整官や精神保健参与員として働くこともあります。

臨床心理士　臨床心理士とは公益財団法人日本臨床心理士資格認定協会が認定した有資格者のことで、活動する場によって、学校臨床心理士、病院臨床心理士、産業臨床心理士などとも呼ばれます。臨床心理学を基盤に、クライアントが抱えるさまざまな精神疾患や心身症、精神心理的問題や不適応行動などについて援助・改善・予防、また精神的健康の回復・保持・増進への働きかけを行います。日本では、心理職に関する国家資格に、公認心理師があります。また、民間の心理学関連資格も多数存在します。

理学療法士　理学療法士（Physical Therapist：PT）は、理学療法士及び作業療法士法に基づく国家資格で、リハビリテーションの専門家として活動します。リハビリテーションとは、身体に障がいを持っている人にできるだけの医療を施し、残された機能を最大限に発揮できるように引き出し、社会生活に適応させることです。具体的には医師を中心とするリハビリテーション・チームにより考え出された治療計画に沿って理学療法を行います。理学療法というのは身体に障がいのある人の基本的動作能力の回復を図るために、主に医学的側面から、治療体操などの運動を行わせたり、電気刺激やマッサージ、温熱などの物理的手段を加えたりすることです。日常生活を向上させるためには、寝返りをうつ、起き上がる、歩くなどの基本的動作の回復や維持を行います。

作業療法士　作業療法士（Occupational Therapist：OT）は、理学療法士（PT）、言語聴覚士（ST）、視能訓練士（CO）と共に、医師の指示のもとにリハビリテーションチームの一員として作業療法を行います。さまざまな作業を通じて、障がいによる機能低下の回復を図ります。行われる作業手段は木工・陶芸・園芸・農耕・織物・手芸・絵画・音楽・芝居・ゲームと多種多様にあり、障がい者の適性に合わせ個人あるいはグループで行います。こうした作業を行うことで応用的動作能力や社会的適応力の回復を図ります。作業療法には、着換え、食事、家事といった日常生活訓練による機能的なものや精神的な面を支える心理的な支援的、職業参加のための訓練などがあります。

言語聴覚士　言語聴覚士(Speech-Language-Hearing Therapist：ST）は、声を出したり音を聞いたり話したりという、言葉のコミュニケーションの障がいに対して、機能回復を図ります。言語コミュニケーションが障がいされる原因は、失語症や脳卒中の後遺症などによる言語障がい、子どもの発育課程における言語障がいなどたくさんあります。言語聴覚士はコ・メディカルの一員として、音声、呼吸、認知、発達、摂食・嚥下に関わる障がいについて、その発現メカニズムを明らかにし、訓練、検査、助言、指導、支援などを行います。訓練の一例を挙げると、話す力の訓練では、言葉を思い出す訓練、発語器官の訓練、呼吸筋の訓練などを総合的に行います。

視能訓練士　視能訓練士（Certified Orthoptist：CO）は、視機能に障がいのある人に対して、回復のための矯正訓練や検査を行います。仕事は眼科一般検査で、医師の指示のもと視力、視野、屈折、調節、色覚、光覚、眼圧、眼位、眼球運動、瞳孔、涙液などの専門検査を行います。さらに、斜視・弱視などの治療計画と訓練指導を行います。こうした訓練は低年齢の子どもを対象にすることが多いので、長期間にわたる根気強さも必要です。

臨床工学技士　臨床工学技士は、医師の指示の下に、人工透析装置、人工心肺装置、人工呼吸装置、高気圧治療装置などの生命維持管理装置の操作および保守点検を行います。これら高度な医療機器は、医療技術の進歩とともに専門性が高まっており、生命維持管理装置は医療の分野に新しい可能性をもたらすものとして、大きな期待がかけられています。しかしこれらの装置の操作は医学的な知識はもとより、工学的知識も必要なうえ、装置そのものも医療の進歩とともに高度化・複雑化しています。こうした高精度の機器を扱うためには、臨床医学をはじめ、医用電気電子工学、医用機械工学などの工学的機器の装置や材料の専門知識と技術の習得が求められます。ちなみに新型コロナウイルスの感染拡大で注目を集めたエクモ（ECMO：体外式膜型人工肺）を管理するのも臨床工学技士の仕事です。

義肢装具士　義肢装具士は、医師の指示の下に義肢および装具の採型・採寸並びに適合・調整を行うことを業とする専門職です。体にうまく適合し使いやすい装具を作るために採寸・採型から、組立、仮合わせ・調整を行いそれぞれの患者にあわせて製作します。使用にあたり不快感がなく、機能性や耐久性に優れたものを作るには、医学的・工学的知識に基づいた高度な制作技術が求められます。

その他の部門で活躍

医療ソーシャルワーカー　医療ソーシャルワーカーは、地域や家庭において自立した生活を送ることができるよう、社会福祉の立場から、患者や家族が抱えている心理的・社会的な問題の解決・調整を援助し、社会復帰の促進を図るのが仕事です。主に医療機関で働いている人のことを医療ソーシャルワーカーと呼びます。患者や家族が安心して治療を受けられるように支える仕事で、困っている患者の相談に乗り、医師や福祉関係者などと連携を図り的確な援助が行われるよう努めます。

救急救命士 救急救命士は法律で、医師の指示の下に、救急救命処置を行うことを業とする者とされています。救急救命士は、一刻を争う傷病者を観察・処置を施しながら医療機関まで救急車で搬送します。これをプレホスピタルケア（病院前救護）といいます。どのような救急医療行為が行えるかは厳しく決められていますが、病院前救護の質を高めることが救急救命士の大きな役割の１つであり、心肺停止を含む重症傷病者に対して適切な処置を実施することは救命率の向上につながります。また、救急隊員の指導・育成や、医療機関との連携強化も重要な役割です。

管理栄養士 病院などの医療機関において、管理栄養士は患者に対し、療養のために必要な栄養指導を担います。患者それぞれの身体の状況や栄養状態に応じたメニューを考えますが、医師や看護師あるいは薬剤師などとの協力が欠かせません。栄養食事指導や管理の仕事では、患者の身体の状況や栄養状態などへの配慮が求められます。さらに、生活習慣病の予防のため40〜74歳の人を対象に行われているメタボ検診の結果、メタボリック症候群と診断された人とその予備軍に対する特定保健指導も行い、食生活改善を促します。

診療情報管理士 診療情報管理士とは、主にカルテの管理・運用を担当する専門職です。カルテなどの診療情報をチェックして、データ化します。医師が書いたカルテや手術や看護の記録などを国際疾病分類（ICD）に沿ってコード化し、データ管理を行います。患者の個人情報を一元化し、データの運用で質が高く安全・安心の医療提供と、病院経営の効率化を進めることに寄与します。

医療事務 医療機関でカルテをもとにレセプトと呼ばれる診療報酬明細書の作成を行う診療報酬請求事務を行います。診療報酬を請求するために必要不可欠な業務で、正確かつ迅速さが求められます。専門性が求められる業務で、診療報酬請求事務能力認定試験もあります。

以上紹介したもののほかにも医療を支える職務があります。そういう人々を含め、すべての医療スタッフの緊密な連携と高い職業意識により、高度で安心な医療が提供されています。まさにチーム医療の必要性が高まっているといえます。

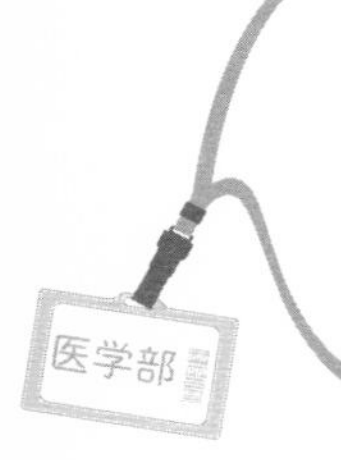

大学医学部付属病院には どんな診療科があるのか? 東大病院を探ってみる

東大病院は大きく9つの部門に分かれて診療を行っている

大学医学部付属病院は特定機能病院や、臨床研究中核病院として大きな働きをしています。では、そこではどのような診療科があり、どのような医療が行われているのでしょうか。東京大学医学部附属病院（東大病院）をのぞいてみることにしましょう。東大病院では内科診療部門、外科診療部門、感覚・運動機能科診療部門、小児・周産・女性科診療部門、精神神経科診療部門、放射線科診療部門、救急科診療部門、その他の部門、特定の病気を中心に診療するセンターと大きく９つの部門に分かれて診療を行っています。このそれぞれについて見ていきましょう。

内科診療部門

総合内科　症状や検査異常から内科的疾患が疑われるものの診断がつかない場合や、他の診療科を受診していた人に内科的問題が生じた場合などに、総合内科的な観点で診療を行い、必要に応じて専門医への受診紹介を行います。

循環器内科　狭心症、心筋梗塞、弁膜症、心不全、心筋症、不整脈などの心臓の病気、大動脈や末梢血管の病気、高血圧、肺高血圧症および先天性心疾患の診療を行っています。

呼吸器内科　気管・気管支・肺・胸膜の腫瘍、感染症、炎症、機能・形態異常、肺血管病変、呼吸の異常、急性・慢性呼吸不全などを診療しています。

消化器内科　食道、胃、腸などの消化管の病気と、肝臓、胆嚢、膵臓などの実質臓器の診療を行っています。

腎臓・内分泌内科　急性・慢性腎不全、各種腎炎、ネフローゼ症候群などの腎臓疾患、視床下部・下垂体・甲状腺・副甲状腺・副腎・性腺などの内分泌器官の機能異常による各種ホルモンの過剰・不足と甲状腺癌などの腫瘍、および腎臓と内分泌の双方に密接に関連している高血圧の診療を行っています。

糖尿病・代謝内科　糖尿病・脂質異常症・肥満症・メタボリックシンドロームなどのいわゆる「生活習慣病」の予防・治療を行っています。また肥満症外来も設けています。

血液・腫瘍内科　貧血、白血球減少症、血小板減少症などの造血障害、白血病、悪性リンパ腫などの腫瘍性疾患を始め、あらゆる血液疾患の診療を行っています。

アレルギー・リウマチ内科　気管支喘息を始めとした各種アレルギー性疾患と、関節リウマチなど各種膠原病を含むリウマチ性疾患の２つの領域を診療しています。

感染症内科　ウイルス、細菌などをはじめとする、すべての病原微生物に起因する感染症の診療を行います。また内科領域を中心とした、すべての臓器にまたがる感染症も対象としています。

脳神経内科　脳・脊髄・末梢神経・筋肉の病気を診療しています。例えば神経変性疾患（パーキンソン病、アルツハイマー病、ハンチントン病、筋萎縮性側索硬化症、脊髄小脳変性症など）、免疫性神経疾患（多発性硬化症、ギラン・バレー症候群、重症筋無力症、筋炎など）、感染性疾患（脳炎、髄膜炎など）、血管障害（脳梗塞、脳出血など）、頭痛、その他（筋ジストロフィー、てんかん、ミトコンドリア脳筋症など）などです。

老年病科　老年病科は75歳以上の高齢者を主な対象として、歩行が困難となった、食事が取れなくなった、普段から元気がなくなった、などさまざまな病状の患者に対し、その原因として疾患がないかどうかを検査し治療しています。また、女性医師による女性のための女性専用外来を開設し、女性特有の悩みから女性の疾患まですべてに対応しています。

心療内科　頭痛、過敏性腸症候群、高血圧、糖尿病、肥満症などの心身症（身体疾患で発症や経過にストレスが関与するもの）、摂食障害などの診療を行っています。

外科診療部門

一般外科　外来診療における初診診療を行い、その結果により最適な科へ紹介します。

胃・食道外科　胃がん・食道がんの治療を中心に診療を行なっています。また、消化管間質腫瘍（GIST）、消化性潰瘍、食道炎などの良性疾患の診療も行なっています。

大腸・肛門外科　大腸がん、炎症性腸疾患などの下部消化管疾患に対する外科的・集学的治療を専門としています。

肝・胆・膵外科　肝がん、膵がん、胆管がん、胆嚢がんなどの肝胆膵悪性腫瘍を中心に、食道静脈瘤、胆石症、膵・胆管合流異常症など良性疾患も含めて広く肝胆膵疾患の外科治療を行っています。

血管外科　頸部、胸部、腹部、上肢、下肢の動脈・静脈・リンパ管に関係するあらゆる疾患を取り扱っています。

乳腺・内分泌外科　乳がん、乳腺良性腫瘍（葉状腫瘍、増大する線維腺腫など）、良悪性の診断が困難な乳腺腫瘤、甲状腺がん、甲状腺良性腫瘍、甲状腺機能亢進症（バセドウ病など）、副甲状腺腫瘍、副甲状腺機能亢進症、多発性内分泌腫瘍症などを診療します。

人工臓器・移植外科　末期の肝疾患に対する治療として生体および脳死肝移植を行います。緻密な管理が要求され、各診療科も含めたチーム連携医療が特徴です。

心臓外科　虚血性心疾患、心臓弁膜症、大動脈疾患、先天性心疾

患の外科治療を行っています。心臓移植実施施設・植込型補助人工心臓実施施設として、重症心不全に対する治療（補助人工心臓装着、心臓移植など）も推進しています。

呼吸器外科　肺がん、転移性肺腫瘍、縦隔腫瘍、胸膜・胸壁腫瘍などの胸部腫瘍疾患の手術治療を行っています。気胸、その他手術治療が必要な良性胸部疾患に対しても手術治療を行っています。

脳神経外科　手術治療が難しい脳深部や頭蓋底部の腫瘍、脳動脈瘤、難治性てんかんなど難治療症例に対して最新の手術機器（手術顕微鏡、ナビゲーションシステム、神経内視鏡、手術モニタリング装置、血管造影装置、ガンマナイフ等）を駆使して治療します。放射線科、耳鼻咽喉科、形成外科、小児科、脳神経内科など、他診療科との連携により、合同の医療チームで治療を進めます。

麻酔科・痛みセンター　麻酔のための特別なトレーニングを積んだ麻酔科医が、手術室あるいは外来で麻酔にあたります。手術室では「手術のための麻酔」、外来では「痛みの治療」や「手術前の診察」を行います。

泌尿器科・男性科　副腎、尿路臓器（腎臓、尿管、膀胱、尿道）、男性性器（前立腺、陰茎、精巣）などの疾患を診断します。

女性外科　体外受精・胚移植を含む不妊治療、着床障害の専門検査、腹腔鏡下手術および子宮鏡下手術を中心とする良性疾患の手術、子宮内膜症・子宮腺筋症の治療、更年期障害・骨粗鬆症・月経関連のトラブル・骨盤臓器脱などの診療と、子宮頸癌・子宮体癌・卵巣癌を含む婦人科癌の検査、治療を中心に行っています。

感覚・運動機能科診療部門

皮膚科　皮膚に関するトラブルや病気を視診による臨床診断をした上で、細菌、真菌培養検査や、必要に応じて皮膚生検などを行います。組織学的（各種免疫組織を含む）検討などにより確定診断がなされれば、各種外用療法、内服療法、紫外線療法、手術療法などを単独あるいは併用して治療にあたります。専門外来に、アトピー外来、乾癬外来、強皮症外来・膠原病外来、水疱症外来、皮膚外科外来、リンフォーマ外来、レーザー外来などがあります。

眼　科　ほぼすべての眼疾患に対して各専門外来を設け、高度な診療を行っています。また、最先端の基礎研究・臨床研究の成果を世界に発信し、かつそれを診療に応用するようにしています。

整形外科・脊椎外科　骨・関節・筋腱・靱帯・脊椎・脊髄・末梢神経など、主に運動器の疾患と外傷を診療しています。脊椎外科領域や股関節外科領域では先端の治療が行なわれています。膝関節外科領域や骨軟部腫瘍領域でも良好な成績を残しています。手の外科領域や足の外科領域でも実績があります。

耳鼻咽喉科・頭頸部外科　耳・鼻・のど・頸部の疾患を対象として診断・治療を行います。内科的治療から外科的治療までを行います。耳鼻咽喉科の守備範囲には聴覚・嗅覚・味覚を司る耳・鼻・舌という重要な感覚器が含まれ、さらに食物を摂食、咀嚼（そしゃく）、嚥下（えんげ）し、また発声・構音するという機能を有した口腔（こうくう）・咽頭・喉頭という運動器官が含まれます。また甲状腺（ホルモンを分泌する器官）や耳下腺、顎下腺（唾液腺）も守備範囲に含まれ、人間として生活していく上で必要不可欠な感覚器官・運動器官を有する領域の疾患を受持つ科であるともいえます。

リハビリテーション科　さまざまな機能障害や日常生活上の障害を持つ人に、疾患に応じた機能訓練や日常生活指導による障害の軽減から社会復帰の援助まで総合的な診療を行います。医師を中心に、理学療法士（PT）、作業療法士（OT）、鍼灸マッサージ師、臨床心理士、言語聴覚士（ST）が所属しています。

形成外科・美容外科　形成外科は、先天性後天性を問わず、主として体表の形態・機能の再建を担当する診療科で、その診療領域には全身が含まれます。顔面・頸部、手足など人目につく部位を扱うことが多いため、外観にも配慮した繊細かつ精密な手術手技で対応しています。

口腔顎顔面外科・矯正歯科　口腔顎顔面外科と矯正歯科の２つの部門に分かれ、口腔顎顔面外科部門は、口、歯、顎に関連した外科手術を中心に、口腔関連の炎症や腫瘍の管理を行っています。矯正歯科部門は、腫瘍や外傷による歯・顎骨欠損部を、入れ歯やデンタルインプラント（人工歯根）を用いて補ったり（補綴(ほてつ)歯科）、著しい顎骨変形を持つ患者の咬合の改善や、顎の成長をコントロールします（矯正歯科）。

小児・周産・女性科診療部門

小児科　小児の内科的疾患全ての分野を診療の対象としています。対象とする年齢は原則として０歳から15歳までですが、特に小児期から成人期に診療が継続されるようなケース（キャリーオーバー例）では、この年齢を超えた患者でも小児科が診療を担当することもあります。

小児外科　生まれつきの外科疾患、腫瘍、炎症性疾患など、子どものあらゆる外科疾患の診断、治療を行っています。手術を行う場合には、子どもの成長や発達を妨げず、治療後何十年にもわたる生活を保障できる術式を考慮する必要があるため、それぞれの子どもにとって最も適切な治療法を熟慮した上で、確実な手技で治療を行っています。腹腔鏡手術・胸腔鏡手術を積極的に取り入れ、術後の疼痛(とうつう)軽減、早期退院などに努めています。生まれつきの外科疾患、腫瘍、炎症性疾患など、あらゆる外科疾患の診断、治療を行っています。

女性診療科・産科　産科では医師、助産師、全ての医療スタッフが協力し、安全で快適な分娩に向けてサポートしています。妊娠中から産後まで継続した助産師ケアを提供します。また、体外受精・胚移植を含む不妊治療、着床障害の専門検査、腹腔鏡下手術および子宮鏡下手術を中心とする良性疾患の手術、子宮内膜症・子宮腺筋症の治療、更年期障害・骨粗鬆症・月経関連のトラブル・骨盤臓器脱などの診療を重点的に行っています。

精神神経科診療部門

精神神経科　脳を原因として生じる精神疾患や、ストレスなどの心理的原因によって生じる不調を治療対象としています。代表的な精神神経科の疾患は、統合失調症などの精神病性障害、双極性障害・うつ病などの気分障害、不安症・パニック症などの神経症性障害、認知症などの老年期精神障害／器質性精神障害、自閉スペクトラム症、注意欠如・多動症などの神経発達症、てんかん、などです。的確な診断と合理的な薬物療法に、精神療法、リハビリテーション（作業療法・デイケア、ショートケア）、ソーシャルワーク（生活上の困難に関する相談や地域資源との連携）を組み合わせて、人がより良く生きることを支援します。

放射線科診療部門

放射線科　放射線科は、放射線診断部門・核医学部門・放射線治療部門の３つに大きく分かれ、放射線診断部門では、各種画像検査（X線撮影・CT・MRI・血管造影など）の実施および画像診断を行っています。この他、インターベンショナルラジオロジー（いわゆるカテーテル治療）の手技を用いて、腫瘍や血管病変の治療を行っています。また、核医学部門では、放射性同位元素（RI）を用いたシンチグラフィ検査の実施および画像診断を行っています。シンチグラフィ検査は、患者に投与したRIを追跡して画像化し、病気の検出・診断を行うものです。この他、CTのように体の断面を見ることのできるSPECT・PET検査も行っています。そして、放射線治療部門では、がんなどの病気に対して放射線を用いた治療を行っています。放射線による治療は、肉体的負担が少なく、形態と機能を温存できるという利点があり、病気の種類や進行度によっては、放射線のみであるいは抗がん剤と組み合わせてがんを治すことも十分可能になってきています。

救急・集中治療科診療部門

救急・集中治療科　病気、ケガ、やけどや中毒などによる急病を診療科に関係なく診療し、特に重症な場合に救命救急処置、集中治療を行います。病気やケガの種類、治療の経過に応じて、該当する診療科と連携して初期診療や集中治療に当たります。また、院内急変対応や災害時の医療対応やその計画策定等、院内外の危機管理も担当しています。

その他

東大病院にはこのほか各診療科をサポートするための組織が備わっています。例えば病理診断を行う、病理診断科（病理部内）や特定の病状に特化した治療センター（二分脊椎外来、高度心不全治療センター、マルファン症候群センター、摂食嚥下センター、てんかんセンター、免疫疾患治療センター、強皮症センター、骨粗鬆症センター、女性骨盤センター、脊椎脊髄センター、子ども・AYA世代と家族のこころのケアセンター、皮膚科 乾癬センター、整形外科 人工関節センター、耳鼻咽喉科 人工内耳・人工聴覚器センター、口腔顎顔面外科・矯正歯科 口唇口蓋裂センター、精神神経科 リカバリーセンター、精神神経科 統合失調症AYA世代センターなど）で診療にあたっています。

東大病院に限らず、多くの大学病院は診療科目が充実し、最先端の治療が行える体制が構築されています。

STAGE

4

大学医学部・医科大学の
入試制度を俯瞰する

医学部入試制度の仕組み
入試の全体像はこうなっている

医学部

医学部受験は
将来の職業に直結する選択

大学入試は人生における関門の１つといえるでしょう。進学する大学、学部によって卒業後の進路が大きく左右されるからです。

多くの他の職業と違い、医師は医学部を卒業しない限り医師になることはできません。医学部を卒業しなければ、医師国家試験の受験資格が得られないからです。

つまり、医学部を受験するということは、将来の自分の職業を大きく左右することになるわけです。医学部の入試を勝ち抜くのはそうたやすくはありませんが、多くの先輩たちが歩んできたように、しっかりとした対策を立て一定の水準になるまで勉強をすれば、試験を突破することも十分に可能です。

それでは医師への第一歩、医学部合格を勝ち取るためにまず、医学部入試の現状を見ていきましょう。

およそ20年前までは受験生が増加しており、多くの大学で定員を上回る志願者が集まり、厳しい競争がありました。しかし1992（平成４）年を境に18歳人口は減少に転じ、ある調査によると４割ほどの私立大学で定員割れを起こしているといいます。反面、難関大学と呼ばれる大学においては、受験生の数は大きく変わることなく厳しい競争が続いています。受験の世界でも２極化が進んでおり、医学部はその代表ともいわれます。私立大学医学部では競争倍率が30倍、40倍、なかには80倍を超えるような大学もあります。国公立大学においても人気の高さは変わらず、前期日程では10倍、後期日程では20倍を超える高倍率の大学があります。

医学部入試の全体像をつかむ

大学入試は多様化、複雑化しています。その仕組みを理解し、しっかりした対策を講じることが大切です。まずは現在の大学入試の仕組みを簡単に見ていきましょう。

大学入試は学力検査を中心に選考を行う一般選抜と面接や提出書類などを重視する総合型選抜があります。一般選抜は国公立大学と私立大学とでは大きな違いがあり、国公立大学では大学入学共通テストが必須で、この試験の後に大学独自の個別試験（２次試験）が行われます。私立大学の一般選抜では、大学が独自に行う試験で選考する場合と、大学入学共通テストを併用する２つの方式があります。医学部入試においても、ほぼこのような内容で行われますが、さらに詳しく見ていきましょう。

国公立大医学部・医科大学入試の選抜方法を知る

国公立大学の医学部入試は一般選抜、学校推薦型選抜、総合型選抜の３方式で行われます。順に見ていきましょう。

一般選抜「大学入学共通テスト」では受験科目に注意

国公立大学医学部の大学入学共通テストは、「国語」「地理歴史・公民」「数学（２）」「理科（２）」「外国語」の５教科７科目が基本です。

ただし東京医科歯科大学の後期日程は地理歴史・公民を除いた４教科６科目で受験可能ですが、５教科７科目を必須として対策を立てることが必要です。

医学部入試で気をつけなければならないのは「数学」「理科」「地理歴史・公民」の教科です。順に説明します。数学は数学①が数学Ⅰと数学Ⅰ・A、数学②が数学Ⅱと数学Ⅱ・Bの４科目【図表１】から２科目の選択となりますが、数学Ⅰ、数学Ⅱでも受験できるのは愛媛大学の前期だけです。他の大学は数学Ⅰ・Aと数学Ⅱ・Bを選択しなければいけません。

【図表１】大学入学共通テスト数学出題科目

グループ	科目	出題範囲
数学①	数学Ⅰ	全範囲
	数学Ⅰ・A	数学Aについては３項目の内容（場合の数と確率、整数の性質、図形の性質）のうち、２項目以上を学習した者に対応した出題とし、選択解答させる
数学②	数学Ⅱ	全範囲
	数学Ⅱ・B	数学Bについては３項目の内容（確率分布と統計的な推測、数列、ベクトル）のうち、２項目以上を学習した者に対応した出題とし、選択解答させる

国公立大学医学部入試の理科の選択では、理科②の「物理」「化学」「生物」「地学」から「地学」を除く３科目から２科目を選択せよという大学が最も多くなっています【図表２】。また、「地学」を選択できるのは、東京大学（理科三類）（前期）、金沢大学（前期）、愛媛大学（前期）とわずかな大学だけです。個別試験（２次試験）で「地学」が選択できるのは、東京大学（理科三類）と北海道大学総合入試（理系）から医学部をめざす場合のみ。さらに「必須科目２科目（物理・化学）」という大学もありますから注意が必要です。理科選択のパターンを【図表３】にまとめました。

また「地理歴史・公民」は１科目を選択しなければなりませんが、大学によっては選択科目になっていないところもあるため気をつけ

【図表２】大学入学共通テスト理科出題科目

グループ	出題科目
理科①	「物理基礎」「化学基礎」「生物基礎」「地学基礎」
理科②	「物理」「化学」「生物」「地学」

【図表３】大学入学共通テスト理科選択パターン（2022年度）

大　学	必須科目	選択科目
基本選択パターン	—	物理・化学・生物から２科目選択
佐賀大学（前期） 名古屋市立大学（前期）	物理・化学	—
東京大学（前期） 金沢大学（前期） 愛媛大学（前期）	—	物理・化学・生物・地学から２科目選択

【図表４】大学入学共通テストにおける地理歴史・公民の選択（2022年度）

選択パターン	大学名	校数	地歴A	地歴B	現社	倫理	政経	倫理、政経
①	旭川医科大、北海道大、東北大、秋田大、山形大、千葉大、東京大（理三）、東京医科歯科大（後期は地歴・公民無し）、富山大、金沢大、福井大、山梨大、岐阜大、名古屋大、滋賀医科大、京都大、大阪大、神戸大、鳥取大、広島大、愛媛大、高知大、九州大、大分大、鹿児島大、福島県立医科大、和歌山県立医科大	27	×	○	×	×	×	○
②	筑波大、新潟大、信州大、浜松医科大、島根大、岡山大、山口大、徳島大、香川大、佐賀大、長崎大、熊本大、札幌医科大、横浜市立大、京都府立医科大、奈良県立医科大	16	×	○	○	○	○	○
③	三重大、琉球大	2	×	○	○	×	×	○
④	弘前大、群馬大、宮崎大、名古屋市立大、大阪公立大	5	○	○	○	○	○	○

※大学名、教科名は省略しています。

る必要があります。地理歴史・公民で選択できるパターンは前頁の【図表４】にまとめましたが、「地理歴史Ｂ（世界史Ｂ、日本史Ｂ、地理Ｂ）」または「倫理・政経」を選択するとすべての大学の医学部受験に対応できます。必要な科目や大学入学共通テストの制度は変更されることも考えられます。出願の際には募集要項でしっかり確認してください。

一般入試「個別試験」一前期日程に焦点を当てる

国公立大学では前期日程試験と後期日程試験があり、全国に50ある大学医学部・医科大学のうち49大学が前期日程試験を実施しています。そのうち17大学は後期日程試験も行っています（山梨大学だけが前期日程を行わず後期日程試験だけを実施）。前期日程試験と後期日程試験の両方を受験することも不可能ではありませんが、医学部では募集人員の９割近くを前期日程試験としています。加えて前期日程試験で合格した入学手続き者は、後期日程試験の合格資格を失うという決まりがあるので、国公立大学では前期日程試験を第一志望にすることが大事です。もっとも、前期日程試験で合格しても入学手続きをしなければ、後期日程試験を受けて合格すれば、そちらの大学に進学できますが、あえてそんな選択をする人はいないでしょう。

前期日程試験で行われる個別試験は、「外国語（英語）」、「数学（Ⅰ・Ⅱ・Ⅲ・Ａ・Ｂ）」、「理科２科目（〈物理基礎・物理〉〈化学基礎・化学〉〈生物基礎・生物〉から２科目選択）」の学力検査に「面接」が行われるのが一般的です。ほとんどの大学では、理科の２科目選択は〈物理基礎・物理〉〈化学基礎・化学〉〈生物基礎・生物〉から２科目選択ですが、【図表５】のように理科の科目を指定している大学もあります。一方【図表６】のように個別試験で理科が１科目もしくは理科を課さない大学もあります。

【図表５】前期日程個別試験理科の科目指定がされる大学例（2022年度）

大学	必須科目	選択科目
北海道大学	「物理基礎・物理」	「化学基礎・化学」「生物基礎・生物」
	75/525	75/525
群馬大学	「物理基礎・物理」「化学基礎・化学」	—
	150/450	—
金沢大学	「物理基礎・物理」「化学基礎・化学」	—
	300/1050	—
愛媛大学	「物理基礎・物理」「化学基礎・化学」	—
	200/700	—
九州大学	「物理基礎・物理」「化学基礎・化学」	—
	250/700	—

※下段は理科の配点／満点

【図表６】前期日程個別試験理科１科目または理科を課さない大学（2022年度）

理科	大学と選択科目
理科１科目	奈良県立医科大学
	「物理基礎・物理」「化学基礎・化学」「生物基礎・生物」から１科目選択
理科なし	旭川医科大学、弘前大学、秋田大学、島根大学、徳島大学

後期日程試験では「面接」と「小論文」が課される

後期日程試験における個別試験の多くは、学力検査を課さずに「面接」と「小論文」だけのところがほとんどです。後期日程試験で学力検査を行う大学は次頁【図表７】に挙げる６大学だけです。試験科目は「外国語」「数学」「理科２科目」それに「面接」というのが多いのですが、教科が限定されている大学もあります。後期日程試験のみを実施する山梨大学では「外国語」がなく、「数学」「理科２科目」と「面接」が課せられます。旭川医科大学と宮崎大学では「外国語」「面接」が課せられるだけです。

【図表７】後期日程の個別試験で学力検査を課す大学（2022年度）

大学	外国語	数学	理科	面接
旭川医科大学	英語	—	—	課す
	200	—	—	50
千葉大学	英語	数Ⅰ・Ⅱ・Ⅲ・A・B	「物理基礎・物理」「化学基礎・化学」「生物基礎・生物」から２	課す
	300	300	300	100
山梨大学	—	数Ⅰ・Ⅱ・Ⅲ・A・B	「物理基礎・物理」「化学基礎・化学」「生物基礎・生物」から２	課す
	—	600	600	—
岐阜大学	英語	数Ⅰ・Ⅱ・Ⅲ・A・B	「物理基礎・物理」「化学基礎・化学」「生物基礎・生物」から２	課す
	400	400	400	—
宮崎大学	英語	—	—	課す
	150	—	—	—
奈良県立医科大学	英語	数Ⅰ・Ⅱ・Ⅲ・A・B	「物理基礎・物理」「化学基礎・化学」「生物基礎・生物」から２	課す
	225	225	450	—

※下段は配点

後期日程試験では「小論文」と「面接」のみを課す大学が多いですが、それらの大学では大学入学共通テストの配点を重視しているので、前期日程試験にもまして大学入学共通テストで高得点を取らなければなりません。

私立大医学部入試の選抜方法を知る

私立大学医学部の入試も一般選抜、学校推薦型選抜、総合型選抜の３方式があります。まず募集人数が最も多い一般選抜について説明します。一般選抜には「一般方式」と「大学入学共通テスト利用方式」があります。

一般方式による入試のあらまし

一般方式では学力検査による一次試験と、一次試験合格者を対象にした二次試験で合否が決められるのが一般的です。二次試験は「面接」や「小論文」が行われますが、大学によっては、医師になるための適性の有無や性格などを見る「適性検査」を実施するところもあります。

一次試験の科目は「外国語」、「数学」、「理科２科目」が最も多いタイプです。各科目の配点は大学によって異なり、理科２科目の配点が高い大学が半数に上ります【図表８】（次頁）。また、英語の配点が高くなっている大学もあります。これらの大学では英語による授業を行うなどの特徴があります【図表９】（次頁）。

一方、試験科目に「数学Ⅲ」のない帝京大学や金沢医科大学（後期）、近畿大学、「理科が１科目」の東海大学、「国語の選択が可能」な帝京大学など、試験科目が少なかったり、他の科目での試験が受けられるなど、大学によって違いが見られます。

また、学力検査の解答方式は大学により、マークシート方式、記述式、併用式など異なりますが、国公立大学に比べ試験時間が短い大学が多い傾向にあります。

【図表８】理科（２科目）の配点比率が高い大学例（2022年度）

大学（方式）	英語（点）	数学（点）	理科２科目（点）
東北医科薬科大学	100	100	200
北里大学	150	150	200
杏林大学	100	100	150
慶應義塾大学	150	150	200
東京医科大学	100	100	200
東京慈恵会医科大学	100	100	200
東京女子医科大学	100	100	200
日本大学（N1期）	100	100	200
日本医科大学（前期）（後期）	300	300	400
聖マリアンナ医科大学	100	100	200
金沢医科大学（前期）	100	100	150
愛知医科大学	150	150	200
大阪医科大学（前期）（後期）	100	100	200
関西医科大学（前期）（後期）	100	100	200
近畿大学（前期Ａ）（後期）	100	100	200
兵庫医科大学	150	150	200
福岡大学	100	100	200

【図表９】英語と理科（2科目）の配点が同じ大学例（2022年度）

大学	英語（点）	数学（点）	理科2科目（点）
国際医療福祉大学	200	150	200
順天堂大学（Ａ方式）	200	100	200
順天堂大学（Ｂ方式）	225（※1）	100	200
東邦大学	150	100	150

（※１）：順天堂大学Ｂ方式は英語が独自試験200点、英語外部試験25点。

大学入学共通テストを利用した入試

私立大学医学部の半数以上で大学入学共通テストを利用した入試を実施しています。それは一般方式の一次試験を共通テストに置き換えて行われます。二次試験については、小論文や面接が課されるのが一般的ですが、二次試験において英語や理科を課す大学もあり

【図表10】大学入学共通テスト利用選抜の試験科目例（2022年度）

大学	教科・科目数	教科・科目	配点	2次試験
獨協医科大学	3教科5科目	**数**　「数学Ⅰ・数学A」・「数学Ⅱ・数学B」	100	小論文 面接
		理　物理・化学・生物から2	200	
		外　英語（リスニングを含む）	100	
東京医科大学	5教科7科目	**国**	200	小論文 面接
		地歴・公民　計10科目から1	100	
		数　「数学Ⅰ・数学A」・「数学Ⅱ・数学B」	200	
		理　物理・化学・生物から2	200	
		外　英語（リスニングを含む）	200	
帝京大学	2（3）教科 3科目	**外**　英語（リスニングを含む）	100	英語（長文読解） 課題作文 面接
		国・数・理　国語・「数学Ⅰ・〈数学Ⅰ・数学A〉・数学Ⅱ・〈数学Ⅱ・数学B〉から1」・物理・化学・生物から2	200	

ます。共通テストの科目数については【図表10】のように大学により異なります。

学校推薦型選抜、総合型選抜の実際

学校推薦型選抜や総合型選抜は学力だけでは判断できない能力や個性を見出すという長所があります。しかし、医学部の入試では学力も重視され、出願できる成績の基準は評定平均値4.3（学習評定評価A）以上でなければ難しいでしょう。

国公立大学医学部の場合

国公立大学医学部における学校推薦型選抜、総合型選抜では地域

【図表11】東京医科歯科大学の学校推薦型選抜（2022年度）

大学（入試区分）	学年	成績	地域の要件	その他要件	選考方法
東京医科歯科大学（特別選抜Ⅰ）	現役	4.7	なし	—	共通テスト（5教科7科目）書類審査・面接・小論文
東京医科歯科大学（推薦・地域特別枠〈茨城県〉）	1浪	A	茨城県内の高校出身者または保護者が茨城県に居住している者	茨城県地域医療医師修学資金貸与制度に応募し、茨城県による面接を受けた者	共通テスト（5教科7科目）書類審査・面接
東京医科歯科大学（推薦・地域特別枠〈長野県〉）	2浪	A	なし	長野県医学生修学資金貸与制度に応募することを確約し、長野県による面接を受け合格した者	共通テスト（5教科7科目）書類審査・面接

【図表12】新潟大学の学校推薦型選抜（2022年度）

大学（入試区分）	学年	成績	地域の要件	その他要件	選考方法
新潟大学（推薦・一般）	現役	Ⓐ A	なし	—	共通テスト（5教科7科目）書類審査・面接
新潟大学（推薦・地域枠）	3浪	Ⓐ A	○新潟県内の高校出身者22名 ○新潟県を含む全国の高校出身者11名	新潟県が指定する修学資金を受給し、医師免許取得後、新潟県が指定した医療機関に9年間（卒後臨床研修を含む）勤務することを確約できる者	共通テスト（5教科7科目）書類審査・面接

医療に貢献する人材確保のために「地域枠等」を設けています。そのいくつかを見てみましょう。

【図表11】は東京医科歯科大学の学校推薦型選抜、【図表12】は新潟大学の学校推薦型選抜の概要です。東京医科歯科大学では地域枠として「地域特別枠（茨城県）」と「地域特別枠（長野県）」とありますが、「地域特別枠（長野県）」は全国から出願可能です。新潟大学でも「一般」には全国から出願できます。また、新潟大学の学校

【図表13】旭川医科大学総合型選抜における評価項目（2022年度）

科目等	評価項目
課題論文	課題発見能力、論理的思考力、判断力、文章表現力、知識・技能、応用力等をみる。
個人面接	論理的コミュニケーション能力、意欲、課題発見能力、協働性、知識・技能、応用力等を問う。特に、将来、本学をグローバルに発展させるために、志を高く持ち生涯に亘って学修を続け、国際医療に貢献する強い意欲を持っている者を選抜する。

推薦型選抜には地域枠として、「新潟県が指定する修学資金を受給し、医師免許を取得後新潟県が指定した医療機関に９年間勤務することを確約できる者」と、条件が付けられています。

また、総合型選抜を実施している国公立大学医学部は13大学ありますが、そのほとんどで共通テストが求められます。地域枠に関係なく全国から出願可能な大学は、旭川医科大学（国際医療人特別選抜）、北海道大学、東北大学、筑波大学、神戸大学、広島大学、高知大学、大分大学（一般枠）、大阪公立大学です。

総合型選抜の実際を旭川医科大学の「総合型選抜（国際医療人特別選抜）」の評価項目で見ると、共通テスト５科目７教科の受験が必須で、さらに「課題論文（300点）」「個人面接（600点）」の総合評価で判定されます。【図表13】。

私立大学医学部の場合

私立大学医学部では31大学のうち16大学が学校推薦型選抜を行っています。学校推薦型選抜は「指定校推薦」「公募推薦」「付属校推薦」があります。指定校推薦というのは、大学が高校を指定して、高校は大学の求める条件や定員に基づく受験生を紹介します。

指定校推薦だから、必ず合格するということはありません。学力のみならず、人格や部活動、ボランティア活動そして何よりも医師になりたいという強い気持ちがなければなりません。指定校推薦を実施しているのは、獨協医科大学、埼玉医科大学、東京女子医科大学、北里大学、聖マリアンナ医科大学、金沢医科大学の６校です。このうち北里大学を除く大学では公募推薦も実施しています。

公募推薦というのは、誰でも受験可能ですが高い評定平均値が求められますし、現役以外は対象にしていない大学もあります。選考は書類審査に加え、基礎学力を見る試験、小論文、面接が行われます。大学ごとに条件が異なりますので確認が必要です。

また、私立大学医学部で総合型選抜を行っているのは岩手医科大学、獨協医科大学、杏林大学、順天堂大学、東邦大学、東海大学、金沢医科大学、藤田医科大学、大阪医科薬科大学、関西医科大学、川崎医科大学の11大学です（ただし、獨協医科大学は大卒者等を対象とするため、現役の高校生は受験できません）。

一般に総合型選抜は学力検査もなく比較的楽なイメージがありますが、私立大学医学部の総合型選抜はそうではありません。

多くの大学で小論文や面接が課されるほか、杏林大学、順天堂大学（国際バカロレア入学）、東海大学、大阪医科薬科大学では、大学入学共通テストの成績が選考に反映されます。また大学入学共通テストを課さない大学でも基礎学力検査として英語、数学、理科を出題している大学もあります。

学士編入学試験という方法も

医学部で学ぶためには、一般選抜、学校推薦型選抜、総合型選抜といくつかの方法がありますが、それ以外に編入学（学士入学）という方法もあります。これは４年制大学の卒業者（学士）あるいは卒業見込みの者が別の大学や他学部・学科の専門課程から学べる制度で、主に２年次、３年次に編入学する制度です。現在では学士だけでなく、「４年制以上の大学に２年以上在学し、62単位以上修得した者」「短期大学・高等専門学校卒業者」「専修学校の専門課程（専門学校）修了者」（いずれも見込みを含みます）にも対象が広がっています。

日本の大学の医学部で最初に門戸を開いたのは大阪大学で1975年のことでした。1988（昭和63）年には東海大学が他大学に先駆けて学士入学の制度を作り、国立大学でも1998（平成10）年に群馬大学、島根医科大学（現島根大学医学部）が学士入学をスタートさせています。現在、編入学を実施している医学部は国公立で26校、私立で３校になりました。

編入学が広がったのは、アメリカの医学教育の影響があります。アメリカの医学教育は日本と異なり、医師をめざす人は、大学の学部４年間で幅広い教養教育を修了した後に、４年制のメディカル・スクール（専門職大学院）に進学します。そこで医療に関する専門的な教育を受けて医師になるのです。この制度では幅広い教養教育を習得し人間的にもある程度成熟した段階で進路を決定できることや、多様な学習経験を持つ者がお互いに影響を与えあい優れた医療人を育成できるなどのメリットがあります。

日本の大学の編入学のスケジュールは大学により異なりますが、入学する前年の５月から12月にかけて一次試験と二次試験が行われます。選考に当たっては、学力試験と面接（個人、集団）が主で、英語の試験を実施する代わりに、出願２年以内に受験したTOEFL（PBTまたはiBT）やTOEICのスコアレコードを提出させる大学も増えています。学力検査の内容は大学ごとに異なりますが、名古屋大学の例を挙げると、一次試験では英語と生命科学を中心とする自然科学問題を課し、合格者には二次試験で小論文と面接（口頭発表、質疑応答）を実施します。また、東京医科歯科大学の二次試験は面接のみとなっていますが、一次試験は自然科学総合問題（英語により出題する場合がある）と独自な内容の試験が課せられます。

面接&小論文対策の基本的なポイント

医学部入試においてカギとなるのが面接と小論文です。この２つはほとんどの大学で行われています。面接や小論文は医師としての適性や資質を見るための試験といえます。

医学部は他の学部と大きく異なるのは、医学部に入ることは、医師という職業に直結している点です。医師は人命に携わる職業ですから、強い責任感と高い倫理観が求められます。臨床医の場合は、患者と日々接するだけでなく、他の医療スタッフとのコミュニケーションが不可欠です。それを見るために行われるのが面接であり小論文です。ではそれぞれについて詳しく説明します。

面接試験では何が聞かれるのか

面接試験では、限られた時間のなかで面接官や、討論相手の受験生に的確に自分の意見を伝えなければなりません。面接官が見ているのは、受験生が質問の意図を理解し、自分の意見を第三者に的確に伝えることができるかどうか、また一方的な考えを押し付けたり、極端すぎる意見を主張しないかどうかということです。面接試験は討論の場ではありませんから、相手を言い負かしたり、自分の意見ばかりを押し通すのはNGです。コミュニケーション能力や協調性の有無もチェックされています。

面接試験の形式や質問内容は大学によって違っていますが、質問内容は次の４つに分類されます。

①志望理由：なぜこの大学を選んだのか？　なぜ医学部に進みたいのか？

②自己分析：高校生活はどんなだったか？　自分の長所や短所は？　将来の展望は？　などについて

③一般常識：最近気になったニュースや出来事についてなど

④医系知識：iPS細胞について、地域医療について、新型コロナウイルス感染症についてなど

①の志望理由については、なぜ他の大学でなくこの大学を志望しているのかを説明しなければなりません。その理由を説明するためには志望する大学だけでなく、他の大学の情報も必要です。それぞれの大学のアドミッション・ポリシーや大学の歴史、研究内容などもチェックしておく必要があります。

そしてなぜ医学部なのかという問いには、単に人の役に立ちたいからという回答では不十分です。学問は社会生活をより良いものにするためにあるわけですし、人命や健康のためにというのならば、他のメディカル系の学部でも構わないわけです。この大学のこの医学部を志望する理由を、自分の体験やビジョンと結びつけて具体的で一貫性のある説明ができるようにしておくことが大切です。面接官に医師になりたいという熱意、覚悟を伝えてください。

②の自己分析では、自分の体験エピソード、実績などを交えて自分がどう成長したのかを伝えることが大切で、自分を客観的に分析することが必要です。

③の一般常識については、面接官はその事柄を受験生は知っているのか、そしてどのように認識してどのように考えているかを聞いてきます。日頃から、ニュースや出来事に関心を持ち、自分はどう考えるのか習慣づけておきましょう。

④の医学知識とは、深い医学知識を求めているのではなく、医療や医学に対する関心の深さや関心度を見ているのです。医学で問題になる事柄について、自分なりの解決策、意見が求められます。これも日頃から医学関連の問題や話題になっていることについて、関心を持ち理解するように努めることが大切です。

次に、面接の形式について紹介します。代表的な面接の形には「個

人面接」「集団面接」「討論面接」の３つがあり、大学により異なりますので、志望する大学の形式を調べて対策を立てるとよいでしょう（ただし、最近は新型コロナウイルス感染症拡大防止の観点から「集団面接」「討論面接」を控える傾向にあります）。

個人面接は受験生１人に対して、面接官が１〜３名程度で行われます。集団面接は複数の受験生に対して、面接官も数名おり、対話形式で進められます。集団のなかで他の受験生と比較して評価されますから、他の受験生の回答にも耳を傾け、的確な発言をすることがポイントです。そして討論面接は、受験生も面接官も集団面接と同じような人数で行われますが、１つのテーマに沿って複数の学生で討論をします。集団のなかで人の話をきちんと聞けるか、その討論のなかで自分の意見がきちんと言えるか、協調性があるかなど総合的に面接官は評価します。

また、最近増えてきた面接形式にMMI（マルチプル・ミニ・インタビュー）というのがあります。これは受験生が数カ所（10カ所程度）の面接ブースを回り、そのブースごとに異なるさまざまなミニ・インタビューが行われ、受験生の能力を多角的に見るというものです。今後採用する大学が増加しそうです。

小論文試験は書くくせをつけること

小論文試験は読解力、分析力、論理力、構成力など総合力を試される試験です。課題に対して考え、文章を組み立て自分の主張をまとめなければなりません。しかも独りよがりでなく、読む人に説得力を与えなければ論文としての価値は低いものになります。かといって、美辞麗句を連ねた文学的なうまい表現である必要はありません。医師に必要な伝達力、人間力、コミュニケーション能力、協調性、構築力、説得力など学力検査では判定できない能力を見るための試験ですから、わかりやすく、論理的に書かなければなりません。

小論文試験は単なる作文の試験ではありません。実際に行われている小論文の出題形式を分類すると、①テーマ論述型、②課題文解読型、③データ分析型、④教科型、⑤複合型に分けられます。①はテーマが与えられ、それについて自分の意見を述べる形式、②は課題文を読み、内容を要約したり関連する質問に対して論述する形式、③は統計資料やグラフを分析したり、読み取れることを要約、論述する形式、④は特定の教科の能力を問う、あるいは複数教科にまたがる総合問題の論述、⑤は課題文とデータなどを組み合わせた資料を読解し論述する形式、となっています。

国公立大学では、①、②、④の形式が多く、私立大学では④の形式が多い傾向です。大学によって出題のテーマも形式も異なりますので、まずは志望校の出題傾向を知ることが重要です。その上で、日頃からニュースや新聞、出版物などから多方面の知識を収集、吸収するよう心がけましょう。小論文で取り上げられるテーマは広範囲にわたりますから、さまざまなテーマに対応できるようにしておきましょう。

そして、小論文を上達させるためには、日常的に文章を書く習慣をつけることが近道です。新聞の社説の要約を書いたりしてみましょう。また、実際の試験と同じ時間で過去問題をやってみるなど、継続することが大きな力になります。長文を書くのは苦手な人が多いかもしれませんが、是非チャレンジしてください。医師になったときにきっと小論文の練習が役に立つときがやってきます。

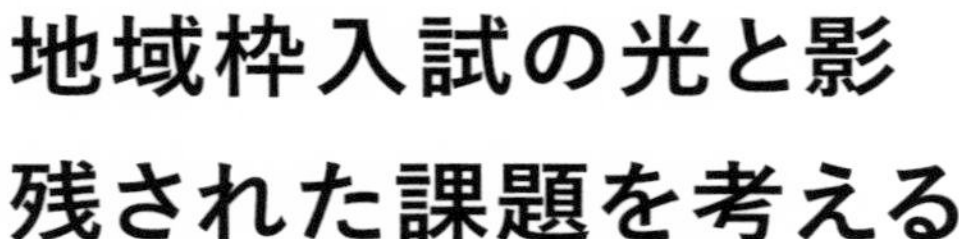

地域枠入試の光と影
残された課題を考える

手厚いサポートの半面
制約の厳しい側面も

地域枠入試とは、地域医療に従事する医師不足を解消することを主な目的に、各都道府県が主体となって取り入れた制度です。地域枠で入学した学生は卒業後に、その地域で働く義務を課されますが、その反面各自治体と大学との連携によるサポートを得ることができます。詳しく見ていきましょう。

地域枠入試では出願時から、資格や要件が求められます。主なものを挙げてみますと、①受験生の出身地または出身校が各大学が定める地域にある者（全国から募集する場合もあります）。②受験生の高校時などの学力が各大学が定める条件をクリアしている者。③合格した場合、入学を確約できる者。④医師国家試験に合格した後、大学や各都道府県が指定する研修病院で卒後臨床研修を受け、その後も一定期間（おおむね奨学金貸与期間（６年間）の1.5倍以上）、指定する医療機関で医師として働くことを確約できる者などです。

しかし、大学によっては対象者を大学が所在する都道府県出身者だけでなく、隣接する県や近隣県にまで枠を拡大して募集している大学もあります。例えば高知大学では学校推薦型選抜で、四国・瀬戸内地域枠として、四国４県に加え兵庫・岡山・広島・山口の各県の高校出身者まで対象を広げています。また、東京都にありながら茨城県と長野県に限った地域特別推薦入試を行っている東京医科歯科大学などがあります。さらには全国どこからでも出願できる地域枠もありますので確認が必要です。

出願に際しては、「高等学校の調査書の全体の評定平均値が4.3以上の者（高知大学）」「高校時の成績が学習成績概評がＡ段階（５段階評価で4.3～5.0）の者（東京医科歯科大学）」「学習成績評価がⒶ（Ａ段階のうち学校長が特に優秀と認める者）（長崎大学）」というように優秀であることが求められます。その一方で、新潟大学のように３浪まで受験できる大学もあります。

地域枠入試の大きな特徴として、各都道府県から入学金や学費、生活費などの修学資金が奨学金として貸与されます。しかも、先の④の項目をクリアすることで奨学金の返済が免除されるという特典があります。しかしその反対に、地域枠から離脱した場合、奨学金を一括返還する義務が生じることも覚えておきましょう。

地域枠入試で行われる試験は、私立大学では一般入試の募集人員内で地域枠を設定していることが多く、通常の入試と同じ試験を受けることが大半です。一方、国公立大学では、多くのケースでは学校推薦型選抜、総合型選抜で募集しています。つまり、一般入試に先駆けて試験が行われることが多いので受験チャンスを増やすことが可能です。さらに共通テストは必須ですが面接・小論文以外の個別学力検査は実施されないため、一般入試に比べれば比較的合格をめざしやすい入試とも言えます。

問題は、地域枠の卒業者がその地域で実際に医師として活躍しているかですが、これについては文部科学省医学教育課から地域枠に関するレポートがあり、地域枠と地域枠以外の卒業者の就職状況も示されています。それによると、地域枠の卒業者の県内就職率が94.5%であるのに対し、それ以外の卒業生は44.8%と大きな開きがあり、地域枠制度はうまく機能しているように見えますが、そのまま定着して地域医療を担う医師に果たしてなるのかどうかは注視していかなければなりません。

同窓会枠を拡大する私立大学医学部が増えている

医学部

出願要件がマッチすれば受験の選択肢の１つに

同窓会枠とは、志望大学を専願とする者を対象に、その志望大学卒業生の子女を対象に行われる総合型選抜の一種です。

この方式の入試は私立大学でのみ行われており、最近増加の傾向があります。両親や祖父母が卒業した大学で学ぶことは、その大学の教育方針や特性、校風を他の受験生よりも深く理解でき、学習も進むのではないでしょうか。両親にとっても自分の母校で学ばせる安心感につながります。同窓会枠での募集人数は大学により異なりますが、５人前後としている大学が多く、選考方法も大学により異なります。現在、同窓会枠入試を実施している大学の出願資格や選考方法を見てみましょう。

金沢医科大学では出願資格および出願要件として、総合型選抜の合格者は専願となり、いかなる理由があっても入学を辞退できないとしています。出願資格は、同大学本学医学部卒業生の子女であり、25歳以下の者であること、高等学校（中等教育学校の後期課程を含む）を卒業した者、またはそれと同等以上の学力があると認めた者であることとなっています。

加えて、卒業後は、金沢医科大学病院または金沢医科大学氷見市民病院もしくは、同大学が指定する臨床研修指定病院において５年間の臨床研修を行い、その後も引き続き４年間の勤務を行うことを保護者が同意の上確約できる者としています。選考方法は第一次選抜試験で、「英語（コミュニケーション英語Ⅰ・Ⅱ、英語表現Ⅰ）」「数学（数学Ⅰ・数学Ａ）」「理科（物理基礎・化学基礎・生物基礎から２科目選択）」「一般問題（文章理解能力や一般常識的な問題）」が課され、二次試験では「個人面接（約15分間）」が行われます。

日本大学でも出願資格は日本大学医学部への入学を第一希望とする校友の子女（法定血族を含む２親等内直系血族）とされています。選考方法は一次試験と二次試験があり、一次試験では「理科（「物理基礎・物理」「化学基礎・化学」「生物基礎・生物」）の３科目の中から２科目選択」「外国語（「コミュニケーション英語Ⅰ・Ⅱ・Ⅲ・英語表現Ⅰ・Ⅱ）」「数学②（数学Ⅰ・数学Ⅱ・数学Ⅲ・数学Ａ・数学Ｂ〈　確率分布と統計的な推測を除く〉」で、二次試験は「面接（約20分）」となっています。大学により、試験科目や面接時間、推薦書の有無などそれぞれ異なっていますので注意が必要です。

例えば、出願資格や要件について岩手医科大学では、同大学の同窓会正会員が推薦する者で、２浪まで・評定平均3.8以上であれば誰でも受験できるとしており、推薦者である同窓生は「本学の職員および志願者の２親等以内を除く」となっています。つまり、両親や祖父母による推薦や、岩手医科大学の教員による推薦はできないということです。岩手医科大学のように推薦者に制限をつけている大学とつけていない大学がありますし、浪人の場合何浪まで認められるのかなどもそれぞれ異なっていますから、募集要項をよく確認する必要があります。

このほかの同窓会枠を行っている大学も、同じような選考方法により入試が行われます。同窓会枠での選考は、一般入試に先駆けて実施されることがほとんどですから、受験チャンスを増やすことができますが、出願要件にマッチする人は限られているだけでなく、合格したらその大学に必ず入学しなければなりませんので、併願して受験する場合はよく考えて受験すべきです。

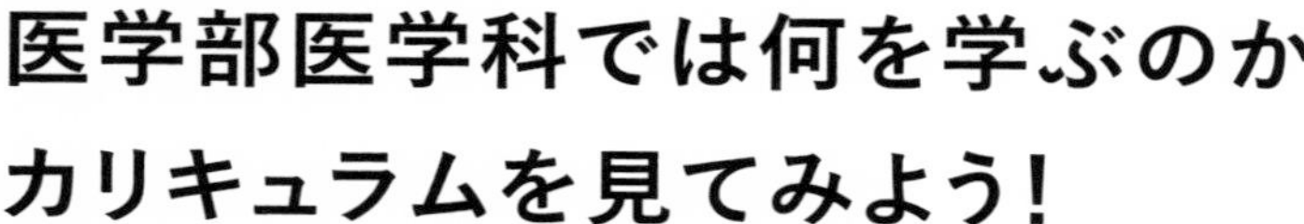

医学部医学科では何を学ぶのか カリキュラムを見てみよう!

基礎から最先端まで 医学全般を広範に学ぶ

ところで医学部ではどんな授業を受けるのでしょうか。京都大学医学科の教育課程を紹介しましょう。医師や医学研究者を養成すべく、６年間のカリキュラムを通じて基礎から最先端まで医学全般を広範に学ぶようになっています。

「基礎医学」では、生命科学ならびに解剖学・生理学・病理学などを、「社会医学」では、疫学、公衆衛生、環境、医療統計などを学びます。そして「臨床医学」では、内科学、外科学をはじめ小児科学、産婦人科学、精神医学、救急医学といったすべての臨床医学の分野について、基礎となる理論（講義）と実際の医療現場での活用（実習）を学びます。

では学年ごとにもう少し詳しく見ていきましょう。

１年次 〈医学教育導入課程〉

第１年次においては「基礎教養科目」の学習が主となり、総合大学である京都大学では、人文科学・社会科学、自然科学、外国語を幅広く学習して基盤的知力、学術的教養を身につけ、将来の学習の基礎となる地盤を形成します。

同時に医師・医学研究者の素養を育むべく、研究室で実際に研究の手法を学ぶ「ラボ・ローテーション」、医療機関でのボランティア実習を通してコミュニケーション能力を養う「外来患者支援実習」

「病棟体験実習」を行っています。また、生命科学をテーマに少人数のゼミ形式で教員と議論し英語でのプレゼンテーション能力を養う「基礎医学生物学」を開講しています。

2～4年次〈医学教育課程〉

第2年次には、基礎教養科目とともに医学部の授業として科学英語（医学）（コミュニケーションを中心とし、プレゼンテーションなども英語で行う）が設けられています。

第2年次から本格的に始まる京都大学の医学教育の特色として「レベル・システム方式」があります。これは、伝統的な学問体系に則した授業（解剖学、生理学、病理学など）について、はじめに分子や細胞など人体の構成要素（レベル）において、その構造、機能などを横断的に学習し、続いて人体の臓器別の機能と病理（システム）をさらに深く学習するものです。専門的な医学的知識とともに、患者とのコミュニケーション能力、チーム医療の重要性なども学習します。

また、第4年次の秋学期には、京都大学が誇る世界レベルの研究室や海外の大学・研究機関に学生を配属、指導教員の助言・指導のもとに学生自身の適性に合った研究活動に専念する「マイコース・プログラム」という自主的な研究期間を設けています。本プログラム中の研究成果が国際学会等で発表されることもあります。

5～6年次〈臨床実習課程〉

第5年次から第6年次にかけては、実際に病院に出て臨床実習を行います。京都大学には地域の中核となる大規模な関連病院が数多くあり、学生は、これらの附属病院とその関連病院で臨床経験を積みます。実習では、診療各科をローテイトしながら臨床の実際を学び、地域医療機関と連携し、豊富な臨床経験をもつ指導医による少人数教育が行われます。

移植医療や分子治療・再生医療などの先端医療の臨床を体験できるのも京都大学の臨床実習の特徴です。海外の大学・医療機関での実習希望者にも積極的にサポートを行い、グローバルに活躍する医師を養成します。また、医師国家試験の受験に向け、勉強の総まとめをします。なお、京都大学医学部医学科での履修単位の上限は次のようになっています。１年前期36単位・後期34単位、２年前期36単位・後期36単位、３年前期30単位・後期30単位、４年前期30単位・後期30単位、５年前期30単位・後期30単位、６年前期30単位・後期30単位。

どんな勉強をするのか

では京都大学医学部ではどのような科目を学ぶのでしょうか。必修科目と選択必修科目を中心に眺めてみましょう。

【全学共通科目】

〔臨床コミュニケーション〕〔Introduction to Biochemistry〕〔英語〕〔医学概論〕〔統計入門〕〔細胞と分子の基礎生物学〕〔分子遺伝学〕〔物理学基礎Ａ・Ｂ〕〔基礎有機化学Ⅰ・Ⅱ〕

【レベル教科／導入科】

〔医療情報リテラシー〕〔早期体験実習Ⅰ〕〔早期体験実習Ⅱ〕

【レベル教科／コア・ベーシック】

〔肉眼解剖学〕〔生化学〕〔生化学実習〕〔発生学〕〔組織学〕〔組織学実習〕〔生理学〕〔生理学実習〕〔神経科学〕〔神経解剖学実習〕

【レベル教科／アドバンスト・ベーシック】

〔微生物学〕〔微生物学実習〕〔免疫学〕〔病理学総論〕〔病理学各論〕

〔薬理学〕〔薬理学実習〕〔法医学〕〔法医学実習〕〔社会・環境・予防医学〕

【システム教科】
〔循環器病学・心臓血管外科学〕〔血液病学〕〔糖尿病・内分泌・栄養内科学〕〔呼吸器病学〕〔消化器病学〕〔泌尿器科学・腎臓病学〕〔臨床神経学（神経内科学・脳神経外科学）・加齢医学〕〔臨床検査医学・感染症学〕〔免疫病学〕〔産科学・婦人科学・女性腫瘍学〕〔小児科学〕〔精神医学〕〔遺伝医学・医の倫理〕〔耳鼻咽喉科・頭頸部外科学・口腔顎顔面外科学〕〔眼科学〕〔皮膚科学〕〔整形外科学・リハビリテーション医学〕〔麻酔・集中治療・救急医学〕〔画像診断臨床腫瘍学〕〔医療情報学〕

【臨床実習／入門コース】

【臨床実習】
〔全科臨床実習〕〔イレクティブ実習〕

イレクティブとは「選択科目」の意味で、学生が好きな実習先を自分で探してきて、認可されれば、世界中どこで臨床実習を行ってもよい期間で８週間用意されています。

このようにさまざまな科目を、講義と実習で学び、医師としての知識をつけて医師国家試験をめざします。

STAGE

5

82校 全国 大学医学部・医科大学 コンパクト案内

同時掲載 コロナ禍を乗り切った現役医学生たちの声

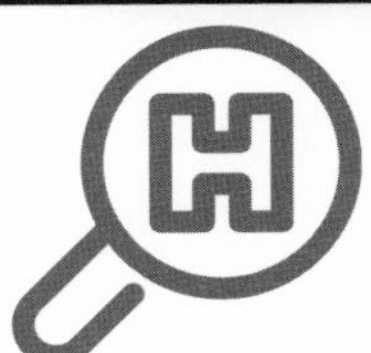

「医師国家試験に合格すれば、どこの医学部でも同じ」という声もよく耳にしますが、果たしてそうなのでしょうか。この章では、全国82大学医学部・医科大学の実像をコンパクトに紹介しています。受験生の方は、志望校を選択する際の一助にしていただければ幸いです。

※この章の後半には、医学生による寄稿文を紹介します（内容は2021〈令和３〉年11月執筆当時のものです)。新型コロナウイルス感染症の拡大を受けて、大学生活にも大きな変化がありました。実際、先輩たちがどのようにこの転換期を乗り切ったのか、また、大学の医局とは何か、海外の医学部での経験、ネットワークの広げ方など、さまざまなテーマについて執筆してもらいました。コロナ禍での大学生活について、リアルな一面を垣間見ることができるでしょう。

コンパクト案内の見方

コンパクト案内は、医学部医学科を設置する全国82大学・医科大学を掲載の対象としています。大学の配列は、私立、国立、公立に分け、それぞれ北から南へ、同一都道府県内では50音順に掲載しています。

岩手医科大学医学部

旧設私立医大　岩手　❶

日本で唯一、医療系4学部が同一キャンパスで学ぶ医療系総合大学　❷

History & Feature

甲種岩手医学校卒業後、母校での勤務などを経て、東京帝国大学医学部選科で眼科学を学び、帰郷して眼科を開業していた三田俊次郎が岩手県における医療の貧困を憂い、1897（明治30）年に創設した私立岩手病院、医学講習所、産婆看護婦養成所を起源とする。1901年に岩手病院を実習場として私立岩手医学校を設立。12年に医育改革により廃校となるも、28（昭和３）年私立岩手医学専門学校として再興。65年に東北・北海道初となる歯学部、2007（平成19）年に薬学部、創設120周年の節目を迎えた17年に看護学部を設置し、日本で唯一、医療系４学部が同一キャンパスかつ共通した講義・実習棟で学ぶ医療系総合大学へと大きく成長した。19（令和元）年９月には矢巾キャンパスに1,000床規模の東北一高規格の医療水準を有する新附属病院を移転新築。盛岡市内の内丸キャンパスには、高度外来機能を担う内丸メディカルセンターを開設するなど、「医療人たる前に誠の人間たれ」という建学の精神のもと、「病気を診るのではなく、『人』を診ることのできる」これからの地域医療と先進医療を支える人間性豊かな医師を育成している。スモールグループ制、チームワークの意義を学ぶ１年次全寮制を導入。

Basic Data　❸

学部・学科　医学部医学科・126名

キャンパス　［矢巾キャンパス］岩手県紫波郡矢巾町医大通１-１-１

学生数（医学科）　782名（男529名・女253名）（2021年５月１日現在）

専任教員数（医学科）　教授43名　准教授26名　講師71名（2021年５月１日現在）

主な付属施設　岩手医科大学附属病院（１日当たり平均外来患者数1,207.8人）、内丸メディカルセンター、医歯薬総合研究所など。

学納金（2022年度）

初年度納入金　9,000,000円

６年間の総額　34,000,000円

※他に諸会費、１年次の寮費あり

財務状況

教育活動収入514億2,401万1,319円、教育活動支出556億1,237万3,673円（2020年度）

科研費総額（2020年度）　２億2,685万円

論文数　171本（2020年度）

〈国家試験合格率〉

96.1%

（20212年新卒）

〈医師国家試験合格率推移〉

年／区分	新卒	既卒	総計
2022	96.1%	40.0%	90.2%
2021	93.0%	50.0%	89.6%
2020	95.5%	81.8%	91.6%

❶ 大学名・学部名

■**大学名**　医学科を設置している大学名[注1]と学部名[注2]を記載しています。

■**グループについて**　設立時期・経緯などによって、「旧七帝大」「旧官六＋１」「私立旧制医大」「新制八医大（新八）」「旧設私立医大」「旧設公立医大」「新設国立医大」「新設私立医大」の８つのグループに分かれています（次ページ以降に82大学医学部・医科大学がどのグループに所属しているかを掲載）。

■**都道府県名**　当該大学の医学部が所在する都道府県名を記載しています。

❷ History&Feature

■大学概要　医学部医学科の歴史や学びの特徴、教育理念、育成をめざしている医師像などを紹介しています。

❸ Basic Data

■**学部学科・定員**　医学部医学科の2022年度１年次の定員です。

■**キャンパス**　医学部医学科の学生が修学するキャンパスを掲載しています。

■**学生数**　原則として2021年５月１日現在の医学部医学科の学生数です。

■**専任教員数**　原則として2021年５月１日現在の、医学部医学科の学生を指導している常勤の教員数です。

■**主な付属施設**　大学の附属病院や研究施設等を紹介しています。なお、１日当たり平均外来患者数は、厚生労働省が特定機能病院[注3]に対して毎年実施している「特定機能病院の業務に係る報告書（令和３年度)」に記載されている患者数を紹介しています。また、特定機能病院ではない大学附属病院の場合は、病院のホームページ等で紹介している患者数です。

■**学納金**　2022年４月入学者の初年度納入額と６年間の学費等の総額を掲載しています。

■**財務状況・運営費交付金**　私立大学は2020年度の教育活動資金収入と支出、国立大学は2021年度の国からの運営費交付金[注4]、公立大学の場合は2020年度の所管する地方公共団体からの運営費交付金を記載しています。

■**科研費総額**　文部科学省と日本学術振興会が交付する研究助成費。科研費とは、正式には科学研究費助成事業といいます。なお本文記載の科研費は、医学部単独ではなく、大学全体での科研費総額です。

■**論文数**　前記の「特定機能病院の業務に係る報告書」に記載されている「高度の医療技術の開発及び評価を行うことの評価対象となる論文」の本数を掲載しています。

■**医師国家試験合格率推移**　過去３年分の医師国家試験合格率を新卒、既卒、総合に分けて掲載しています。

（注１）防衛医科大学校は文部科学省所管の大学ではなく、防衛省の施設等機関のため、「大学校」と表記。

（注２）筑波大学は医学群（医学類）、金沢大学は医薬保健学域（医学類）、防衛医科大学校は医学教育部（医学科）。

（注３）高度の医療の提供、高度の医療技術の開発及び高度の医療に関する研修を実施する能力等を備えた病院について、厚生労働大臣が個別に承認した病院。病床数や診療科数、医師・看護師・薬剤師・管理栄養士等の人数などの承認要件がある。

（注４）国公立大学が2004（平成16）年に法人化されたことを受け、各校の収入不足を補うために国または地方公共団体が出している補助金。

年表で見る医学部の系譜（※西暦は医学部の設置年です）

明治　大正

1877年 東京大学
1899年 京都大学
1911年 九州大学
1915年 東北大学
1919年 北海道大学
1931年 大阪大学
1939年 名古屋大学

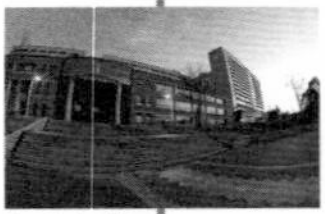

大阪大学

1922年 新潟大学
1922年 岡山大学
1922年 熊本大学
1923年 千葉大学
1923年 金沢大学
1923年 長崎大学
1921年 京都府立医科大学

私立御三家

1920年 慶應義塾大学
1921年 東京慈恵会医科大学
1926年 日本医科大学

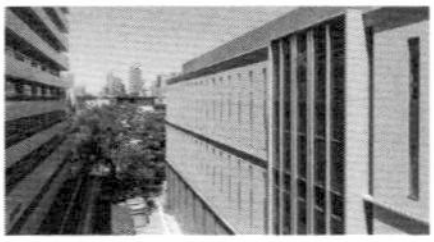

慶應義塾大学

1946年 東京医科歯科大
1947年 鹿児島大学
1948年 弘前大学
1948年 群馬大学
1948年 信州大学
1948年 鳥取大学
1948年 広島大学
1948年 徳島大学

1942年 日本大学
1946年 順天堂大学
1946年 昭和大学
1946年 東京医科大学
1946年 大阪医科薬科大
1946年 久留米大学
1947年 岩手医科大学
1947年 関西医科大学
1950年 東京女子医科大
1950年 東邦大学

旧七帝大　**旧官六＋1**　**私立旧制医大**　**新制八医大**

昭和　平成

47年 神戸大学
48年 名古屋市立大学
48年 三重大学
48年 大阪公立大学
48年 奈良県立医科大学
48年 和歌山県立医科大学
49年 横浜市立大学
49年 山口大学
50年 札幌医科大学
50年 福島県立医科大学
50年 岐阜大学

1970年 杏林大学
1970年 北里大学
1970年 川崎医科大学
1971年 帝京大学
1971年 聖マリアンナ医科大学
1971年 愛知医科大学
1972年 自治医科大学
1972年 埼玉医科大学
1972年 金沢医科大学
1972年 藤田医科大学
1972年 兵庫医科大学
1972年 福岡大学
1973年 獨協医科大学
1974年 東海大学
1974年 近畿大学
1978年 産業医科大学
2016年 東北医科薬科大学
2017年 国際医療福祉大学

1970年 秋田大学
1973年 旭川医科大学
1973年 山形大学
1973年 筑波大学
1973年 防衛医科大学校
1973年 愛媛大学
1974年 浜松医科大学
1974年 滋賀医科大学
1974年 宮崎大学
1975年 富山大学
1975年 島根大学
1976年 高知大学
1976年 佐賀大学
1976年 大分大学
1978年 福井大学
1978年 山梨大学
1978年 香川大学
1979年 琉球大学

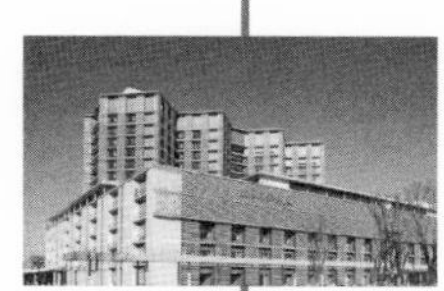
北里大学

設私立医大　**旧設公立医大**　**新設国立医大**　**新設私立医大**

医学部の系譜

2022（令和４）年３月時点で、医学科（筑波大、金沢大は医学類）のある大学は全国で82校あります。その内訳は国立42校、公立８校、私立31校（以上文部科学省所管）、そして防衛省所管の防衛医科大学校となっています。

これら医学科は設立された時期により、国公立大学５グループ、私立大学３グループに大別されています。その設置年や詳しい経緯は「年表で見る医学部の系譜」（148・149ページ）および次章の「大学医学部・医科大学の歴史」をお読みになっていただくとして、めざす医学部がどのグループに含まれているかをチェックしておくことも、志望校選びの参考になるのではないでしょうか。

国公立大学

●旧七帝大

最上位の国立高等教育機関（最高学府）および研究機関として、国の施策により明治時代から昭和時代初期にかけて全国の要所に設立された７つの帝国大学。医学部のなかで最も歴史があるグループで、「旧帝大」とも呼ばれています。

〈国立〉

東京大学・京都大学・九州大学・東北大学・北海道大学・大阪大学・名古屋大学（医学部設置順）

●旧官六＋１（旧制医大）

1919（大正８）年施行の大学令により、前身の医科専門学校から医科大学として認可された旧制医科大学。「旧六」とも呼ばれる国立６大学と公立１大学で構成。旧七帝大に次ぐ、歴史のある医学部です。

〈国立〉

千葉大学・新潟大学・金沢大学・岡山大学・長崎大学・熊本大学

〈公立〉

京都府立医科大学

●新制八医大（新八）

●旧設公立医大

日中戦争（第二次世界大戦）の拡大に伴い医師が不足し、兵士の健康管理や治療にあたる臨床医を養成するために政府は戦前、全国に19の医学専門学校を開設しました。これらはいずれも戦後に新制大学の医学部となり、19大学をまとめて「旧医学専門学校（旧医専）」とすることもありますが、本書では、このうち1946～1948（昭和21～23）年に設立された国立８大学を「新制八医大（新八）」、1947～1950（昭和22～25）年に設立された国公立11大学を「旧設公立医大」と呼びます。

〈新八　国立〉

弘前大学・群馬大学・東京医科歯科大学・信州大学・鳥取大学・徳島大学・広島大学・鹿児島大学

〈旧設公立　国立〉

岐阜大学・三重大学・神戸大学・山口大学

〈旧設公立　公立〉

札幌医科大学・福島県立医科大学・横浜市立大学・名古屋市立大学・大阪公立大学・奈良県立医科大学・和歌山県立医科大学

●新設国立医大

高度経済成長が進む一方で、医療における地域格差が問題となり、その解消のため、「1県1医大」という構想が唱えられ、それに基づき1970年代には新たに18の医学部や医科大学が設立されました。医師である幹部自衛官を養成する防衛医科大学校もこの時期に設立された1校です。

〈国立〉

旭川医科大学・秋田大学・山形大学・筑波大学・富山大学・福井大学・山梨大学・浜松医科大学・滋賀医科大学・島根大学・香川大学・愛媛大学・高知大学・佐賀大学・大分大学・宮崎大学・琉球大学・防衛医科大学校

私立大学

●私立旧制医大(私立御三家)

研究や教育を重んじていた国公立大学に対し、臨床医を養成することを主目的に設立されました。大正期に3大学が認可され、国公立の旧制医科大学と同様の古い歴史を有することから「私立御三家」として知られています。

慶應義塾大学・東京慈恵会医科大学・日本医科大学

●旧設私立医大

私立御三家に続く形で、歴史はありながらも戦後になって大学に昇格した旧医学専門学校を前身とするグループ。なお、日本大学に関しては専門部医学科から戦中の1942(昭和17)年に旧制大学医学部に昇格しています。

岩手医科大学・順天堂大学・昭和大学・東京医科大学・東京女子医科大学・東邦大学・日本大学・大阪医科薬科大学・関西医科大学・久留米大学

●新設私立医大

国立大学の「1県1医大構想」に合わせるように、私立大学でも1970年代に16の大学医学部・医科大学が設立されました。自治医科大学は地域医療を担う医師の養成を目的に全国の都道府県が共同して設立した大学であり、産業医科大学は産業医の養成を目的とする日本で唯一の大学です。また、2016(平成28)年に「東北地方における復興のための医学部新設のための特例措置」により1校、2017(平成29)年に国家戦略特区における規制緩和により１校が新設されました。

　東北医科薬科大学・自治医科大学・獨協医科大学・埼玉医科大学・国際医療福祉大学・杏林大学・帝京大学・北里大学・聖マリアンナ医科大学・東海大学・金沢医科大学・愛知医科大学・藤田医科大学・近畿大学・兵庫医科大学・川崎医科大学・産業医科大学・福岡大学

全国82校 大学医学部・医科大学 MAP

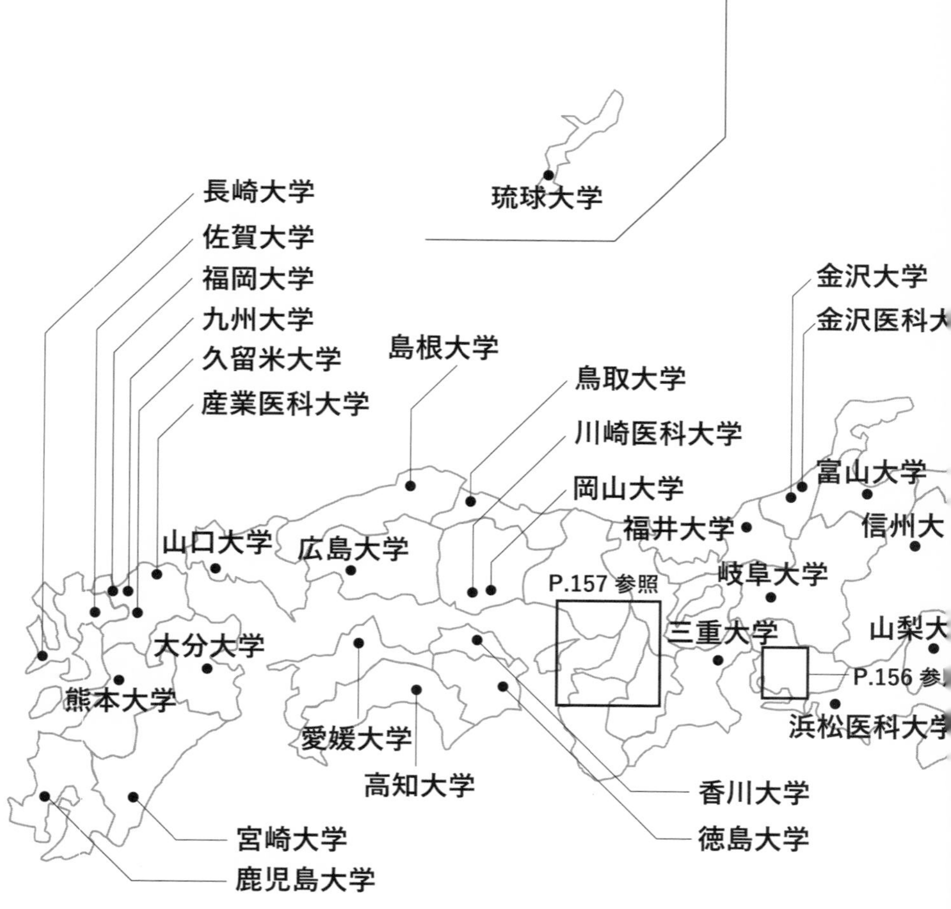

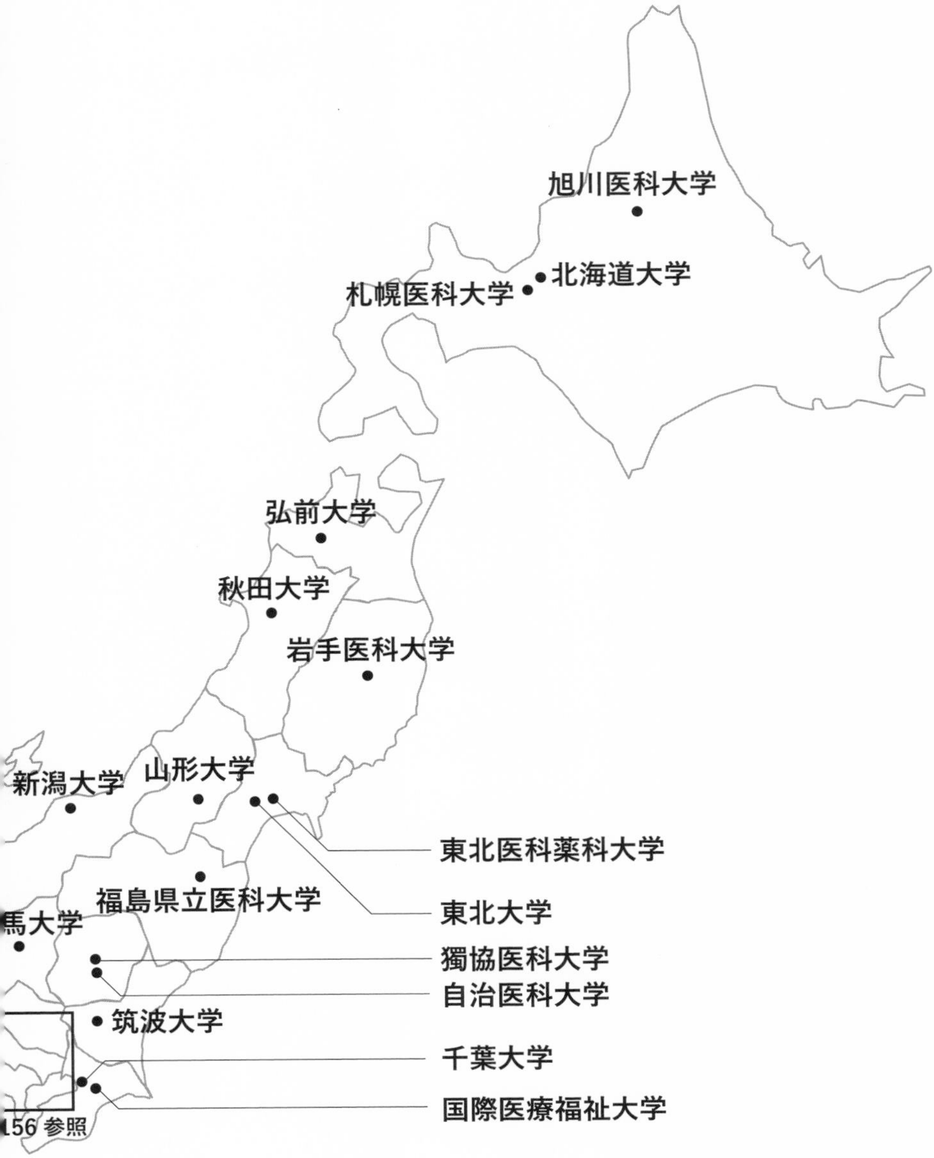

旭川医科大学

北海道大学

札幌医科大学

弘前大学

秋田大学

岩手医科大学

新潟大学

山形大学

東北医科薬科大学

東北大学

福島県立医科大学

馬大学

獨協医科大学

自治医科大学

筑波大学

千葉大学

国際医療福祉大学

156 参照

0
1
2
3
4
5

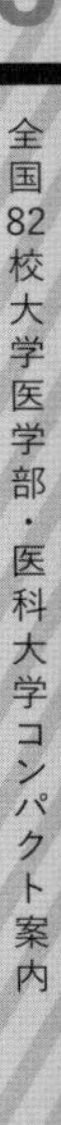

6
7

東京・埼玉・神奈川に所在する医学部

©国土地理院

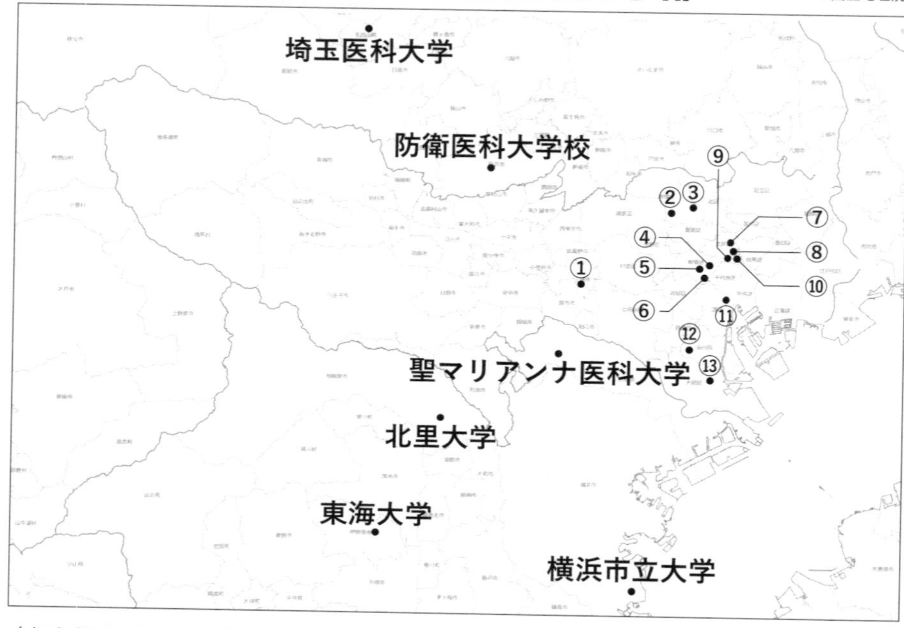

〈東京都内の13医学部〉

①杏林大学
②日本大学
③帝京大学
④東京女子医科大学
⑤東京医科大学
⑥慶應義塾大学
⑦日本医科大学
⑧東京大学
⑨順天堂大学
⑩東京医科歯科大学
⑪東京慈恵会医科大学
⑫昭和大学
⑬東邦大学

愛知県に所在する医学部

©国土地理院

愛知医科大学
名古屋大学
名古屋市立大学
藤田医科大学

関西圏に所在する医学部

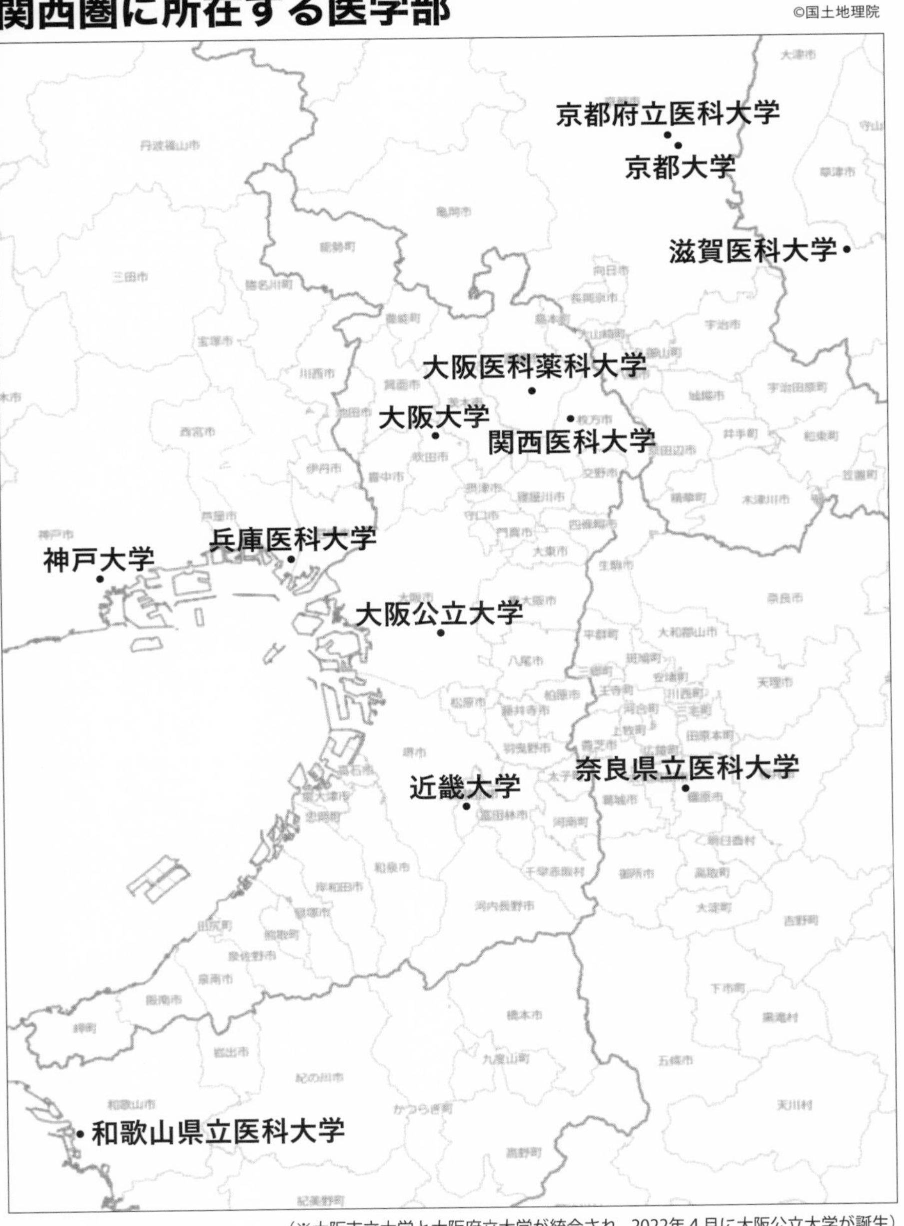

（※大阪市立大学と大阪府立大学が統合され、2022年４月に大阪公立大学が誕生）

岩手医科大学医学部

旧設私立医大　岩手

日本で唯一、医療系4学部が同一キャンパスで学ぶ医療系総合大学

History & Feature

甲種岩手医学校卒業後、母校での勤務などを経て、東京帝国大学医学部選科で眼科学を学び、帰郷して眼科を開業していた三田俊次郎が岩手県における医療の貧困を憂い、1897（明治30）年に創設した私立岩手病院、医学講習所、産婆看護婦養成所を起源とする。1901年に岩手病院を実習場として私立岩手医学校を設立。12年に医育改革により廃校となるも、28（昭和３）年私立岩手医学専門学校として再興。65年に東北・北海道初となる歯学部、2007（平成19）年に薬学部、創設120周年の節目を迎えた17年に看護学部を設置し、日本で唯一、医療系４学部が同一キャンパスかつ共通した講義・実習棟で学ぶ医療系総合大学へと大きく成長した。19（令和元）年９月には矢巾キャンパスに1,000床規模の東北一高規格の医療水準を有する新附属病院を移転新築。盛岡市内の内丸キャンパスには、高度外来機能を担う内丸メディカルセンターを開設するなど、「医療人たる前に誠の人間たれ」という建学の精神のもと、「病気を診るのではなく、『人』を診ることのできる」これからの地域医療と先進医療を支える人間性豊かな医師を育成している。スモールグループ制、チームワークの意義を学ぶ１年次全寮制を導入。

Basic Data

学部・学科　医学部医学科・126名

キャンパス　［矢巾キャンパス］岩手県紫波郡矢巾町医大通１-１-１

学生数（医学科）　782名（男529名・女253名）（2021年５月１日現在）

専任教員数（医学科）　教授43名　准教授26名　講師71名（2021年５月１日現在）

主な付属施設　岩手医科大学附属病院（１日当たり平均外来患者数1,207.8人）、内丸メディカルセンター、医歯薬総合研究所など。

学納金（2022年度）

初年度納入金	9,000,000円
６年間の総額	34,000,000円

※他に諸会費、１年次の寮費あり

財務状況

教育活動収入	514億2,401万1,319円
教育活動支出	556億1,237万3,673円

（2020年度）

科研費総額（2020年度）　２億2,685万円

論文数　171本（2020年度）

〈国家試験合格率〉

96.1%

（2022年新卒）

〈医師国家試験合格率推移〉

年／区分	新卒	既卒	総計
2022	96.1%	40.0%	90.2%
2021	93.0%	50.0%	89.6%
2020	95.5%	81.8%	91.6%

東北医科薬科大学医学部

新設私立医大　宮城

2022年に東北地方の地域医療を支える第1期生が卒業!

History & Feature

内科医院を開業していた高柳義一によって、東北・北海道地区唯一の薬学教育機関として、1939（昭和14）年に東北薬学専門学校創立。49年、東北薬科大学開学。2013（平成25）年には私立の単科薬科大学では初めての附属病院を設置するなど、薬と医療に関わる人材を数多く輩出してきた。医学部は、東日本大震災からの地域医療再建・復興をめざし、東北地方の地域医療を長期的に担う新たな医師を育成することを目的に、16年４月に開設。大学名を東北医科薬科大学と改めたが、何しろ日本では37年ぶりとなる医学部新設ということもあり、集まった教授陣の約半数は同県内の東北大学出身者で占められている。また、募集定員100名中55名が修学資金制度（最大3,000万円貸与）による経済的支援を受けられ、宮城県または他の東北５県の医療機関に勤務することを希望する者であれば、出身地や出身高校を問わず、全国から出願が可能。卒業後に医師として東北の医療機関等に一定期間従事することで、貸与金額の全額が免除となるが、同学部の使命である東北地方の地域医療の未来を支える医師の育成が実現するかどうかは、22年に卒業を迎えた１期生以降の動向によるのは言うまでもない。

Basic Data

学部学科・定員　医学部医学科・100名

キャンパス　１・２年次［小松島キャンパス］宮城県仙台市青葉区小松島４-４-１
３～６年次［福室キャンパス］宮城県仙台市宮城野区福室１-15-１

学生数(医学科)　（医学科）　603名（男434名・女169名）（2022年５月１日現在）

専任教員数(医学科)　教授45名　准教授48名　講師44名（2022年５月１日現在）

主な付属施設　東北医科薬科大学病院（１日当たり平均外来患者数877人）、東北医科薬科大学若林病院、分子生体膜研究所など。

学納金（2022年度）

初年度納入金	6,500,000円
６年間の総額	34,000,000円

※他に諸会費等あり

財務状況

教育活動収入	296億5,185万1,991円
教育活動支出	302億9,207万3,349円

（2020年度）

科研費総額(2020年度)　１億6,835万円

論文数　―

〈国家試験合格率〉

96.8%

（2022年新卒）

〈医師国家試験合格率推移〉

年／区分	新卒	既卒	総計
2022	96.8%	―	96.8%
2021	―	―	―
2020	―	―	―

自治医科大学医学部

新設私立医大 **栃木**

抜群の医師国家試験合格率で地域医療に貢献する総合医を育成

History & Feature

自治医科大学は「へき地に住む方々に医療を提供し、健康を守る」ことを理念に、全国の都道府県の共同により、1972（昭和47）年に設立された。名目上は私立大学だが、実際は自治省（現総務省）が創設した大学であり、運営経費も各都道府県の負担金が中心となって賄われ、大学がある栃木県が発行する地域医療等振興自治宝くじの収益金も交付されている。その設立の趣旨から、入学試験では都道府県ごとに２～３名を選抜し、入学後は地域医療に貢献する総合医を育てるため、臨床教育重視の６年間一貫教育を実施している。大きな特徴は、入学者全員に修学資金として総額2,300万円を貸与することにあり、大学卒業後、直ちに各知事が指定する公立病院等に貸与を受けた期間の２分の３に相当する期間、医師として勤務した場合、返還が免除される。義務年限終了後は、引き続き地域医療の実践に取り組む卒業生が多いが、大学の研究室に所属したり、医療行政に従事したりと多様。ちなみに、新型コロナウイルス感染症対策分科会の尾身茂会長は自治医大出身だ。なお、医師国家試験合格率では、ここ10年連続全国第１位を獲得するなど、過去45年間で全国トップが21回という抜群の実績を誇っている。

Basic Data

学部・学科　医学部医学科・123名

キャンパス　［医学部キャンパス］栃木県下野市薬師寺3311-１

学生数(医学科)　756名（男481名・女275名）(2021年５月１日現在)

専任教員数(医学科)　教授126名　准教授98名　講師171名（2021年５月１日現在)

主な付属施設　自治医科大学附属病院（１日当たり平均外来患者数2,384人）、自治医科大学附属さいたま医療センター、自治医科大学とちぎ子ども医療センター、地域医療学センター、分子病態治療研究センター、先端医療技術開発センターなど。

学納金（2022年度）

初年度納入金	4,600,000円
６年間の総額	22,600,000円

※他に寮費（8,500円/月、電気代等は実費負担〈2021年度〉）あり

財務状況

教育活動収入	925億7,014万8,527円
教育活動支出	944億3,739万8,028円

(2020年度)

科研費総額　４億9,283万円（2020年度）

論文数　177本（2020年度）

〈国家試験合格率〉

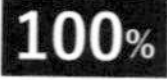

100%

(2022年新卒)

〈医師国家試験合格率推移〉

年／区分	新卒	既卒	総計
2022	100%	—	100%
2021	100%	—	100%
2020	100%	100%	100%

獨協医科大学医学部

新設私立医大　栃木

AIを利用した教育改革に取り組むとともに、研究部門も強化

History & Feature

獨協医科大学は、1881（明治14）年に設立された獨逸学協会を母体として、ドイツの文化と学問を学ぶ目的のもと、83年に開校した獨逸学協会学校をルーツに、1973（昭和48）年に開学。所在地である栃木県壬生（みぶ）の地は、江戸時代末期の壬生藩６代目藩主によって、幕府が蘭学を禁止する中、藩医・齋藤玄昌（げんしょう）に蘭学を学ばせ、北関東で初めての解剖を実施、天然痘予防ワクチンである牛種痘を徹底させるなど先進医学の先駆けの地でもあった。開学翌年に大学病院が診療を開始、84年には埼玉県に越谷病院（現埼玉医療センター）、2006（平成16）に日光医療センターが開院され、それぞれ地域医療に大きく貢献。07年に看護学部が開設され、医学部と看護学部という医科大学の両輪が揃った。教育面では、20（令和２）年度大学改革推進等補助金に申請した「データ元管理とAI解析を用いた学修の最適化と無限学習をめざす大学改革事業」が、首都圏以外の私立医大では独協医大のみ採択され、AI解析により、一人ひとりの学生に適したきめ細かな学習支援を全学的に実施することができる仕組みづくりに取り組んでいる。研究面では19年に先端医科学統合研究施設を設置し、研究支援部門も強化している。

Basic Data

学部学科・定員　医学部医学科・120名

キャンパス　［大学キャンパス］栃木県下都賀郡壬生町北小林880

学生数（医学科）　742名（男461名・女281名）（2021年５月１日現在）

専任教員数（医学科）　教授120名　准教授126名　講師192名（2021年５月１日現在）

主な付属施設　獨協医科大学病院（１日当たり平均外来患者数2,083.8人）、獨協医科大学埼玉医療センター、獨協医科大学日光医療センター、先端医科学研究センターなど。

学納金（2022年度）

初年度納入金　9,300,000円

６年間の総額　37,300,000円

※委託徴収金（700,000円）を含む

財務状況　（2020年度）

教育活動収入　978億8,700万円

教育活動支出　908億6,600万円

科研費総額（2020年度）　１億6,003万円

論文数　150本（2020年度）

〈国家試験合格率〉

94.7%

（2022年新卒）

〈医師国家試験合格率推移〉

年／区分	新卒	既卒	総計
2022	94.7%	57.1%	92.8%
2021	97.2%	77.8%	94.4%
2020	89.1%	85.0%	88.5%

埼玉医科大学医学部

新設私立医大　埼玉

学力増進室を設置し、医師国家試験合格率が飛躍的にアップ!

History & Feature

1972（昭和47）年に開学した埼玉医科大学の起源は、1892（明治25）年に創立された毛呂病院に遡ることができる。毛呂病院は精神科の病院として出発したが、その後、埼玉県西部の医療を担う総合病院として発展し、本学の設立母体となった。埼玉医科大学医学部はこのように、地域医療を担う第一線病院を原点としていることから、患者さん中心の医療を実践できる「すぐれた臨床医」の育成を目標に教育を展開。医学を学問体系ごとではなく統合的に学習する「６年一貫・統合教育」を毎年ブラッシュアップさせ、「細胞生物学」「人体の構造と機能」「医科学への道すじ」「人体の基礎科学」「良医への道」「病気の基礎」「臨床実習」「ヒトの病気」「社会と医学」という、すぐれた臨床医を育む特色ある９つのコースを設定するなど、常に最善のカリキュラムで学生の学ぶ意欲に応えている。2006（平成18）年には保健医療学部を開設し、医療系総合大学へと飛躍。19（平成31・令和元）年７月には新教育実習棟がオープンするとともに、同年度から学生の学力向上を支援する医学教育センター卒前医学教育部門学力増進室が設置され、その成果は早くも、20年以降の医師国家試験の高い合格率として表れている。

Basic Data

学部学科・定員　医学部医学科・130名

キャンパス　［毛呂山キャンパス］埼玉県入間郡毛呂山町毛呂本郷38

学生数（医学科）　814名（2022年５月１日現在）
※2022年度入学者の男女比は男52.3%、女47.7%

専任教員数（医学科）　教授218名　准教授124名　講師179名（2021年５月１日現在）

主な付属施設　埼玉医科大学病院（１日当たり平均外来患者数1,863.7人）、埼玉医科大学総合医療センター、埼玉医科大学国際医療センター、埼玉医科大学かわごえクリニック、ゲノム医学研究センター、地域医学推進センター、アレルギーセンターなど。

学納金（2022年度）
初年度納入金　8,250,000円
６年間の総額　37,000,000円
※他に諸会費等（約2,600,000円）あり

財務状況
教育活動資金収入　1,157億9,557万6,007円
教育活動資金支出　979億8,627万7,519円
（2020年度）

科研費総額（2020年度）　２億3,608万円

論文数　78本（2020年度）

〈国家試験合格率〉
93.2%
（2022年新卒）

〈医師国家試験合格率推移〉

年／区分	新卒	既卒	総計
2022	93.2%	71.4%	92.0%
2021	96.0%	60.0%	94.6%
2020	99.2%	77.3%	95.9%

国際医療福祉大学医学部 新設私立医大 千葉

世界水準を上回る革新的な医学教育モデルを実現!

History & Feature

1995（平成７）年に日本初の医療福祉の総合大学として開学し、医学部は、国家戦略特区における規制緩和により、成田市において国際医療福祉大学が医学部を新設する計画が2015年に認められ、17年４月に開設された。グローバルに活躍できる医師を育成するため、学生の７人に１人は留学生という学修環境、入学直後から、英語力を個人のレベルに合わせて集中的に身につけながら、１年次から２年次にかけ、大多数の科目で行う英語による授業、６年次全員が参加する４週間の海外臨床実習、世界水準を上回る90週間にも及ぶクリニカルクラークシップ（診療参加型臨床実習）、５年次までに受験することを推奨しているUSMLE（米国医師免許試験）Step１など、これまでにない水準の革新的な医学教育モデルを実現。ゲノム医学研究の推進とゲノム医療の診療導入をめざすゲノム医学研究所や、今まさに喫緊の課題となっている感染症対策を扱う感染症国際研究センターなど、さらなる発展が期待できる研究分野にも力を入れている。また、私立大学医学部のなかで最も低額の６年間総額1,850万円の学費設定、国立大学よりも安くなる奨学生制度などの手厚い学費サポート制度も大きな特色となっている。

Basic Data

学部学科・定員　医学部医学科・140名（留学生20名を含む）

キャンパス　［成田キャンパス］千葉県成田市公津の杜４-３

学生数(医学科)　687名（2021年５月１日現在）
※2021年度入学者の男女比は男57.1％、女42.9％

専任教員数(医学科)　教授183名　准教授53名　講師60名（2022年５月１日現在）

主な付属施設　国際医療福祉大学成田病院（１日当たり平均外来患者数723.０人）、国際医療福祉大学病院、国際医療福祉大学塩谷病院、国際医療福祉大学市川病院、国際医療福祉大学三田病院、国際医療福祉大学熱海病院、ゲノム医学研究所、感染症国際研究センター、未来研究支援センター、基礎医学研究センターなど。

学納金（2022年度）

初年度納入金	4,500,000円
６年間の総額	18,500,000円

※他に教育後援会年会費（年間45,000円）、海外臨床実習積立金（年間70,000円）あり

財務状況

教育活動資金収入	814億3,348万7,092円
教育活動資金支出	714億8,474万5,952円

（2020年度）

科研費総額(2020年度)　２億6,247万円

論文数　—

〈国家試験合格率〉

（2022年新卒）

〈医師国家試験合格率推移〉

年／区分	新卒	既卒	総計
2022	—	—	—
2021	—	—	—
2020	—	—	—

杏林大学医学部

新設私立医大　東京

「良き医師」を育成する多摩地区に本拠を置く唯一の医学部

History & Feature

杏林大学は東京都三鷹の地に1966（昭和41）年、臨床検査技師を養成する杏林学園短期大学を設立したのに始まる。70年に医療における人間性の回復を唱えて、良き臨床医育成を理念とする杏林大学医学部を創設、同時に医学部付属病院を開院した。その後、八王子キャンパスに保健学部、社会科学部（現総合政策学部）、外国語学部を設置し、総合大学へと発展。2016（平成28）年の井の頭キャンパス開設に合わせて、八王子キャンパスの全学部・学科が移転したことにより、４学部の連携を強化した融合教育を開始した。東京都の人口の約３分の１、420万を超える人々が暮らす多摩地区に本拠を置く唯一の医学部として、「良き医師」の育成を継続・発展させるため、医学部創設50周年を迎えるにあたりカリキュラムを見直し、19（平成31・令和元）年度から、５年次から６年次にかけて41週行っていた臨床実習を、４年次後期からの66週に拡充。また、医学部のほか、保健学部看護学科・臨床心理学科、大学院医学研究科・保健学研究科の学生・院生が学ぶ三鷹キャンパスに、21年３月、アリーナが誕生。医学部新講義棟も完成をめざすなど、キャンパスの将来構想計画が進み、環境整備に力を入れている。

Basic Data

学部学科・定員　医学部医学科・117名

キャンパス　［三鷹キャンパス］東京都三鷹市新川６-20-１

学生数（医学科）　730名（男438名・女292名）（2022年５月１日現在）

専任教員数（医学科）　教授85名　准教授39名　講師57名（2022年５月１日現在）

主な付属施設　杏林大学医学部付属病院（１日当たり平均外来患者数1,878.0人）、地域総合研究所、研究推進センターなど。

学納金（2022年度）

初年度納入金　9,500,000円

６年間の総額　37,000,000円

※他に諸費（590,700円〈2021年度〉）あり

財務状況

教育活動資金収入　527億3,409万8,196円

教育活動資金支出　466億4,859万6,062円

（2020年度）

科研費総額（2020年度）　２億904万円

論文数　73本（2020年度）

〈国家試験合格率〉

94.0%

（2022年新卒）

〈医師国家試験合格率推移〉

年／区分	新卒	既卒	総計
2022	94.0%	50.0%	90.7%
2021	96.7%	20.0%	93.6%
2020	96.9%	50.0%	94.1%

慶應義塾大学医学部

私立旧制医大 東京

「基礎臨床一体型医学・医療」を先導する私立医学部の雄!

History & Feature

慶應義塾大学は、福澤諭吉が1858（安政５）年に開いた蘭学塾を起源とし、68（慶応４・明治元）年、時の年号にちなみ慶應義塾と命名された。福澤はその頃から医学教育の重要性を痛感しており、早くも73（明治６）年には、日本で最初の英語医学書の翻訳出版など多くの書物を残し、東京慈恵医大の設立にも関わった医師・松山棟庵を校長として、慶應義塾に医学所を開設するが、政府ににらまれ閉鎖に追い込まれる（80年）。しかし1917（大正６）年、旧知の世界的な細菌学者・北里柴三郎を初代学長に迎え、「基礎臨床一体型医学・医療の実現」の理想を掲げて、ついに私立大学初の医学部設置に踏み切った。2001（平成13）年に看護医療学部、08年に共立薬科大学との合併により、薬学部を開設、また20（令和２）年には東京歯科大学との合併に向けた協議を開始。これにより、慶應義塾は日本の総合大学として初めて、医・看・薬・歯の４学部を擁することになり、より学際的な研究・教育の推進によって、健康長寿社会の実現に大きく貢献できるようになるなど、陸の王者・慶應ならではの盤石の体制を固めつつある。東京慈恵会医科大学、日本医科大学とともに私立大学医学部御三家とも呼ばれる。

Basic Data

学部学科・定員　医学部医学科・113名

キャンパス　１年次［日吉キャンパス］神奈川県横浜市港北区日吉4-1-1
２～６年次［信濃町キャンパス］東京都新宿区信濃町35

学生数（医学科）　674名（男492名・女182名）(2022年５月１日現在)

専任教員数（医学科）　教授53名　准教授50名　講師93名（2021年５月１日現在）

主な付属施設　慶應義塾大学病院（１日当たり平均外来患者数2,676.2人）、総合医科学研究センター、JSR・慶應義塾大学医学化学イノベーションセンター、理化学研究所・慶應義塾大学信濃町キャンパス共同研究拠点、先端生命科学研究所、スポーツ医学研究センターなど。

学納金（2022年度）
初年度納入金　3,843,350円
６年間の総額　22,059,600円
※諸経費を含む

財務状況
教育活動資金収入　1,610億9,683万9,468円
教育活動資金支出　1,423億1,018万6,242円
(2020年度)

科研費総額（2020年度）　36億6,041万円

論文数　96本（2020年度）

〈国家試験合格率〉
99.1%
(2022年新卒)

〈医師国家試験合格率推移〉

年／区分	新卒	既卒	総計
2022	99.1%	40.0%	96.5%
2021	98.2%	40.0%	95.7%
2020	99.1%	50.0%	95.7%

順天堂大学医学部

旧設私立医大 **東京**

私立大学医学部新御三家に名を連ねる日本最古の医系教育機関

History & Feature

学祖・佐藤泰然（たいぜん）が江戸後期の1838（天保９）年、江戸・薬研堀に設立したオランダ医学塾「和田塾」に端を発する、今につながる日本最古の医系教育機関。43年に下総国・佐倉に移り、「順天堂」と命名。その２代目堂主・佐藤尚中（たかなか）は、明治新政府の要請を受け、大学東校（現東京大学医学部）の初代校長として近代医学教育確立に尽力し、西洋医学教育最高学府の礎を固めた。順天堂はその後、順天堂医学専門学校、順天堂医科大学を経て、1951（昭和26）年に新制・順天堂大学となり、現在では、医・スポーツ健康科学・医療看護・保健看護・国際教養・保健医療・医療科学の７学部を擁する"健康総合大学"へと大きく成長。医学部入試では、学力を重要視することはもちろん、面接試験、小論文試験、小中高に至る計画表等を重視し、受験生の感性や医師となるべき人物・識見・教養などを見極めて選考。このことは、退学や留年をする学生が非常に少なく、高い医師国家試験合格率が維持されている現状からも証明されている。2008（平成20）年に学費の大幅値下げを断行したことにより、志願者が急増。偏差値も上昇し、慶應義塾大学、東京慈恵会医科大学とともに、私立大学医学部新御三家ともいわれている。

Basic Data

学部学科・定員　医学部医学科・138名

キャンパス　１年次［さくらキャンパス］千葉県印西市平賀学園台1-1
２～６年次［本郷・お茶の水キャンパス］東京都文京区本郷2-1-1

学生数(医学科)　825名（男517名・女308名）（2021年５月１日現在）

専任教員数(医学科)　教授198名　准教授96名　講師19名（2021年５月１日現在）

主な付属施設　順天堂大学医学部附属順天堂医院（１日当たり平均外来患者数3,515人）、順天堂大学医学部附属静岡病院、順天堂大学医学部附属浦安病院、順天堂大学医学部附属順天堂越谷病院、順天堂大学医学部附属順天堂東京江東高齢者医療センター、順天堂大学医学部附属練馬病院など。

学納金（2022年度）

初年度納入金　2,900,000円
６年間の総額　20,800,000円
※他に１年次の寮費（2021年度はコロナ禍で入寮取り止め）等あり

財務状況

教育活動資金収入　1,817億2,821万67円
教育活動資金支出　1,610億5,628万9,215円
（2020年度）

科研費総額(2020年度)　11億5,518万円

論文数　1,289本（2020年度）

〈国家試験合格率〉

97.8%（2022年新卒）

〈医師国家試験合格率推移〉

年／区分	新卒	既卒	総計
2022	97.8%	60.0%	96.4%
2021	96.1%	100%	96.2%
2020	99.2%	100%	99.2%

昭和大学医学部

旧設私立医大 東京

独自のチーム医療教育で思いやりと優しさを持った臨床医を育成

History & Feature

学問と研究に偏った、当時の帝国大学の医学教育に疑問を抱き、人々の求めに役立つ優れた臨床医を養成することの重要性を世に訴えた創立者・上條秀介が、1928（昭和３）年に設立した昭和医学専門学校を前身とする。46年に昭和医科大学となり、64年に昭和大学と改称、同時に薬学部を設置し、77年に歯学部、2002（平成14）年には保健医療学部が開設され、医系総合大学へと発展した。昭和大学では、専門分野の知識・技術に加えて思いやりと優しさを持っている優れた医療人の育成をめざし、チーム医療教育を重視。65年から富士吉田キャンパスで行われている１年次全寮制をはじめとする、独自のチーム医療プログラムでは、最終学年まで継続的に学べるさまざまな学部連携のカリキュラムが整備されている。また医学部では、診療参加型臨床実習を行う７つの附属病院は合わせて3,000床以上の病床を有するとともに、専門性の高い教員が数多く配属され、専門的実践能力の養成に最適の場を提供している。なお、大学院に進学し、かつ修了後に本学の一員として教育・研究に従事する人材を養成するための奨学金制度が充実しているため、医学研究科の在籍者数は全国私立大学トップクラスを誇っている。

Basic Data

学部・学科 医学部医学科・128名

キャンパス １年次［富士吉田キャンパス］山梨県富士吉田市上吉田4562
２～６年次［旗の台キャンパス］東京都品川区旗の台１-５-８

学生数（医学科） 712名（男439名・女273名）（2021年５月１日現在）

専任教員数（医学科） 教授130名 准教授110名 講師295名（全附属病院に所属する教員を含む。2021年５月１日現在）

主な付属施設 昭和大学病院（１日当たり平均外来患者数1,341人）、昭和大学病院附属東病院、昭和大学藤が丘病院、昭和大学藤が丘リハビリテーション病院、昭和大学横浜市北部病院、昭和大学江東豊洲病院、昭和大学豊洲クリニック予防医学センター、昭和大学附属烏山病院、発達障害医療研究所、先端がん治療研究所など。

学納金（2022年度）
初年度納入金 4,500,000円
６年間の総額 27,000,000円
※他に寮費（827,000円）、諸会費（345,000円）あり

財務状況
教育活動収入 1,252億2,006万3,892円
教育活動支出 1,157億8,271万1,574円（2020年度）

科研費総額 ４億5,734万円（2020年度）

論文数 172本（2020年度）

〈国家試験合格率〉

98.2%（2022年新卒）

〈医師国家試験合格率推移〉

年／区分	新卒	既卒	総計
2022	98.2%	57.1%	95.7%
2021	97.6%	16.7%	93.8%
2020	98.2%	50.0%	94.3%

帝京大学医学部

新設私立医大 **東京**

根底に流れる創立者の「医学は実学を象徴する学問」の想い

History & Feature

帝京大学は1966（昭和41）年、東京大学医学部を卒業後、東京大学大学院医学系研究科在学時に、博士論文において史上最年少（当時）で日本産科婦人科学会賞を受賞した冲永荘一が、実学を通して専門性ある人材を養成することを目的に創設した。医学部医学科は、冲永の「医学は実学を象徴する学問である」との想いから、71年に設置。最新の医学知識と技術、医療人としての豊かな人間性を身につけた「よき医師」を養成するため、基本的内容から先端医療まで、知識を積み上げげながら多角的に学習することを特徴とし、１年次の後期から始まる組織学実習・解剖学実習で早い段階から医師になることを実感できる。また、６年次の選択制臨床実習では、ハーバード大学やケンブリッジ大学等の関連病院での海外実習も実施している。板橋キャンパスには、医学部をはじめ、薬学部、医療技術学部の医療系３学部が集結。現代医療に欠かせないチーム医療を実践的に学習するとともに、附属病院が隣接する環境で、総合的かつ最新の医療が学べる。2021（令和３）年４月には、健康科学など８つの重点研究分野が置かれた先端総合研究機構を設立。現在、板橋地区で新たな研究棟の建設が進んでいる。

Basic Data

学部学科・定員　医学部医学科・116名

キャンパス　［板橋キャンパス］東京都板橋区加賀2-11-1

学生数(医学科)　789名（男499名・女290名）(2021年度)

専任教員数(医学科)　教授137名　准教授65名　講師90名（2021年度）

主な付属施設　帝京大学医学部附属病院（１日当たり平均外来患者数1,420.9人）、帝京大学医学部附属溝口病院、帝京大学ちば総合医療センター、帝京大学医学部附属新宿クリニック、帝京大学附属池袋クリニック、医真菌研究センター、先端総合研究機構など。

学納金（2022年度）

初年度納入金　9,370,140円
６年間の総額　39,380,140円
※学生傷害保険費（8,140円）を含む

財務状況

教育活動収入　1,034億6,657万1,609円
教育活動支出　988億2,314万2,597円
（2020年度）

科研費総額(2020年度)　３億7,739万円

論文数　114本（2020年度）

〈国家試験合格率〉

97.8%

(2022年新卒)

〈医師国家試験合格率推移〉

年／区分	新卒	既卒	総計
2022	97.8%	46.4%	89.0%
2021	93.8%	25.0%	80.0%
2020	86.2%	56.3%	79.4%

東京医科大学医学部

旧設私立医大 東京

学生が創った世界でも類を見ない設立の経緯を持つ医科大学

東京医科大学は、学校側と対立し、日本医学専門学校（現日本医科大学）を同盟退学した427人の学生たちが、理想とする学問の場を自分たちの手で実現させようと、1916（大正５）年に東京物理学校（現東京理科大学）の教室を借りて設立した東京医学講習所を前身とする。18年には、長く官界にあった学祖・高橋琢也が全私財を投じ、全国を奔走。佐藤進、森林太郎（鴎外）、原敬、犬養毅、高橋是清、大隈重信、渋沢栄一など医学界、政界、財界の錚々たるメンバーから多大な支援を受け、東京医学専門学校が設立され、46年（昭和21）年、大学に昇格、2013（平成25）年に看護学科も設置した。東京医科大学では現在、創立100周年を機に、次の100年に向けて、多様性、国際性、人間性に支えられた最高水準の医科大学の実現をめざし、教育、研究、診療、社会連携・社会貢献、管理運営という５つの領域からなる「東京医科大学ビジョン2025」を策定。思いやりの心と深い教養に裏付けられた最高水準の技能を持った医療人を育成するとともに、臨床を支える高度な研究を推進し、地域そして世界の健康と福祉に貢献するという「患者とともに歩む医療人を育てる」をミッションに、さらなる前進を続けている。

Basic Data

学部学科・定員　医学部医学科・121名

キャンパス　１・２年次［新宿キャンパス］東京都新宿区新宿6-1-1
３～６年次［西新宿キャンパス］東京都新宿区西新宿6-7-1

学生数(医学科)　741名（2022年５月１日現在）
※2022年度入学者の男女比は男66.1％、女33.9％

専任教員数(医学科)　教授123名　准教授91名　講師162名（2022年５月１日現在）

主な付属施設　東京医科大学病院（１日当たり平均外来患者数2,269人）、東京医科大学茨城医療センター、東京医科大学八王子医療センター、医学総合研究所、研究推進センターなど。

学納金（2022年度）

初年度納入金　4,800,000円
６年間の総額　29,400,000円
※他に諸経費（１年次178,800円、２～６年次255,000円）あり

財務状況

教育活動資金収入　968億9,603万7,756円
教育活動資金支出　900億8,281万3,213円
（2020年度）

科研費総額(2020年度)　３億4,736万円

論文数　357本（2020年度）

〈国家試験合格率〉

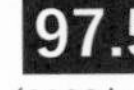

97.5%

（2022年新卒）

〈医師国家試験合格率推移〉

年／区分	新卒	既卒	総計
2022	97.5%	16.7%	93.7%
2021	98.3%	42.9%	95.1%
2020	97.3%	60.0%	94.3%

東京慈恵会医科大学医学部

私立旧制医大　東京

人間中心の医学・看護学にこだわり、チーム医療を実践!

History & Feature

源流は、幕末から明治維新にかけて日本の近代医学・医療の基礎を築き、発展に貢献した英国人医師ウィリアム・ウィリスの門下生としてイギリス医学を学び、ロンドンのセント・トーマス病院医学校に留学した海軍軍医・高木兼寛によって1881（明治14）年に創立された成医会講習所に始まる。高木は明治政府が採用した研究至上主義のドイツ医学ではなく、徹底して人間中心の医学・看護学にこだわり、現在のチーム医療を意味する「医師と看護師は車の両輪のごとし」を提唱し、85年にわが国初の看護婦養成所である有志共立東京病院看護婦教習所を設立。1992（平成４）年には、日本で初めて医学部のなかに看護学科を設置した。また高木の脚気の研究に始まる慈恵医大の研究は、その多くが病める患者を救うための臨床研究であり、疼痛の原因と克服を研究する痛み脳科学センター、疲労の原因や評価を研究する疲労医科学研究センター、マダニや蚊など節足動物が媒介する感染症に特化した衛生動物学研究センターなど、「病気を診ずして病人を診よ」の建学の精神は脈々と受け継がれ、創設から140年を経た今も、患者中心のチーム医療の考え方に基づく医療を実践し、臨床を支える研究に取り組んでいる。

Basic Data

学部学科・定員　医学部医学科・110名

キャンパス　１年次［国領キャンパス］東京都調布市国領町8-3-1

２～６年次［西新橋キャンパス］東京都港区西新橋3-25-8

学生数(医学科)　660名（男401名、女259名）(2021年５月１日現在)

専任教員数(医学科)　教授174名　准教授104名　講師154名（2021年５月１日現在）

主な付属施設　東京慈恵会医科大学附属病院（１日当たり平均外来患者数2,296.6人)、東京慈恵会医科大学葛飾医療センター、東京慈恵会医科大学附属第三病院、東京慈恵会医科大学附属柏病院、慈恵医大晴海トリトンクリニック、総合医科学研究センターなど。

学納金（2022年度）

初年度納入金	3,500,000円
６年間の総額	22,500,000円

※他に諸会費あり

財務状況

教育活動収入	1,115億5,731万5,819円
教育活動支出	1,060億508万7,100円

(2020年度)

科研費総額(2020年度)　38億5,840万円

論文数　234本（2020年度）

〈国家試験合格率〉

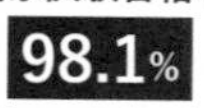

(2022年新卒)

〈医師国家試験合格率推移〉

年／区分	新卒	既卒	総計
2022	98.1%	83.3%	97.4%
2021	97.5%	50.0%	95.2%
2020	95.4%	66.7%	94.6%

東京女子医科大学医学部 旧設私立医大 東京

本邦唯一の女子医科大学として女性の社会的地位の向上に貢献

History & Feature

済生学舎（現日本医科大学）で学び医師となり、女性の社会的地位の向上と女性医師の育成に生涯を捧げた吉岡彌生（やよい）によって、1900（明治33）年に創立された東京女醫學校（じょいがっこう）を母体とする日本で唯一の女子医科大学。12（明治45・大正元）年開校の東京女子医学専門学校を経て、50（昭和25）年に東京女子医科大学医学部開設、52年に新制大学となった。その後、98（平成10）年に看護学部を設置、そして21世紀に入ると、2008年に早稲田大学との共同利用施設である先端生命医科学センター、10年に総合医科学研究所、12年には女子医大病院に臨床研究支援センターを開設するなど、時代の要請に応えるべく、医学・医療の研究施設を拡充・発展させてきた。この間、教育では、12年に日本で初めて国際基準を踏まえた医学教育プログラムの外部評価を受け、高い教育水準であることが評価されていたが、19（令和元）年11月に改めて日本医学教育評価機構による医学教育分野別評価を受審し、20年６月、国際評価基準に適合していることが認定された。そしてこれからも、教育・施設の充実を図るとともに、先進的、全人的かつ安全な医療の追求を通じて、世の人々の健康に貢献する女性医師を育成していく。

Basic Data

学部学科・定員　医学部医学科・110名

キャンパス　［河田町キャンパス］東京都新宿区河田町8-1

学生数（医学科）　女674名（2021年５月１日現在）

専任教員数（医学科）　教授124名　准教授115名　講師140名（2021年５月１日現在）

主な付属施設　東京女子医科大学病院（１日当たり平均外来患者数3,780人〈2019年度〉）、東京女子医科大学附属足立医療センター、東京女子医科大学八千代医療センター、東京女子医科大学附属成人医学センター、東京女子医科大学東洋医学研究所、東京女子医科大学がんセンター、先端生命医科学研究所/TWIns、総合研究所、総合医科学研究所など。

学納金（2022年度）

初年度納入金　11,300,000円

６年間の総額　45,340,000円

※他に委託徴収金（１年次149,000円、２～６年次725,000円）あり

財務状況

教育活動資金収入　958億7,033万9,464円

教育活動資金支出　838億9,323万8,247円

（2020年度）

科研費総額（2020年度）　３億6,790万円

論文数　―

〈国家試験合格率〉

92.0%

（2022年新卒）

〈医師国家試験合格率推移〉

年／区分	新卒	既卒	総計
2022	92.0%	58.3%	88.8%
2021	92.5%	70.0%	90.6%
2020	92.5%	91.7%	92.4%

東邦大学医学部

旧設私立医大　東京

「より良き臨床医」を育むオリジナルの全人的医療人教育を実施

History & Feature

ドイツに留学中に、ドイツ人女性の科学知識の豊富さに感銘を受けた医師である額田豊を理事長、その弟で同じく医師である額田晉（すすむ）を校長に、帝国女子医学専門学校として1925（大正14）年に開校。「女性の理系教育の向上と健全な人間性の育成」を目標とした兄弟２人の思いは医学だけに留まらず、その翌年には付属看護婦養成所、27（昭和２）年に薬学科、41年に帝国女子理学専門学校を次々と開設し、女性のための自然科学系総合学園を作り上げていった。そして戦後の50年、大学昇格を機に共学へと移行、医・薬・理の３学部からなる東邦大学が誕生した。その後、2002（平成14）年に医学部看護学科（11年に看護学部へ改組)、17年に健康科学部を設置し、自然科学系総合大学へと大きく成長。女性の医育機関として設立された経緯から女子学生比率が高い医学部では、「より良き臨床医」を育成するため、オリジナルの全人的医療人教育を６年間通して行うほか、全国でもトップクラスの全88週にも及ぶ臨床実習を実施している。また創立100周年に向け、教育研究施設や学舎などのインフラをさらに整備するとともに、国際的にも互換性のある、より魅力的なカリキュラムの構築に力を入れている。

Basic Data

学部学科・定員　医学部医学科・120名

キャンパス　［大森キャンパス］東京都大田区大森西5-21-16

学生数（医学科）　713名（男395名・女318名）(2021年５月１日現在)

専任教員数（医学科）　教授100名　准教授71名　講師119名（2021年５月１日現在)

主な付属施設　東邦大学医療センター大森病院（１日当たり平均外来患者数1,902.0人)、東邦大学医療センター大橋病院、東邦大学医療センター佐倉病院、東邦大学羽田空港クリニック、東邦大学羽田空港第３ターミナルクリニックなど。

学納金（2022年度）

初年度納入金	4,800,000円
６年間の総額	25,800,000円

※他に委託徴収金（497,800円）あり

財務状況

教育活動収入	868億7,857万7,479円
教育活動支出	863億6,179万8,372円

(2020年度)

科研費総額（2020年度）　３億5,295万円

論文数　298本（2020年度）

〈国家試験合格率〉

94.1%

(2022年新卒)

〈医師国家試験合格率推移〉

年／区分	新卒	既卒	総計
2022	94.1%	12.5%	89.0%
2021	94.9%	75.0%	93.6%
2020	95.0%	88.9%	94.5%

日本大学医学部

旧設私立医大 東京

世界を見据え、国内トップクラスの独自の医学英語教育を展開!

History & Feature

日本大学は初代司法大臣・山田顕義（あきよし）を学祖とし、1889（明治22）年創設の日本法律学校を起源とする日本最大級の総合大学である。医学部は、より多くの臨床医を効率的に養成するには、医師資格を得るために、（旧制）中学校卒業後に7年間を要する医科大学ではなく、4～5年の医学専門学校が適当であると考えていた初代医学科長・額田豊と、かねてから医学教育機関設置の構想を持っていた日本大学の考えが一致し、1925（大正14）年に日本大学専門部医学科として開設。時を同じくして、額田は弟の晉と共に帝国女子医学専門学校（現東邦大学）を設立している。その後42（昭和17）年に医学部、52年に新学制による医学部医学科へと昇格した。人間性にあふれた良き臨床医を育成するため、2015（平成27）年度より、新カリキュラムに順次移行。臨床実習を12週間増やしたほか、世界を見据え、6年間一貫して、質・量とも国内トップクラスの独自の医学英語教育カリキュラムを実施し、実践的な英語力を強化している。また、優れた医学研究者育成にも力を入れ、JAXAなどと共同して、国際宇宙ステーションの宇宙飛行士を対象に、特殊な宇宙空間で起こる人体への影響を探る宇宙医学研究も行っている。

Basic Data

学部学科・定員 医学部医学科・125名

キャンパス ［医学部キャンパス］東京都板橋区大谷口上町30-1

学生数（医学科） 730名（男502名・女228名）（2021年5月1日現在）

専任教員数（医学科） 教授51名 准教授100名 講師12名（2021年5月1日現在）

主な付属施設 日本大学医学部附属板橋病院（1日当たり平均外来患者数1,752.8人）、日本大学病院、総合医学研究所など。

学納金（2022年度）

初年度納入金 6,350,000円

6年間の総額 33,100,000円

※他に諸会費（280,000円）あり

財務状況

教育活動資金収入 2,022億8,817万1,372円

教育活動資金支出 1,687億8,683万5,546円

（2020年度）

科研費総額（2020年度） 10億3,467万円

論文数 238本（2020年度）

〈国家試験合格率〉

95.2%

（2022年新卒）

〈医師国家試験合格率推移〉

年／区分	新卒	既卒	総計
2022	95.2%	58.8%	90.2%
2021	87.9%	50.0%	86.8%
2020	99.1%	84.2%	97.0%

日本医科大学医学部

私立旧制医大 東京

明治時代には開業医の半数を占めた、わが国最古の私立医科大学

History & Feature

幕末期に越後長岡藩藩医、維新後は東京医学校（東京大学医学部の前身）や長崎医学校の校長を務めた長谷川泰（たい）により、西洋医師養成を目的として1876（明治９）年に設立された済生学舎を前身とする、日本最古の私立医科大学。1903年に一時廃校を余儀なくされるが、当時の開業医の半数以上が済生学舎出身者で占められるなど、日本の医療の土台づくりに大きく貢献。建学の精神「済生救民（貧しく病で苦しむ人々を救う）」、学是「克己殉公（己に克ち、広く人々のために尽くす）」を胸に刻み、巣立った医療者はすでに１万人を超え、黄熱病の研究で広く知られる野口英世、第二次世界大戦後にドイツでチフス治療に奔走した肥沼信次（こえぬまのぶつぐ）など、偉大な功績を残した医師・医学者を数多く輩出してきた。救命救急センターの症例やがん手術療法数が群を抜いている新付属病院が2018（平成30）年にグランドオープンしたのに続き、21年には武蔵小杉病院の新病院も完成。それぞれの地域に密着した治療を行っている４つの付属病院で多様な医療を経験できるメリット、ICTを駆使した未来型医学教育の導入など、国際基準の先を行く先進的なカリキュラムで、愛と研究心を有する質の高い医師と医学者を育成し続けている。

Basic Data

学部学科・定員 医学部医学科・123名

キャンパス １年次［武蔵境校舎］東京都武蔵野市境南町1-7-1
２～６年次［千駄木校舎］東京都文京区千駄木1-1-5

学生数(医学科) 748名（男434名・女314名）(2022年５月１日現在)

専任教員数(医学科) 教授46名　准教授132名　講師120名(2021年５月１日現在)

主な付属施設 日本医科大学付属病院（１日当たり平均外来患者数1,612.1人）、日本医科大学多摩永山病院、日本医科大学武蔵小杉病院、日本医科大学千葉北総病院、日本医科大学成田国際空港クリニック、日本医科大学呼吸ケアクリニック、日本医科大学腎クリニック、先端医学研究所など。

学納金（2022年度）
初年度納入金 4,500,000円
６年間の総額 22,000,000円
※他に諸経費あり

財務状況
教育活動資金収入 1,066億3,177万4,653円
教育活動資金支出 942億6,330万8,267円
(2020年度)

科研費総額(2020年度) 2億9,211万円

論文数 143本（2020年度）

〈国家試験合格率〉
95.6%
(2022年新卒)

〈医師国家試験合格率推移〉

年／区分	新卒	既卒	総計
2022	95.6%	71.4%	94.2%
2021	95.9%	50.0%	94.5%
2020	98.1%	83.3%	97.4%

北里大学医学部

新設私立医大　神奈川

学祖・北里柴三郎の意志を継ぐスピリットを持った医師を養成

History & Feature

北里大学は、世界的な細菌学者であり、わが国の近代医学と衛生行政の発展に多大な貢献を果たした北里柴三郎を学祖と仰ぎ、1962（昭和37）年に北里研究所創立50周年記念事業の一環として創設された。医学部は70年に戦後初めて設置された医学部として開設して以来、学祖・北里の意志を継ぐ「北里医学スピリット」から導かれた「人間性豊かで優れた医師の養成」「予防医学の推進」「学際領域を含む医学研究の推進」「国際貢献の推進と地域医療への協力」からなる４つの基本理念を大切に、独自の６年間一貫教育を実施。開設当初から行っている「器官系別総合教育」や、生命科学の総合大学として他大学に先駆けて取り組んできた「チーム医療教育プログラム」などを通して、患者さんに寄り添い、優れた医療を行う臨床医の養成に努めている。2014（平成26）年に大学病院が新病院に建て替えられ、17年には、医療手技のシミュレーション・トレーニングができるスキルスラボ、５・６年生の個人デスクを備えた自習室、24時まで開館している医学図書館など教育施設が充実した教育研究実習棟が完成。24年度には新校舎の竣工も予定され、自ら学び、知識とスキルを深めるための教育環境が整っている。

Basic Data

学部学科・定員　医学部医学科・120名

キャンパス　［相模原キャンパス］神奈川県相模原市南区北里1-15-1

学生数（医学科）　738名（男432名・女306名）（2022年５月１日現在）

専任教員数（医学科）　教授72名　准教授40名　講師108名（2021年５月１日現在）

主な付属施設　北里大学病院（１日当たり平均外来患者数2,334.7人）、北里大学北里研究所病院、北里大学メディカルセンター、東洋医学総合研究所、新世紀医療開発センター、大村智記念研究所、農医連携教育研究センター、感染制御研究機構など。

学納金（2022年度）

初年度納入金	9,000,000円
６年間の総額	38,900,000円

※他に諸会費等あり

財務状況

教育活動収入	1,056億6,382万8,034円
教育活動支出	1,021億8,014万679円

（2020年度）

科研費総額（2020年度）　５億7,096万円

論文数　106本（2020年度）

〈国家試験合格率〉

95.9%

（2022年新卒）

〈医師国家試験合格率推移〉

年／区分	新卒	既卒	総計
2022	95.9%	75.0%	95.3%
2021	98.2%	57.1%	95.9%
2020	95.8%	77.8%	94.5%

聖マリアンナ医科大学医学部 新設私立医大 神奈川

キリスト教の理念で人類社会に奉仕する姿が海外でも報道

History & Feature

「日本にキリスト教の理念に満ちた医学教育ができる医科大学をつくりたい」と強く願った敬虔なカトリック信者である明石嘉聞（かもん）博士によって、1971（昭和46）年に東洋医科大学として創設、73年に聖マリアンナ医科大学に名称変更した。以来、大学病院、大学院医学研究科、看護専門学校が次々と併設され、今日までに３つの附属病院と１つのクリニックを運営し、医学教育における理想的な環境を構築。2007（平成19）年12月には世界で５番目、アジアでは初めての国際サッカー連盟のメディカルセンターとして認定された。また、19（平成31・令和元）年11月に来日した第266代ローマ教皇フランシスコが東京ドームでミサを行った際には医療救護班として指定され、スタッフとドクターカーを派遣。さらに附属病院では、横浜港に停泊したダイヤモンドプリンセス号の乗客や、他の医療機関が対応できない新型コロナウイルス感染症の患者さんを積極的に受け入れ、その治療活動はイギリスのBBC、ロイター通信社など海外のメディアでも広く報道されている。なお、大学病院は現在創立50周年記念事業として建替え中で、22年度に新入院棟、24年度には新外来棟とエントランス棟がオープンする予定だ。

Basic Data

学部学科・定員 医学部医学科・115名

キャンパス ［大学キャンパス］神奈川県川崎市宮前区菅生2-16-1

学生数（医学科） 712名（男381名・女331名）（2021年５月１日現在）

専任教員数（医学科） 教授117名 准教授81名 講師137名（2020年５月１日現在）

主な付属施設 聖マリアンナ医科大学病院（１日当たり平均外来患者数1,836.6人）、聖マリアンナ医科大学東横病院、聖マリアンナ医科大学横浜市西部病院、ブレスト＆イメージング先端医療センター附属クリニック、難病治療研究センターなど。

学納金（2022年度）

初年度納入金	6,900,000円
６年間の総額	34,400,000円

※他に諸会費（１年次317,000円、２～６年次15,000円）あり

財務状況

教育活動資金収入	731億3,594万6,499円
教育活動資金支出	648億8,745万8,211円

（2020年度）

科研費総額（2020年度） １億6,250万円

論文数 98本（2020年度）

〈国家試験合格率〉

91.5%

（2022年新卒）

〈医師国家試験合格率推移〉

年／区分	新卒	既卒	総計
2022	91.5%	100%	91.8%
2021	96.5%	80.0%	95.8%
2020	95.4%	100%	95.6%

東海大学医学部

新設私立医大 神奈川

短大卒・専門学校卒などを対象とした新入試制度を導入!

History & Feature

東海大学は1946（昭和21）年に開学したが、現在の学校法人東海大学の前身となる財団法人が42年に設立されてから80周年にあたる2022年度に、全学的に改組改編を実施。日本では最多の23学部を擁する総合大学へとスケールアップする。医学部は74年に設置されて以来、「良医」を育成するために取り入れた基礎医学と臨床医学を横断的に学ぶ統合型カリキュラムや模擬患者を導入した医療面接実習、自己解決能力を養うPBL、診療参加型臨床実習など、かつては日本になかったスタイルとして、日本の医学教育に大きな影響を与えてきた。18（平成30）年には健康科学部（現健康学部）看護学科を医学部看護学科に改組。20（令和２）年度から看護学科生、健康学部生、昭和薬科大学生との多職種連携チーム医療演習も本格的にスタートしている。なお、特長の１つだった編入学制度は、22年度よりカリキュラムを変更しため、21年度を最後に一般編入学選抜（１年次秋学期入学）の募集を停止し、同等の資格要件（学士および大学２年修了者・短期大学卒・専門学校卒）で春学期（４月）入学となる「医学部医学科特別選抜（展学のすすめ）」を22年度に新設（21年度に試験を実施）した。

Basic Data

学部学科・定員 医学部医学科・118名

キャンパス ［湘南キャンパス伊勢原校舎］神奈川県伊勢原市下糟屋143

学生数（医学科） 716名（男437名・女279名）（2021年５月１日現在）

専任教員数（医学科） 教教授138名　准教授99名　講師178名（医学部全体の教員数、2021年５月１日現在）

主な付属施設 東海大学医学部付属病院（１日当たり平均外来患者数2,243.0人）、東海大学医学部付属東京病院、東海大学医学部付属大磯病院、東海大学医学部付属八王子病院、総合医学研究所、スポーツ医科学研究所など。

学納金（2022年度）

初年度納入金 6,473,200円

６年間の総額 35,306,200円

※諸会費等（73,200円）を含む

財務状況

教育活動資金収入 1,433億3,836万6,226円

教育活動資金支出 1,215億5,126万1,823円

（2020年度）

科研費総額（2020年度） ７億7,571万円

論文数 168本（2020年度）

〈国家試験合格率〉

85.7%

（2022年新卒）

〈医師国家試験合格率推移〉

年／区分	新卒	既卒	総計
2022	85.7%	60.0%	82.8%
2021	89.9%	66.7%	87.6%
2020	93.2%	72.2%	90.1%

金沢医科大学医学部

新設私立医大　石川

医師国家試験対策センターを開設し、国試合格率アップに本腰

History & Feature

金沢医科大学は、「良医を育てる」「知識と技術をきわめる」「社会に貢献する」という建学の精神を掲げ、日本海側で唯一の私立医科大学として、学都・金沢に隣接した内灘の地に、1972（昭和47）年に開学。国民皆保険の導入や経済の高度成長により、医療需要の増大が見込まれ、医師の養成を喫緊の課題としていた国が、1970年から10年間で全国に新しく医育機関として認可した34校の１つだった。約50年を経て、医育機関の数はその時点の46校から82校へと大きく増加し、将来の医師過剰も懸念されるが、金沢医科大学では、数ではなく社会の要請に適合できる質の高い医師の育成を第一に、82年に大学院医学研究科を、73年に設置した附属看護学校は88年に看護専門学校に、2007（平成19）には看護学部看護学科に昇格、さらに15年に大学院看護学研究科を設置するなど、社会的要請に沿ったレベルの高い医療人の育成に努めてきた。とはいえ、医学部医学科卒業生の近年の医師国家試験合格率は低迷気味。そこで、19（平成31・令和元）年10月１日に医師国家試験対策センターを開設し、国試対策委員会、教育学習支援センターとの連携のもと、医師国家試験の合格率アップに取り組んでいる。

Basic Data

学部学科・定員　医学部医学科・111名

キャンパス　［大学キャンパス］石川県河北郡内灘町大学1-1

学生数（医学科）　682名（男371名・女311名）（2022年５月１日現在）

専任教員数（医学科）　教授85名　准教授36名　講師33名（2021年５月１日現在）

主な付属施設　金沢医科大学病院（１日当たり平均外来患者数938.2人）、金沢医科大学氷見市民病院、総合医学研究所（生命科学研究領域、先端医療研究領域など）、能登北部地域医療研究所など。

学納金（2022年度）

初年度納入金　11,000,000円

６年間の総額　39,500,000円

※他に委託徴収金（943,000円〈2021年〉）あり

財務状況

教育活動資金収入　313億1,403万7,153円

教育活動資金支出　279億439万1,994円

（2020年度）

科研費総額（2020年度）　２億189万円

論文数　123本（2020年度）

〈国家試験合格率〉

90.4%

（2022年新卒）

〈医師国家試験合格率推移〉

年／区分	新卒	既卒	総計
2022	90.4%	70.8%	86.7%
2021	86.7%	62.5%	82.2%
2020	84.5%	86.4%	84.8%

愛知医科大学医学部

新設私立医大 愛知

地域および世界の新時代の医療に対応できる優れた医師を養成

1584（天正12）年の小牧・長久手の戦いで名を遺す愛知県長久手市に、1972（昭和47）年に「新時代の医学知識・技術を身につけた教養豊かな臨床医の養成」「時代の要請に応えて地域社会に奉仕できる医師の養成」「医療をよりよく発展向上させるための医学指導者の養成」を建学の精神として開学。長久手市は2005（平成17）年の「愛・地球博」で一躍知名度がアップし、愛知医科大学を含め４大学があり、県内有数の文教地区となっている。愛知医科大学では1980年に大学院医学研究科、2000年に看護学部、04年に大学院看護研究科を設置し、２学部２研究科体制で教育研究を展開。医学部、看護学部生の勉強スペースである医心館の建設や大学本館７階にある医学部４・５学年次生の勉強スペースの改修などをはじめとするキャンパス再整備計画が18年に完了。医学教育においても、19（平成31・令和元）年に国際認証評価である医学教育分野別評価、20年には大学評価を受審し、いずれも高い評価を受けている。また、米国、ドイツ、タイ、韓国、ポーランド、イラン、ウクライナの７カ国９大学（21年５月１日現在）と提携し、国際的視野を有する医療人の育成をめざして、活発な国際交流を行っている。

Basic Data

学部学科・定員　医学部医学科・115名

キャンパス　［大学キャンパス］愛知県長久手市岩作雁又1-1

学生数（医学科）　724名（男429名・女295名）（2022年５月１日現在）

専任教員数（医学科）　教授68名　准教授33名　講師53名（2022年５月１日現在）

主な付属施設　愛知医科大学病院（１日当たり平均外来患者数2,415.4人）、愛知医科大学メディカルセンター、愛知医科大学メディカルクリニック、加齢医科学研究所、分子医科学研究所、研究創出支援センター、災害医療研究センター、産業保健科学センターなど。

学納金（2022年度）

初年度納入金　8,200,000円

６年間の総額　34,200,000円

※他に委託徴収金（150,000円）あり

財務状況

教育活動資金収入　474億6,767万762円

教育活動資金支出　425億9,399万7,510円

（2020年度）

科研費総額（2020年度）　２億2,308万円

論文数　157本（2020年度）

〈国家試験合格率〉

94.1%

（2022年新卒）

〈医師国家試験合格率推移〉

年／区分	新卒	既卒	総計
2022	94.1%	33.3%	90.7%
2021	98.2%	61.5%	94.3%
2020	94.2%	53.3%	89.1%

藤田医科大学医学部

新設私立医大 愛知

抜群の教育研究環境で、日本一の医学教育をめざして進化!

History & Feature

衛生学部を有する名古屋保健衛生大学として1968（昭和43）年に開学し、72年に医学部を開設。91（平成３）年に藤田保健衛生大学と改称、2008年に衛生学部を医療科学部に変更した。「独創一理」の建学の理念のもと、一人ひとりの独創性が“新しい医学の時代を切り拓く”という理想に向かい、専門職連携を学ぶアセンブリ教育、新しい医療技術や機器の開発、地域医療・福祉連携など、時代に先駆けた数々の取り組みを行い、「良き医療人」を数多く輩出。16年12月に私立医科大学としては５番目に受審し、認定された国際認証では、特に、アセンブリ教育による専門職連携教育の実践や、ICTを活用した藤田式PBLといった問題解決型学習などの教育プログラム、教育施設・設備が充実しているという教育資源の３分野で、全受審大学のなかでもトップクラスの評価を受けている。18年には大学創設50周年を迎え、大学名称を藤田医科大学に変更。翌年、保健衛生学部を設置し、３学部体制となった。１つの医療施設としては日本最多の病床を備えている藤田医科大学病院を中心に行う臨床実習、世界大学ランキングで高い評価を得ている研究面など抜群の教育研究環境で、日本一の医学教育をめざしている。

Basic Data

学部学科・定員 医学部医学科・120名

キャンパス ［大学キャンパス］愛知県豊明市沓掛町田楽ヶ窪1-98

学生数(医学科) 742名（男469名・女273名）(2021年５月１日現在)

専任教員数(医学科) 教授121名　准教授102名　講師150名（2021年５月１日現在）

主な付属施設 藤田医科大学病院（１日当たり平均外来患者数2,219.9人）、藤田医科大学ばんたね病院、藤田医科大学七栗記念病院、藤田医科大学岡崎医療センター、藤田医科大学地域包括ケア中核センター、総合医科学研究所、疾患モデル教育研究サポートセンターなど。

学納金（2022年度）

初年度納入金　6,300,000円
６年間の総額　29,800,000円
※他に委託徴収金（726,000円）あり

財務状況

教育活動資金収入　1,041億2,486万2,082円
教育活動資金支出　829億5,599万8,950円
(2020年度)

科研費総額(2020年度) ３億6,868万円

論文数 215本（2020年度）

〈国家試験合格率〉

96.5%

(2022年新卒)

〈医師国家試験合格率推移〉

年／区分	新卒	既卒	総計
2022	96.5%	75.0%	95.7%
2021	98.1%	71.4%	96.4%
2020	94.6%	87.5%	94.2%

大阪医科薬科大学医学部 旧設私立医大 大阪

大阪薬科大学と統合し、医療系総合大学として新たにスタート!

History & Feature

軍医として日露戦争にも従軍した衆議院議員の吉津度によって、1927（昭和２）年に設立された大阪高等医学専門学校を前身とする。2021年４月には大阪薬科大学と統合。医学部、薬学部、看護学部を有する医療系総合大学「大阪医科薬科大学」として新たにスタートし、医・薬・看の融合教育で、チーム医療・多職種連携を実践できるIPE（専門職連携教育）がさらに充実したほか、医学部と薬学部による共同研究の進展も期待されている。また2022年度に大阪医科薬科大学病院の新病院本館A棟、2025年にはB棟が誕生。学生にとって新たな実習の場となる病院新本館では、１人の患者さんの入院から退院、その後の療養までをチームで担当するPFM（ペイシェント・フロー・マネジメント）の導入が予定され、学生もチームの一員に加わり、専門職連携を実践的に学ぶ機会を得ることができる環境を整備。さらに、元々は海外に移民した日本人を診療する医師の養成も目的としていたため、国際交流にも力を入れ、19年５月には国立台湾大学との単位互換の協定を実現。今後はタイのマヒドン大学との互換協定や欧米の協定校の拡充など、各協議が進行し、国際色豊かな大学への道筋が拓けてきている。

Basic Data

学部学科・定員　医学部医学科・112名

キャンパス　［本部キャンパス］大阪府高槻市大学町2-7

学生数（医学科）　683名（男458名・女225名）（2021年５月１日現在）

専任教員数（医学科）　教授46名　准教授34名　講師62名（2021年５月１日現在）

主な付属施設　大阪医科薬科大学病院（１日当たり平均外来患者数1,457.5人）、大阪医科薬科大学三島南病院、関西BNCT共同医療センター、大阪医科薬科大学健康科学クリニック、大阪医科薬科大学訪問看護ステーション、大阪医科薬科大学ケアプランセンターなど。

学納金（2022年度）

初年度納入金　6,485,000円

６年間の総額　31,410,000円

※他に諸会費あり

財務状況

教育活動資金収入　512億2,625万120円

教育活動資金支出　463億1,139万7,214円

（2020年度）

科研費総額（2020年度）　2億3,192万円

論文数　140本（2020年度）

〈国家試験合格率〉

97.3%

（2022年新卒）

〈医師国家試験合格率推移〉

年／区分	新卒	既卒	総計
2022	97.3%	76.5%	94.5%
2021	85.6%	—	85.6%
2020	100%	100%	100%

関西医科大学医学部

旧設私立医大 大阪

新たなる世紀を見据えて、次代の医学・医療への革新が進行中!

History & Feature

前身は、女性に高等医学教育を施す西日本初の学校として、1928（昭和３）年に設立された大阪女子高等医学専門学校、その後大阪女子医科大学、54年に関西医科大学と改称し、男女共学化。90年を超える長い歴史を経て、次代の医学・医療に目を向け革新の歩みを着実に進め、2013（平成25）年にオープンした新キャンパスは、隣接する附属病院との連携体制が一層強化され、超近代的な設備と環境を誇る医学教育の場となっている。また、さまざまな学びのシステムを整え、ICTを活用した学習システムの導入、未来を担う科学者を育成する研究医養成コース、将来中央官庁で活躍できる人材を育成する医系技官養成コースなどのプログラムを用意。医療系総合大学への発展をめざし、18年の看護学部・大学院看護学研究科に続き、21（令和３）年にリハビリテーション学部を新設したほか、医科学、ゲノム、医用工学領域の人材育成のため、大学院医学研究科に修士課程を設置。秋には枚方キャンパスの新しいシンボルとして、高さ約115mのタワー棟が完成し、さらに22年には、世界でonly oneの研究を推進する光免疫医学研究所の設置準備が進むなど、新たなる世紀を見据えての革新が進んでいる。

Basic Data

学部学科・定員 医学部医学科・127名

キャンパス ［枚方キャンパス］大阪府枚方市新町2-5-1

学生数（医学科） 755名（男446名・女309名）（2021年５月１日現在）

専任教員数（医学科） 教授83名　准教授74名　講師172名（2021年５月１日現在）

主な付属施設 関西医科大学附属病院（１日当たり平均外来患者数1,978.3人）、関西医科大学総合医療センター、関西医科大学香里病院、関西医科大学くずは病院、関西医科大学天満橋総合クリニック、附属生命医学研究所、iPS・幹細胞研究支援センターなど。

学納金（2022年度）

初年度納入金　5,700,000円

６年間の総額　27,700,000円

※他に諸経費（１年次160,000円、２～６年次280,000円）あり

財務状況

教育活動資金収入　797億6,667万5,816円

教育活動資金支出　674億487万6,640円

（2020年度）

科研費総額（2020年度） ３億7,453万円

論文数 135本（2020年度）

〈国家試験合格率〉

98.0%

（2022年新卒）

〈医師国家試験合格率推移〉

年／区分	新卒	既卒	総計
2022	98.0%	66.7%	94.6%
2021	92.7%	16.7%	88.8%
2020	95.2%	90.9%	94.8%

近畿大学医学部

新設私立医大 大阪

関西の私立総合大学で唯一の医学部の強みを生かした教育を展開

History & Feature

創設者で初代総長でもある世耕弘一の“総合大学として多彩な学部を揃え、「実学教育」によって研究成果を社会に役立てる”という確固たる信念のもと、1949（昭和24）年に設立された近畿大学は、理工学部と商学部（現経済学部・経営学部）からスタート。現在では15学部49学科を有する国内有数の私立総合大学へと発展し、医学部は８番目の学部として74年に開設された。関西の私立医科大学では唯一の総合大学である近畿大学医学部では、その強みを生かし、チーム医療を早期に体験すべく、薬学部と連携した合同学習の場を設定。また、理工学部、文芸学部、総合社会学部と連携した講義も行い、特に文芸学部とは、病院を患者さんにとって快適な空間へと変えるホスピタルアートを推進するプロジェクトに取り組み、医療・福祉の現場で行われる芸術活動の影響について共に学んでいる。さらに、基礎となる医学教育に加え、医療を広い視野でとらえ行動につなげていくことを目的として、さまざまな分野の実業家・研究者を招き講義を行う医療イノベーション学を１年次から開講している。2024年に、医学部キャンパスおよび併設病院が大阪府堺市の泉北ニュータウン内の泉ケ丘駅前に移転する予定。

Basic Data

学部学科・定員　医学部医学科・112名

キャンパス　［大阪狭山キャンパス］大阪府大阪狭山市大野東377-2

学生数（医学科）　704名（男467名・女237名）（2022年５月１日現在）

専任教員数（医学科）　教授63名　准教授36名　講師167名（2021年５月１日現在）

主な付属施設　近畿大学病院（１日当たり平均外来患者数1,561.0人）、近畿大学奈良病院、ライフサイエンス研究所、東洋医学研究所、腫瘍免疫等研究所、アンチエイジングセンターなど。

学納金（2022年度）

初年度納入金　6,804,500円

６年間の総額　35,827,000円

※学生健保共済会費（4,500円）を含む。他に校友会終身会費あり

財務状況

教育活動資金収入　1,403億9,289万1,782円

教育活動資金支出　1,216億7,127万3,367円

（2020年度）

科研費総額（2020年度）　８億7,646万円

論文数　132本（2020年度）

〈国家試験合格率〉

98.3%

（2022年新卒）

〈医師国家試験合格率推移〉

年／区分	新卒	既卒	総計
2022	98.3%	88.2%	97.0%
2021	87.8%	66.7%	87.3%
2020	98.1%	85.7%	97.3%

兵庫医科大学医学部

新設私立医大 兵庫

兵庫医療大学と統合し、西日本最大級の医系総合大学が誕生!

History & Feature

「社会の福祉への奉仕」「人間への深い愛」「人間への幅の広い科学的理解」を建学の精神として掲げ、1972（昭和47）年に開学。精神科医で地域医療と社会福祉を推進した教育者でもあった創立者・森村茂樹は、「権威的な医師ではなく、患者に寄り添う医師になれるか」を見極めたいと、入学者選抜に当時全国的にも珍しかった小論文と面接を導入、さらに兵庫県と、現在の地域枠の先駆けともいえる委託学生制度を結び、６年間の学費を免除する代わりにへき地勤務を義務づけたへき地医療支援学生枠を設けた。この先駆的な取り組みにより、卒業生は患者に優しい全人的医療を実践できる良医として高い評価を受け、阪神地域を中心に全国の各地域で医療の中核を担っている。開学50周年を迎える2022年４月に同一法人の兵庫医療大学と統合し、新たに薬学部、看護学部、リハビリテーション学部を開設。西日本最大級の医系総合大学として生まれ変わり、１年次から医・薬・看・リハビリ４学部合同で、臨床体験実習や少人数グループで課題に取り組むチーム基盤型学修（TBL）を実施し、実際の医療現場を見据え、より高度な多職種連携を実践でき、「心に響く医」を提供できる次代の医療人を育成する。

Basic Data

学部学科・定員 医学部医学科・112名

キャンパス ［西宮キャンパス］兵庫県西宮市武庫川町1-1

学生数（医学科） 705名（男399名・女306名）（2021年５月１日現在）

専任教員数（医学科） 教授74名 准教授30名 講師95名（2021年５月１日現在）

主な付属施設 兵庫医科大学病院（１日当たり平均外来患者数1,974.4人）、兵庫医科大学健康医学クリニック、兵庫医科大学ささやま医療センター、兵庫医科大学ささやま老人保健施設、先端医学研究所など。

学納金（2022年度）

初年度納入金 8,500,000円

６年間の総額 37,000,000円

※他に委託徴収金（１年次525,000円、２～６年次75,000円）あり

財務状況

教育活動収入 584億9,082万7,010円

教育活動支出 544億9,473万7,560円

（2020年度）

科研費総額（2020年度） ２億1,060万円

論文数 87本（2020年度）

〈国家試験合格率〉

96.3%

（2022年新卒）

〈医師国家試験合格率推移〉

年／区分	新卒	既卒	総計
2022	96.3%	100%	96.5%
2021	93.1%	100%	93.3%
2020	97.3%	100%	97.5%

川崎医科大学医学部

新設私立医大 岡山

「授業の理解度が深まる」と1学年に行う解剖実習の重要性を実感

川崎医科大学は1970（昭和45）年、当時の医師不足、一部医師のモラルの低下、知識偏重で患者への全人的配慮を怠った医学教育の状況を深く憂慮し、患者や社会に信頼される「良医」を世に送り出したいと決意した川崎祐宣によって、戦後初の新設医科大学として設立された。開学に合わせて全国唯一の医科大学附属高校である川崎医科大学附属高校、73年に川崎医療短期大学、74年に川崎リハビリテーション学院、91（平成３）年に川崎医療福祉大学、2018年にはかわさきこども園を創立し、２つの附属病院とともに中国四国地域の健康と医療福祉に関する総合学園として発展。良医を育成するための専門教育では、他大学では２学年以降のカリキュラムに組まれていることが多い人体解剖実習を１学年後期に行うことを特徴の１つにし、実習後は、学生たちも人体の構造を自分の目で確かめたことで知識の吸収率が上がり、授業内容の理解度も格段に深まったと早期に解剖実習を実施する重要性を実感している。また、チーム医療の現場において重視されるコミュニケーション能力、医師が社会的責任を果たす上で必要不可欠な規範意識や協調性を高めることなどを目的に、「１学年全寮制」を設けている。

Basic Data

学部学科・定員 医学部医学科・126名

キャンパス ［大学キャンパス］岡山県倉敷市松島577

学生数（医学科） 816名（2021年５月１日現在）
※2021年度入学者の男女比は男55.9%、女44.1%

専任教員数（医学科） 教授106名 准教授75名 講師162名（2021年５月１日現在）

主な付属施設 川崎医科大学附属病院（１日当たり平均外来患者数1,676.6人）、川崎医科大学総合医療センター、中央研究センター、現代医学教育博物館など。

学納金（2022年度）

初年度納入金 10,500,000円
６年間の総額 45,500,000円
※他に寮費（1,125,000円）、諸会費等（740,000円）あり

財務状況

教育活動資金収入 632億8,177万7,079円
教育活動資金支出 528億6,450万2,985円
（2020年度、学校法人川崎学園の財務状況）

科研費総額（2020年度） １億8,369万円

論文数 75本（2020年度）

〈国家試験合格率〉

94.0%

（2022年新卒）

〈医師国家試験合格率推移〉

年／区分	新卒	既卒	総計
2022	94.0%	70.6%	90.6%
2021	85.6%	100%	85.8%
2020	99.0%	82.4%	96.6%

久留米大学医学部

旧設私立医大 **福岡**

最先端の医療・教育・研究を展開し、世界医師会会長も輩出!

History & Feature

地方の医師不足を解消するために、1928（昭和３）年に設立された九州医学専門学校を前身とする。創立に当たっては、ブリヂストンの創業者である石橋正二郎氏とその兄である徳次郎氏により、広大な土地と３階建ての立派な建物が寄贈され、その建物は、現在も大学本館として歴史を刻み続けている。46年、大学令による久留米医科大学設置。52年に久留米大学医学部となり、94（平成６）年に看護学科が増設された。「時代や社会、そして地域の多様なニーズに対応できる実践的ヒューマニズムに富む医師を育成するとともに、高水準の医療や最先端の研究を推進する人材を育成する」ことを教育目的に、充実した最新のカリキュラムを導入。地域医療に貢献する久留米大学病院をはじめ、がん治療の先端研究を行う「先端癌治療研究センター」、研究・人材育成の成果を世界に発信し新しい治療法の開発をめざす「分子生命科学研究所」など、高度な研究を行っている施設が数多くあり、社会をリードする最先端の医療技術が教育にも生かされている。なお、本学部卒業生で日本医師会の会長を務めた横倉義武氏が2017（平成29）年10月から１年間、世界医師会会長に就任。日本人では３人目のことだった。

Basic Data

学部学科・定員　医学部医学科・115名

キャンパス　［旭町キャンパス］福岡県久留米市旭町67

学生数（医学科）　721名（男491名・女230名）（2021年５月１日現在）

専任教員数（医学科）　教授55名　准教授39名　講師66名（2021年５月１日現在）

主な付属施設　久留米大学病院（１日当たり平均外来患者数1,723.0人）、久留米大学医療センター、先端癌治療研究センター、分子生命科学研究所、循環器病研究所、高次脳疾患研究所、皮膚細胞生物学研究所、歯科口腔医療センターなど。

学納金（2022年度）

初年度納入金　9,313,000円

６年間の総額　36,378,000円

※いずれも諸会費を含む

財務状況

教育活動資金収入　589億3,450万6,159円

教育活動資金支出　533億4,726万6,831円

（2020年度）

科研費総額（2020年度）　３億1,577万円

論文数　125本（2020年度）

〈国家試験合格率〉

85.7%

（2022年新卒）

〈医師国家試験合格率推移〉

年／区分	新卒	既卒	総計
2022	85.7%	50.0%	77.8%
2021	84.8%	43.5%	77.8%
2020	87.8%	56.3%	84.4%

産業医科大学医学部

新設私立医大　福岡

医師免許と産業医（永久資格）のダブルライセンス取得が可能!

History & Feature

産業医科大学は、一定規模以上の事業場に労働者の健康管理を担当する産業医の選任を義務づけた労働安全衛生法が1972（昭和47）年に制定されたことを受け、78年に「産業医学の振興と優れた産業医の養成」を目的として設置され、96（平成８）年には産業保健学部も開設。産業医学に特化した日本で唯一の医科大学として医学部では、標準的な医学教育カリキュラムに基づいて学ぶほか、１年次から６年次まで系統的な産業医学教育を実施し、さらに卒業直後に「産業医学総合実習（10時間）」を受講することにより、医師免許と産業医（永久資格）のダブルライセンスが取得できる。また、2021（令和３）年ロンドン・タイムズ社の世界大学ランキングでは日本国内で第５位、九州と国内私立大学ではそれぞれ１位に選出。教育レベルの高さに加えて、福島原子力発電所の労働者への支援活動、がん診療の実績数、アスベストや膠原病をはじめとする研究論文の引用率の高さなど、産業医学をベースにした研究や社会貢献が高く評価されている。なお、医学部生全員を対象に、産業医学振興財団からの「修学資金貸与制度」が設けられており、学費の実質負担額は約1,130万円に抑えられている（返還免除規定あり）。

Basic Data

学部学科・定員　医学部医学科・105名

キャンパス　［大学キャンパス］福岡県北九州市八幡西区弥生ヶ丘1-1

学生数（医学科）　657名（男391名・女266名）（2021年５月１日現在）

専任教員数（医学科）　教授33名　准教授30名　講師44名（2022年５月１日現在）

主な付属施設　産業医科大学病院（１日当たり平均外来患者数1,439.7人）、産業医科大学若松病院、産業生態科学研究所、デイサービスケアプランセンター虹の丘、ストレス関連疾患予防センター、産業医実務研修センター、産業保健データサイエンスセンター、男女共同参画推進センターなど。

学納金（2022年度）

初年度納入金　5,915,000円

６年間の総額　30,490,000円

※他に諸会費・保険料（207,800円）あり

財務状況

教育活動資金収入　350億813万7,781円

教育活動資金支出　332億735万7,503円

（2020年度）

科研費総額（2020年度）　２億33万円

論文数　104本（2020年度）

〈国家試験合格率〉

94.2%

（2022年新卒）

〈医師国家試験合格率推移〉

年／区分	新卒	既卒	総計
2022	94.2%	100%	94.3%
2021	96.6%	―	96.6%
2020	100%	100%	100%

福岡大学医学部

新設私立医大 福岡

総合大学で幅広い教養を身につけ、質の高い医師をめざす!

History & Feature

「福岡PayPayドーム」のフィールド面積約45個分の広大なワンキャンパスに、９学部31学科、大学院10研究科34専攻を擁する西日本屈指の総合大学。医学部は1972（昭和47）年に開設された医学科と、2007（平成19）年開設の看護学科からなり、医学科では「FU-RIGHT」（信頼、知識、優しさ、健康増進、教育的指導）の精神を持つ医師を育てるため、１学年から基礎医学に加えて病棟での実習を取り入れるなど、全国共通試験および国家試験に向けてらせん状にカリキュラムを編成。日々進化する医学や医療技術の修得はもちろん、高い倫理観を備えつつ患者と誠実に向き合い、人々から信頼を得ることができる“豊かな人間性”を養うことをめざし、あらゆる分野に対応できる医療技術と問題解決能力を高める統合教育を実施すると同時に、３つの附属病院ではそれぞれの地域特性などにも触れつつ、充実した臨床修練がクリニカルクラークシップ方式（診療参加型臨床実習）により取り組め、「人が人を治療する」という医の原点に立ち続け、“人間”として質の高い医師を育成している。また、先端分子医学研究所など７つの基盤研究機関研究所を研究拠点として、世界レベルで高度な研究が行われている。

Basic Data

学部学科・定員　医学部医学科・110名

キャンパス　［七隈キャンパス］福岡県福岡市城南区七隈7-45-1

学生数（医学科）　684名（男433名・女251名）（2021年５月１日現在）

専任教員数（医学科）　教授50名　准教授32名　講師55名（医学部全体の教員数、2021年５月１日現在）

主な付属施設　福岡大学病院（１日当たり平均外来患者数1,260.8人）、福岡大学筑紫病院、福岡大学西新病院、先端分子医学研究所、てんかん分子病態研究所、腎島研究所、心臓・血管研究所、再生医学研究所、薬毒物探索解析研究所、次世代がん治療研究所など。

学納金（2022年度）

初年度納入金　8,626,710円

６年間の総額　37,738,260円

※委託徴収金を含む

財務状況

教育活動資金収入　794億6,223万4,862円

教育活動資金支出　709億9,671万6,676円

（2020年度）

科研費総額（2020年度）　４億4,642万円

論文数　117本（2020年度）

〈国家試験合格率〉

97.7%

（2022年新卒）

〈医師国家試験合格率推移〉

年／区分	新卒	既卒	総計
2022	97.7%	73.3%	94.1%
2021	91.3%	64.3%	88.1%
2020	93.9%	77.5%	89.1%

旭川医科大学医学部

新設国立医大　北海道

世界初立体8K顕微鏡システムを開発。地域医療から世界へ!

History & Feature

「地域医療を担う新たな人材育成」という高い理想を旗印に、1973（昭和48）年に創設され、96（平成８）年に看護学科も開設。「命の重みにストレートに直結する地域医療をいかに守っていくか」を使命に、単にライセンスを持つ医療人ではなく、高い志を持ち自ら積極的に行動する“強い人材”の育成をめざして、10数年前から入試制度改革を行い、地域枠をいち早く導入。道内在住者に対して大きく門戸を広げた結果、いまや北海道出身者は入学定員の５割を占め、この状況を継続していくことで、道内の医師不足・医師の偏在の解消に貢献できると考えている。また、旭川医大では95年に国内で初めて遠隔医療を手掛け、今ではIT技術を駆使した世界初のクラウド型遠隔医療の活用も進め、この医療技術によって、へき地や離島など、世界のどこにいても専門医の診察を受けられるだけでなく、重複検査を防止し、医療費の削減も可能に。2020年７月には８K医療への取り組みとして、世界初となる超高精細８Kカメラを搭載した内視鏡検査を実施し、さらに世界初立体８K顕微鏡システムも開発。今後はさまざまな外科手術への応用など最先端技術を生かした医療の導入を、スピード感を持って進めていく。

Basic Data

学部学科・定員　医学部医学科・95名

キャンパス　［大学キャンパス］北海道旭川市緑が丘東２条1-1-1

学生数(医学科)　702名（ 男436名・ 女266名 ）（2021年５月１日現在）

専任教員数(医学科)　教教授27名　准教授26名　講師21名（2021年５月１日現在）

主な付属施設　旭川医科大学病院（１日当たり平均外来患者数1,498.42人）、先進医工学研究センター、臨床シミュレーションセンター、地域共生医育統合センターなど。

学納金（2022年度）

初年度納入金　817,800円

６年間の総額　3,496,800円

※他に諸会費等あり

運営費交付金　48億円（2021年度）

科研費総額(2020年度)　２億7,469万円

論文数　132本（2020年度）

〈国家試験合格率〉

(2022年新卒)

〈医師国家試験合格率推移〉

年／区分	新卒	既卒	総計
2022	95.1%	45.5%	91.0%
2021	93.3%	50.0%	89.6%
2020	95.4%	81.0%	93.4%

北海道大学医学部

旧七帝大 **北海道**

国際的視野を備えた医師を育成するため、海外派遣事業を推進!

History & Feature

北海道大学の前身である札幌農学校は1876（明治９）年、アメリカのカレッジをモデルに農学に関する高等教育機関として開校され、初代教頭として着任したのがウィリアム・S・クラーク博士だった。札幌農学校はその後、東北帝国大学農科大学を経て、1918（大正７）年に北海道帝国大学農科大学となり、翌年、北海道帝国大学農学部に改称、医学部も同時に設置された。創立100年以上という有数の歴史と伝統を誇る医学部では、「国際的視野を備え、医学の進歩と医療の実践・発展に貢献する医師・医学研究者を育成すること」を教育目標に掲げ、これまで巣立った多くの卒業生が医療や医学研究の分野で活躍している。近年は国際的対応能力を身につけるため、アジアやヨーロッパ諸国から留学生を多く受け入れるとともに、海外派遣事業を推進。ここ２年はコロナウイルス感染症対策のため遂行できなかったが、2019（令和元）年度には６年生を中心に16名がアジア、ヨーロッパ、アメリカ、アフリカの８カ国９校の医療現場で実習を行った。この派遣事業は、若い時期から国際的視野を持ち、協調力を有し、多様な文化・社会性を吸収するグローバルな人材の育成につながると期待されている。

Basic Data

学部学科・定員　医学部医学科・107名

キャンパス　［札幌キャンパス（医学部）］北海道札幌市北区北15条西７丁目

学生数（医学科）　573名（男456名・女117名）（2021年５月１日現在）　※医学科２～６年次生。１年次は総合教育部に所属。

専任教員数（医学科）　教授38名　准教授30名　講師18名（大学院医学研究院構成員、2021年５月１日現在）

主な付属施設　北海道大学病院（１日当たり平均外来患者数2,872.57人）、遺伝子病制御研究所、人獣共通感染症国際共同研究所、環境健康科学研究教育センター、脳科学研究教育センター、死因究明教育研究センター、医療イノベーションセンター、医理工学グローバルセンターなど。

学納金（2022年度）

初年度納入金　817,800円

６年間の総額　3,496,800円

※他に学友会費等あり

運営費交付金

314.2億円（2021年度）

科研費総額（2020年度）　60億9,968万6,000円

論文数　617本（2020年度）

〈国家試験合格率〉

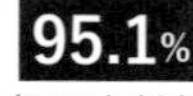

95.1%

（2022年新卒）

〈医師国家試験合格率推移〉

年／区分	新卒	既卒	総計
2022	95.1%	0.0%	91.5%
2021	98.2%	42.9%	95.0%
2020	100%	60.0%	95.0%

弘前大学医学部

新制八医大 **青森**

地域に根差した被ばく医療で、国内外で大いに貢献!

弘前大学医学部は、1944（昭和19）年設置の官立青森医学専門学校を前身とし、49年の弘前大学発足と同時に開設。東北地方では、東北大学医学部に次いで二番目に設立された歴史のある国立大学医学部だ。現在では医学科に加え、保健学科、心理支援科学科で構成され、大学の基本方針である「世界に発信し、地域と共に創造する」のもと、青森県を中心に、地域に根差した医学教育並びに研究を展開。原子力発電所、原子燃料サイクル施設、使用済燃料中間貯蔵施設など、多くの原子力関連施設を擁する青森県の地理的な背景を踏まえ、被ばく医療に関する教育・研究、人材育成の必要性から、2010（平成22）年10月に被ばく医療総合研究所を立ち上げると、期せずして、そのわずか５カ月後に東日本大震災が発生。避難所における住民の放射線スクリーニングの支援チームを福島県に派遣し、事故直後の被ばくの実態を解明する上で貴重なデータを収集した。その成果は国内外で高く評価され、15年には原子力規制委員会から、福島県立医科大学、広島大学、長崎大学と共に、被災地や被ばく地でもない弘前大学が高度被ばく医療支援センターおよび原子力災害医療・総合支援センターの指定を受けている。

Basic Data

学部学科・定員　医学部医学科・112名

キャンパス　［本町地区キャンパス］青森県弘前市在府町５

学生数（医学科）　817名（男472名・女345名）(2021年５月１日現在）

専任教員数（医学科）　教授41名　准教授33名　講師17名（大学院医学研究科教員数、2021年５月１日現在）

主な付属施設　弘前大学医学部附属病院（１日当たり平均外来患者数1,540.8人）、被ばく医療総合研究所、脳神経血管病態研究施設、高度先進医学研究センター、子どものこころの発達研究センター、医学部コミュニケーションセンターなど。

学納金（2022年度）
初年度納入金　817,800円
６年間の総額　3,496,800円
※他に諸会費等あり

運営費交付金
93.1億円（2021年度）

科研費総額（2020年度）　６億8,016万円

論文数　186本（2020年度）

〈国家試験合格率〉
91.7%
(2022年新卒)

〈医師国家試験合格率推移〉

年／区分	新卒	既卒	総計
2022	91.7%	20.0%	87.0%
2021	97.3%	38.5%	91.1%
2020	95.2%	40.0%	91.0%

東北大学医学部

旧七帝大　宮城

国内でもトップレベルの医学教育・研究・診療の場を提供!

History & Feature

東北大学医学部医学科の源流は、仙台藩が1817（文化14）年に藩の学問所「養賢堂」から「仙台藩医学校」を独立させ、同時に施薬所（現在の大学病院に相当）を設けたことに端を発する。医学部同窓会が創立の年として定めている72（明治５）年に宮城県立医学所に改組されたのち、1907年に東北帝国大学が設立されたことを受けて、15（大正４）年に帝国大学医科大学として設置された。その後も時代の変遷とともに名称や組織を変えながらも綿々と伝統を受け継ぎ、国内でもトップレベルの医学教育・研究・診療の場として発展。同窓会名簿には１万７千人を超える会員が名を連ね、世界中で活躍している。また、大学院医学系研究科が深く関わっている東北メディカル・メガバンクプロジェクトでは約30億個の塩基配列からなるヒトの遺伝情報について、日本人数千人分の解読を終了し、日本人の標準的な遺伝子配列を公表。日本人向けの薬の開発や副作用の発現、病気の発症の個別化予防のためのゲノム医療の基盤となって使われることが期待されるなど、最先端医療・医学研究を体験し、グローバル社会で自立するとともに医学を通して社会に貢献する、明日の医学を担う人材を育成し続けている。

Basic Data

学部学科・定員　医学部医学科・116名

キャンパス　［星陵キャンパス］宮城県仙台市青葉区星陵町2-1

学生数(医学科)　814名（男645名・女169名）(2021年５月１日現在)

専任教員数(医学科)　教授83名　准教授62名　講師32名（医学部・医学系研究科教員数、2021年５月１日現在)

主な付属施設　東北大学病院（１日当たり平均外来患者数2,771.8人)、加齢医学研究所、未来型医療創成センター、創生応用医学研究センター、環境遺伝医学総合研究センター、スマート・エイジング学際重点研究センター、東北メディカル・メガバンク機構など。

学納金（2022年度)

初年度納入金　817,800円

６年間の総額　3,496,800円

※他に諸会費等あり

運営費交付金

390.2億円（2021年度)

科研費総額(2020年度)　97億4,707万5,000円

論文数　365本（2020年度)

〈国家試験合格率〉

97.2%

(2022年新卒)

〈医師国家試験合格率推移〉

年／区分	新卒	既卒	総計
2022	97.2%	75.0%	96.6%
2021	97.6%	75.0%	96.2%
2020	96.9%	62.5%	95.0%

秋田大学医学部

新設国立医大 秋田

医師不足解消のために戦後初の国立大学医学部として誕生!

History & Feature

秋田大学医学部の源流は、1945（昭和20）年４月に設立された秋田県立女子医学専門学校。しかし、第二次世界大戦後のGHQによる審査でB級（存続不可）と判定された上に校舎が焼失し、わずか２年で廃校の憂き目に。その後、秋田県の深刻な医師不足の解消を切望した県民の強い熱意が原動力となり、70年にわが国における戦後初の国立大学医学部として創設された。以来、１期生では７％に過ぎなかった秋田県出身者も、現在では３割ほどを占めるようになり、秋田県唯一の医育機関として、優れた医師・医学研究者の育成に努め、同時に、地域医療の最後の砦として地域住民の命を守り、最先端の医科学研究を推進。秋田県内の主要な死亡原因である脳血管障害、がん・免疫に対する研究や人口あたりの死亡率が高い自殺予防に関する研究など、その成果や発信が高い評価を受けている。教育面では、卒前－卒後をシームレスにつなぐカリキュラムを特徴とし、2020年から正式に実施されている６年次の全国共通Post-CC OSCEを2001（平成13）年から導入。臨床実習面においても、おおらかな県民性から、患者さんが学生の診療参加に協力的で、医学部学生を育てる素地が整っているのも大きな魅力だ。

Basic Data

学部学科・定員　医学部医学科・124名

キャンパス　［本道キャンパス］秋田県秋田市本道1-1-1

学生数(医学科)　773名（男483名・女290名）(2021年５月１日現在)

専任教員数(医学科)　教授35名　准教授33名　講師29名（2021年５月１日現在）

主な付属施設　秋田大学医学部附属病院（１日当たり平均外来患者数983.1人）、医学系研究科附属地域包括ケア・介護予防研修センター、高齢者医療先端研究センター、生体情報研究センター、自殺予防総合研究センターなど。

学納金（2022年度）

初年度納入金　817,800円

６年間の総額　3,496,800円

※他に諸会費等あり

運営費交付金　86.5億円（2021年度）

科研費総額(2020年度)　４億5,695万円

論文数　96本（2020年度）

〈国家試験合格率〉

98.3%

（2022年新卒）

〈医師国家試験合格率推移〉

年／区分	新卒	既卒	総計
2022	98.3%	33.3%	96.7%
2021	99.2%	33.3%	97.7%
2020	99.2%	66.7%	96.9%

山形大学医学部

新設国立医大 山形

「スチューデント・ドクター制度」を全国に先駆けて導入!

History & Feature

一県一医科大学構想の第一期校（他は旭川医科大学、愛媛大学医学部）の１つとして1973（昭和48）年に設立され、93（平成５）年に東北・北海道地区の国立４年制大学初の看護学科も設置。学生教育を最も大切に先進的な取り組みに努め、医学部附属病院に加え、県内の地域の多くの関連病院および診療所で74週にも及ぶ臨床実習を行うことで、高度で実践的な臨床能力を持つ医師を育成するスチューデント・ドクター制度を全国に先駆けて2009年に導入。この制度は日本の医学教育のスタンダードとなり、医学教育のあり方を定めた文部科学省のモデルコアカリキュラム（2016年度改訂版）にも採択され、日本全国の医学生が山形大学医学部で創設された「スチューデント・ドクター」という名称で臨床実習を行っている。また未来医学を志向し、がん、生活習慣病など国民の健康にとって重要な疾患のゲノム医療を推進。最先端のがん治療としての重粒子線治療装置の開発、分子疫学研究により疾患が発症する前に対応する先制医療の開発などで世界の医療をリードしている。現在、山形県内における病院の勤務医の約７割が卒業生で、多くの病院で診療科長や部長として活躍し、地域の医療を支えている。

Basic Data

学部学科・定員　医学部医学科・113名

キャンパス　［飯田キャンパス］山形県山形市飯田西2-2-2

学生数（医学科）　730名（男445名・女285名）（2021年５月１日現在）

専任教員数（医学科）　教授41名　准教授30名　講師19名（大学院医学系研究科教員を含む、2022年５月１日現在）

主な付属施設　山形大学医学部附属病院（１日当たり平均外来患者数1,188.8人）、メディカルサイエンス推進研究所、東日本重粒子センター、がんセンター、メディカルスキルアップラボラトリーなど。

学納金（2022年度）

初年度納入金　817,800円

６年間の総額　3,496,800円

※他に諸会費・保険料等あり

運営費交付金　98.1億円（2021年度）

科研費総額（2020年度）　８億4,565万円

論文数　141本（2020年度）

〈国家試験合格率〉

90.7%

（2022年新卒）

〈医師国家試験合格率推移〉

年／区分	新卒	既卒	総計
2022	90.7%	66.7%	88.2%
2021	93.0%	45.5%	89.3%
2020	94.4%	73.3%	92.2%

筑波大学医学群

新設国立医大　茨城

「筑波方式」と呼ばれるカリキュラムを導入し、医学教育を刷新

History & Feature

1872(明治５)年創設の師範学校をルーツとする東京教育大学を前身に、1973（昭和48）年に開学。医学群医学類は医学専門学群として開設され、2003（平成15）年に看護学類、医療科学類を設置し、07年に医学専門学群から医学群に改組された。医学類では開学当初より、「筑波方式」と呼ばれる６年間一貫の臓器別・症候別の先進的な統合カリキュラムを全国に先駆けて取り入れ、04年度からはさらに、①PBL（Problem Based Learning）テュートリアルを基盤とする臓器別統合カリキュラム②クリニカルクラークシップ③医療概論を３本柱とする「新・筑波方式」と呼ばれる革新的なカリキュラムを導入。体験型プログラムを充実させたほか、16年度からは臨床実習の変革、18年度には卒業時コンピテンシーの明示、19年度は卒業時コンピテンシーに基づいたシラバス改定・評価の導入など、教員・学生がともに同じ目標をめざしながら、医学教育を刷新し続けている。また、筑波大学では基礎から臨床までのさまざまな研究が行われ、国際統合睡眠医科学研究機構は睡眠の謎を解明することを目的とした世界的にも大変ユニークな研究機構で、本学卒業生の柳沢正史（まさし）拠点長を中心に睡眠研究が実施されている。

Basic Data

学群学類・定員　医学群医学類・134名

キャンパス　［筑波キャンパス］茨城県つくば市天王台1-1-1

学生数（医学類）　838名（男542名・女296名）(2021年５月１日現在)

専任教員数（医学類）　教授107名　准教授85名　講師156名（2021年５月１日現在）

主な付属施設　筑波大学附属病院（１日当たり平均外来患者数1,666.9人）、国際統合睡眠医科学研究機構、生存ダイナミクス研究センター、陽子線医学利用研究センター、トランスボーダー医学研究センター、プレシジョン・メディスン開発研究センターなど。

学納金（2022年度）

初年度納入金　817,800円

６年間の総額　3,496,800円

※他に諸会費等あり

運営費交付金　314.2億円（2021年度）

科研費総額（2020年度）　41億6,533万円

論文数　696本（2020年度）

〈国家試験合格率〉

99.3%

(2022年新卒)

〈医師国家試験合格率推移〉

年／区分	新卒	既卒	総計
2022	99.3%	100%	99.3%
2021	100%	42.9%	97.2%
2020	95.0%	75.0%	94.4%

群馬大学医学部

新制八医大　群馬

北関東を代表する医学部として世界・地域で活躍する医師を育成

History & Feature

医学部の前身である前橋医学専門学校は1943（昭和18）年に設立され、前橋医科大学を経て、49年に群馬大学医学部医学科となり、96（平成８）年の保健学科設置により２学科体制となった。医学科は北関東における医学教育・研究および医療の拠点として活動し、教養教育から専門基礎・臨床にわたる６年間のカリキュラムを通し、科学的知（Science）と倫理（Ethics）、技能（Skill）について広く学び、臨床・研究・行政・教育などさまざまな分野で「世界でも地域でも活躍できる医師」を育成している。特に、医療の質・安全学については全国に先駆けて講座を設置し、医療安全教育・多職種連携教育の充実を図っている。また、2020年度新入生からカリキュラムを刷新。医師としての資質を涵養する教育にさらに力を入れ、４年次からの診療参加型臨床実習では附属病院だけでなく県内各地域の多くの医療機関の協力の下、地域の特性に応じた医療について学び、医師に必要とされる技能を修得できる体制を整えている。附属病院は地域医療の中核としての機能を担い、重粒子線医学センターでは、10年より日本の大学に最初に設置された世界最先端のがん治療装置を用いて重粒子線治療が開始されている。

Basic Data

学部学科・定員　医学部医学科・108名

キャンパス　［昭和キャンパス］群馬県前橋市昭和町3-39-22

学生数（医学科）　767名（男487名・女280名）（2022年５月１日現在）

専任教員数（医学科）　教授41名　准教授32名　講師23名（大学院医学系研究科教員数、2022年５月１日現在）

主な付属施設　群馬大学医学部附属病院（１日当たり平均外来患者数1,724.2人）、重粒子線医学センター、生体調節研究所、生体情報ゲノムリソースセンター、ウイルスベクター開発研究センター、生物資源センター、薬剤耐性菌実験施設など。

学納金（2022年度）

初年度納入金　817,800円

６年間の総額　3,496,800円

※他に諸会費等あり

運営費交付金

105.9億円（2021年度）

科研費総額（2020年度）　８億7.984万円

論文数　126本（2020年度）

〈国家試験合格率〉

99.1%

（2022年新卒）

〈医師国家試験合格率推移〉

年／区分	新卒	既卒	総計
2022	99.1%	68.8%	95.2%
2021	91.2%	66.7%	90.1%
2020	95.8%	81.8%	94.6%

千葉大学医学部

旧官六＋1　千葉

病気の治療を重視した「治療学」を柱に、次世代の医療人を育成

History & Feature

1874（明治７）年に設立された共立病院を原点とし、76年に院内に付設された医学教場が医学教育の始まり。その後、県立千葉医学校、第一高等中学校医学部、第一高等学校医学部、千葉医学専門学校と変遷を経て、1923（大正12）年に千葉医科大学に昇格。49年の千葉大学発足の際に医学部となった。病気の治療を重視した「治療学」を診療・研究の重要な柱とし、140年を超える歴史のなかで、食道がん外科治療の世界的パイオニアの中山恒明（こうめい）、乳幼児の血管と心臓の疾患である川崎病を発見した川崎富作、世界的免疫学者の多田富雄など、多くの優れた医師を輩出。特に大学院医学研究院では、がんや免疫・アレルギー、動脈硬化症などの免疫関連疾患領域の治療学に関わるリーダーの人材育成のため、「博士課程教育リーディングプログラム」を2012（平成24）年から、「治療学CHIBAイノベーション人材養成プログラム」を13年から実施し、19（令和元）年10月からは新たに「革新医療創生CHIBA卓越大学院」がスタート。また21年４月には医学系総合研究棟（治療学研究棟）が完成。千葉大学医学部はこの新棟を拠点とし、次世代の医学・医療を担う「治療学」の創成と医療人の育成に邁進する。

Basic Data

学部学科・定員　医学部医学科・117名

キャンパス　［亥鼻キャンパス］千葉県千葉市中央区亥鼻1-8-1

学生数（医学科）　713名（ 男520名・ 女193名 ）（2021年５月１日現在）

専任教員数（医学科）　教授48名　准教授37名　講師40名（大学院医学研究院・医学部教員数、2021年８月１日現在）

主な付属施設　千葉大学医学部附属病院（１日当たり平均外来患者数1,998人）、真菌医学研究センター、フロンティア医工学センター、バイオメディカル研究センター、予防医学センター、未来医療教育研究センター、再生治療学研究センター、子どものこころの発達教育研究センター、超高齢社会研究センター、国際粘膜免疫・アレルギー治療学研究センター、治療学人工知能（AI）研究センターなど。

学納金（2022年度）

初年度納入金　924,960円

６年間の総額　4,139,760円

※他に諸会費・保険料等あり

運営費交付金

156.4億円（2021年度）

科研費総額（2020年度）　24億2,294万円

論文数　310本（2020年度）

〈国家試験合格率〉

97.4%

（2022年新卒）

〈医師国家試験合格率推移〉

年／区分	新卒	既卒	総計
2022	97.4%	71.4%	96.0%
2021	95.3%	80.0%	94.8%
2020	97.6%	80.0%	96.3%

東京大学医学部

旧七帝大　東京

160年にわたり、国民の福祉の向上に努めてきた日本屈指の医学部

History & Feature

1858（安政５）年に設立された「種痘所」を起源とする東京医学校と、東京開成学校が77（明治10）年に合併し東京大学となり、東京大学医学部が誕生。160年を超える長い歴史のなかで、国内外で顕著な功績を挙げた多くの医学者、医療人を輩出するとともに、その時代を先導する医学研究を実施し、新しい生命現象の発見、疾患の原因の解明、診断治療法の開発において貢献してきた。医学部ではこのような実績の上に、国民の福祉における先導的な役割を継続。キャンパスでは研究と臨床の基盤を強化するために、工学系研究科・理学系研究科等の他学部との共同研究を促進する目的を持つ分子ライフイノベーション棟や、臨床系研究施設であるクリニカルリサーチセンターA棟が稼働、南研究棟も改修した。基礎系では世界トップレベル研究拠点プログラムとしてニューロインテリジェンス国際研究機構が開始され、医学系研究科とも密接に連携してヒトの知性の根源を知るための研究が推進されている。また、先端医療をリードする附属病院が優れた臨床教育の場となり、疾患の予防・診断・治療技術を開発し、それを臨床の場で適用し、次世代の医療を担う若手医学研究者・医師の養成に努めている。

Basic Data

学部学科・定員　医学部医学科・110名

キャンパス　［本郷地区キャンパス］東京都文京区本郷7-3-1

学生数（医学科3～6年生）　473名（男384名・女89名）（2022年５月１日現在）

専任教員数（医学科）　教授73名　准教授64名　講師45名（2021年５月１日現在。病院診療科の教員を除く）

主な付属施設　東京大学医学部附属病院（１日当たり平均外来患者数2,373.9人）、医科学研究所、疾患生命工学センター、医学のダイバーシティ教育研究センター、グローバルナーシングリサーチセンター、国際高等研究所ニューロインテリジェンス国際研究機構、健康と医学の博物館など。

学納金（2022年度）

初年度納入金　817,800円

６年間の総額　3,496,800円

※他に諸会費等あり

運営費交付金

704.4億円（2021年度）

科研費総額（2020年度）　225億4,953万4,000円

論文数　729本（2020年度）

〈国家試験合格率〉

93.2%

（2022年新卒）

〈医師国家試験合格率推移〉

年／区分	新卒	既卒	総計
2022	93.2%	41.7%	87.8%
2021	95.6%	33.3%	91.1%
2020	96.0%	60.0%	91.3%

東京医科歯科大学医学部 新制八医大 東京

最新の学習環境を整備し、国際社会で活躍できる医療人を輩出

History & Feature

前身は、日本で初めての国立の歯科医師養成機関として1928（昭和３）年に設立された東京高等歯科医学校。44年に東京医学歯学専門学校となり、医学科を設置。89（平成元）年、保健衛生学科を開設。１年次は、国立大学法人で唯一設置している教養部で全学共通科目を学ぶとともに、後期になると週１日、湯島地区で行われる医学導入において、早期臨床体験実習等を通じて医療人としての意識を高め、２年次からいよいよ医学専門教育がスタート。医療系総合大学の強みを生かした歯学科との医歯学融合教育や、保健衛生学科や歯学部口腔保健学科、星薬科大学薬学科、早稲田大学健康福祉学科、上智大学社会福祉学科などとチーム医療について学習する場も提供している。さらに、国際化が進む将来を見据え、英語で医学を学ぶ講義が１年次後期から３年間にわたって行われるほか、海外研修奨励制度や「ハーバード大学の学生とともに学ぶ臨床実習」など、海外の一流提携大学で学ぶ機会も用意。また、全国最大規模のスキルスラボ（臨床手技習得のためのシミュレーション機器を備えた学習室)、国際的に通用する教科書をオンライン上で参照できるe-learning環境など先進的な学習環境が整えられている。

Basic Data

学部学科・定員 医学部医学科・100名

キャンパス １年次［国府台キャンパス］千葉県市川市国府台2-8-30
２～６年次［湯島キャンパス］東京都文京区湯島1-5-45

学生数(医学科) 646名（男436名・女210名）(2021年５月１日現在）

専任教員数(医学科) 教授66名　准教授43名　講師35名（大学院医歯学総合研究科医系教員数、2021年５月１日現在）

主な付属施設 東京医科歯科大学医学部附属病院（１日当たり平均外来患者数1,825.9人)、難治疾患研究所、生体材料工学研究所、創生医学コンソーシアム、未来医療コンソーシアム、難病克服コンソーシアム、再生医療研究センター、脳統合機能研究センター、疾患バイオリソースセンターなど。

学納金（2022年度）
初年度納入金　924,960円
６年間の総額　4,139,760円
※他に諸会費等あり

運営費交付金
122.3億円（2021年度）

科研費総額(2020年度) 18億1,506万円

論文数 150本（2020年度）

〈国家試験合格率〉

97.3%

(2022年新卒)

〈医師国家試験合格率推移〉

年／区分	新卒	既卒	総計
2022	97.3%	—	97.3%
2021	100%	0.0%	99.0%
2020	100%	50.0%	98.2%

新潟大学医学部

旧官六+1 **新潟**

海外活動も活発に展開し、医学を通して人類の福祉に貢献

History & Feature

新潟大学医学部の歴史を紐解くと、官立新潟医学専門学校として創立された1910（明治43）年に遡る。22（大正11）年には、日本で６番目の国立大学医学部として官立新潟医科大学に昇格、49（昭和24）年に新潟大学医学部となり、99（平成11）年に保健学科を設置し、現在に至る。医学科および大学院医歯学総合研究科では世界的な研究が数多く行われ、脳や腎臓に関する研究などで世界をリード。基礎医学の研究成果を臨床医学に応用する橋渡し研究（Translational Research）も活発で、大学病院で行われている臓器移植や再生医療などの先端医療に、その成果を見ることができる。地域社会においては、行政機関や医療機関、医師会などと連携しながら臨床医学はもちろん、予防医学にも力を入れ、地域の医療保健、福祉の向上に随所で貢献。また海外活動では、アメリカ・イギリスなど欧米だけでなく、環日本海の国々（ロシア、中国）やミャンマー、マレーシア、モンゴルなどアジアの国々との医学・国際交流を活発に展開するなど、国際基準に準拠した先端的教育カリキュラムを実施し、「人間性を尊重し、全人医療を実践する高度な能力を持つ医療人の育成」をめざして、人類の幸福に貢献している。

Basic Data

学部学科・定員　医学部医学科・133名

キャンパス　［旭町キャンパス］新潟県新潟市中央区旭町通1-757

学生数(医学科)　784名（男594名・女190名）（2021年５月１日現在）

専任教員数(医学科)　教授42名　准教授46名　講師39名（2022年５月１日現在）

主な付属施設　新潟大学医歯学総合病院（１日当たり平均外来患者数2,138.6人）、脳研究所、腎研究センター、災害医療教育センター、死因究明教育センター、ミャンマー感染症研究拠点など。

学納金（2022年度）

初年度納入金	817,800円
６年間の総額	3,496,800円

※他に諸会費等あり

運営費交付金　143.8億円（2021年度）

科研費総額(2020年度)　17億4,785万円

論文数　226本（2020年度）

〈国家試験合格率〉

97.0%

（2022年新卒）

〈医師国家試験合格率推移〉

年／区分	新卒	既卒	総計
2022	97.0%	62.5%	93.3%
2021	91.5%	40.0%	87.8%
2020	95.6%	54.5%	92.5%

富山大学医学部

新設国立医大　富山

東洋医学と西洋医学を融合した独自の教育・研究を展開!

History & Feature

富山県民の強い要望により、1975（昭和50）年に富山医科薬科大学医学部として創設され、93（平成５）年に県内初の看護系大学として看護学科を新設。2005年には旧富山大学、旧高岡短期大学と統合し、新たな富山大学医学部として生まれ変わった。「薬の富山」としての300年の歴史を背景に、薬学部ならびに和漢医薬学総合研究所と密接に連携して、東西医学の統合をめざした特徴ある教育・研究・臨床を展開。医学部と薬学部の学生が一緒に学修する「和漢医薬学入門」を２年次に開講するなど、伝統的な東洋医学を早期に学べるカリキュラムも用意し、東洋医学と西洋医学の先端的医学知識を身につけた意欲的な学生の育成を行っている。臨床に関する教育においては、地域医療に貢献できる人材育成に加え、新専門医制度に対応した専門医養成に力を入れるとともに、国際性を身につけるために在学中から海外で臨床研修ができる制度を設置。研究面では生命科学分野で世界トップレベルの研究を展開し、脳神経科学領域でも、世界から注目されている研究成果を次々と発表。大学院においては、特徴ある東西医学融合研究に魅せられて、海外から多くの学生が本学に留学し、国際研究交流も活発に進んでいる。

Basic Data

学部学科・定員　医学部医学科・105名

キャンパス　［杉谷キャンパス］富山県富山市杉谷2630

学生数(医学科)　665名（男421名・女244名）(2021年５月１日現在）

専任教員数(医学科)　教授47名　准教授24名　講師10名（2022年３月22日現在）

主な付属施設　富山大学附属病院（１日当たり平均外来患者数1,269.1人）、和漢医薬学総合研究所、アイドリング脳科学研究センター、未病研究センターなど。

学納金（2022年度）

初年度納入金　817,800円

６年間の総額　3,496,800円

※他に保険料等あり

運営費交付金　116.8億円（2021年度）

科研費総額(2020年度)　９億1,585万円

論文数　116本（2020年度）

〈国家試験合格率〉

94.2%

(2022年新卒)

〈医師国家試験合格率推移〉

年／区分	新卒	既卒	総計
2022	94.2%	16.7%	89.9%
2021	97.2%	66.7%	95.5%
2020	96.3%	77.8%	94.9%

金沢大学医薬保健学域

旧官六＋1　石川

国立大学としては3番目に古い日本海側を代表する医学部

History & Feature

藩政末期の1862（文久２）年に開設された加賀藩の金沢彦三種痘所の流れを汲み、種痘所を淵源とする国立大学医学校としては長崎大学、東京大学に次いで、日本で３番目に古い歴史を有する。87（明治20）年に第四高等中学校医学部、1901年に金沢医学専門学校を設立。旧帝国大学に次ぎ、医学専門学校から大学に昇格した６校の１つで、23（大正12）年４月に金沢医科大学（旧制）となり、初代学長には高安動脈炎（高安病）を発見した高安右人教授が務めた。2008（平成20）年、金沢大学医学部から医薬保健学域医学類に改組。21年に日本医学教育評価機構による評価「国際認証」を受審するため、新しい医学教育体制での教育カリキュラムを開始。コアカリキュラムに対応した基本的な医学教育の内容を効率よく教育することに加え、自主自学を中心とする実践教育を多く取り入れ、４年次第４クオーターから６年次第２クオーターまで行う医学教育分野別評価基準を満たす72週の診療参加型臨床実習では、40週のコアローテーションと18週のサブスペシャリティローテーションからなる「必修臨床実習」と、国内外の医療機関・施設を学生が自由選択する14週の「選択臨床実習」を実施している。

Basic Data

学域学類・定員　医薬保健学域医学類・112名

キャンパス　［宝町キャンパス］石川県金沢市宝町13-1

学生数(医学類)　717名（男552名・女165名）（2021年５月１日現在）

専任教員数(医学類)　教授50名　准教授50名　講師10名（2021年５月１日現在）

主な付属施設　金沢大学附属病院（１日当たり平均外来患者数1,427.8人）、がん進展制御研究所、ナノ生命科学研究所、AIホスピタル・マクロシグナルダイナミクス研究開発センター、先進予防医学研究センター、子どものこころの発達研究センターなど。

学納金（2022年度）

初年度納入金　817,800円
６年間の総額　3,496,800円
※他に保険料等あり

運営費交付金　134.3億円（2021年度）

科研費総額(2020年度)　21億5,761万円

論文数　374本（2020年度）

〈国家試験合格率〉

91.0%

(2022年新卒)

〈医師国家試験合格率推移〉

年／区分	新卒	既卒	総計
2022	91.0%	66.7%	89.2%
2021	95.5%	37.5%	91.6%
2020	94.2%	80.0%	93.7%

福井大学医学部

新設国立医大　福井

医学への高い意識づけのため、1年次より解剖学実習を実施!

History & Feature

福井大学医学部は、江戸時代に『解体新書』で知られる杉田玄白や、天然痘予防に尽力した笠原良策など多くの名医を生み出しながら、長らく医育機関がなかった福井県に1980（昭和55）年、福井医科大学医学科として開学。97（平成９）年には看護学科も設置され、2003年に旧福井大学と統合した。社会のニーズに対応できる優秀な医師を養成するために、文部科学省のガイドライン「医学教育モデル・コアカリキュラム」準拠はもとより、世界医学教育連盟の定めるグローバルスタンダードに準拠するための医学教育分野別評価基準日本版に沿ったカリキュラムを編成し、６年一貫した教育で高度専門職業人としての意識を醸成している。原発立地県の大学として、１年次から５年次にかけて、臨床能力から万一に備えての現実的なリスク・コミュニケーション能力の習得までをめざし、救急・緊急被ばく医療を学ぶほか、「人の体を知る」という基本を通じて、医学を志す学生に高い意識を持たせるため、解剖学の講義は１年次の６月からスタート。10月からは約３カ月間にわたり、人体解剖学の実習が行われる。１年次から解剖学実習を行う国立大学は全国的にも珍しく、カリキュラムの大きな特徴となっている。

Basic Data

学部学科・定員　医学部医学科・110名

キャンパス　［松岡キャンパス］福井県吉田郡永平寺町松岡下合月23-3

学生数（医学科）　696名（男427名・女269名）（2021年５月１日現在）

専任教員数（医学科）　教授46名　准教授37名　講師13名（医学部全体の教員数、2021年５月１日現在）

主な付属施設　福井大学医学部附属病院（１日当たり平均外来患者数907.0人）、高エネルギー医学研究センター、ライフサイエンス支援センター、先進イメージング教育研究センター、子どものこころの発達研究センターなど。

学納金（2022年度）

初年度納入金　817,800円

６年間の総額　3,496,800円

※他に保険料等あり

運営費交付金　89.2億円（2021年度）

科研費総額（2020年度）　６億1,399万円

論文数　104本（2020年度）

〈国家試験合格率〉

97.2%

（2022年新卒）

〈医師国家試験合格率推移〉

年／区分	新卒	既卒	総計
2022	97.2%	57.1%	94.7%
2021	96.5%	28.6%	92.6%
2020	100%	72.7%	95.3%

山梨大学医学部

新設国立医大 山梨

先端脳科学分野でブレイクスルーをめざす研究センターを設置

History & Feature

1978（昭和53）年に山梨医科大学として開学。95（平成７）年、看護学科を開設。2002年に旧山梨大学と統合。大学が掲げる「地域の中核、世界の人材」という旗標のもと、地域医療においてはその現状を理解し、これに特化した知識と技術を身につけることを目的とした地域医療学を導入。１年次から４年次にかけて、地域医療とへき地医療の違い、地域における予防医学の重要性、専門医療への対応、地域医療における診療所の役割など、地域医療の現状・魅力・意義などを学ぶ。世界の人材面では、すでに06年度から、基礎・臨床合わせて10数講座の協力のもと、研究方法論の基礎から研究倫理、実験、学会発表、論文執筆まで一連のプロセスを体験することで研究者の芽を育てるライフサイエンスコースを設け、グローバルに活躍できる医師や医学研究者を養成している。21年４月には、近年、脳機能の本質に関わる新しい細胞として注目されているグリア細胞の視点からグリア・免疫研究を展開する世界初の研究センター「山梨GLIAセンター」を設置。ここでは世界最高峰の研究者が共同で脳機能の基本原理および各種疾患の解明に取り組み、先端脳科学研究の次のブレイクスルーをめざしている。

Basic Data

学部学科・定員　医学部医学科・125名

キャンパス　［医学部キャンパス］山梨県中央市下河東1110

学生数(医学科)　756名（男590名・女166名）（2021年５月１日現在）

専任教員数(医学科)　教授35名　准教授23名　講師39名（2021年５月１日現在）

主な付属施設　山梨大学医学部附属病院（１日当たり平均外来患者数1,258.4人）、山梨GLIAセンター、出生コホート研究センター、発生工学研究センターなど。

学納金（2022年度）

初年度納入金　817,800円

６年間の総額　3,496,800円

※他に諸会費等あり

運営費交付金　87.5億円（2021年度）

科研費総額(2020年度)　７億369万円

論文数　123本（2020年度）

〈国家試験合格率〉

95.6%

（2022年新卒）

〈医師国家試験合格率推移〉

年／区分	新卒	既卒	総計
2022	95.6%	91.7%	95.2%
2021	91.2%	75.0%	90.7%
2020	97.1%	100%	97.4%

信州大学医学部

新制八医大　長野

より実際の医療現場に近い実習に臨む前の進級判定を厳格化!

History & Feature

1944（昭和19）年に設立された松本医学専門学校を前身に、松本医科大学を経て51年、信州大学に包括され、医学部医学科となった。2002（平成14）年に保健学科を開設。優れた医師になるために必要な知識、技術、態度、考え方を身につけるため、６年一貫教育を実施し、１年生では老健施設や障害者施設で早期体験実習を、２年生では附属病院に来院した外来患者に付き添い、患者目線で診察の流れを把握する外来患者体験実習や、病棟で看護師とともに日勤・夜勤を経験する看護体験実習を行うなど、さまざまな局面から医療現場を体験している。臨床実習では３～４人からなるチームの一員として臨床現場に参加。５年生後期には「150通りの選択肢からなる参加型臨床実習」と題して、県下の病院に協力してもらい、６カ月６コース、１診療１人ずつ学生自らが選択できる実践的な臨床実習を行っているが、より実際の医療現場に近い実習が増えるということは責任も大きくなるということなので、進級判定は必然的に厳しくなり、臨床実習前のCBTで落第する学生も少なくないのだとか。日本医学教育評価機構による医学教育分野別評価を受審し、21年５月20日付で国際基準に適合していると認定された。

Basic Data

学部学科・定員　医学部医学科・120名

キャンパス　［松本キャンパス］長野県松本市旭3-1-1

学生数(医学科)　761名（男499名・女262名）(2021年５月１日現在)

専任教員数(医学科)　教授39名　准教授35名　講師40名（学術研究院医学系教員数、2021年５月１日現在）

主な付属施設　信州大学医学部附属病院（１日当たり平均外来患者数1,341.5人）、基盤研究支援センター、バイオメディカル研究所、小児環境保健疫学研究センターなど。

学納金（2022年度）

初年度納入金　817,800円

６年間の総額　3,496,800円

※他に保険料等あり

運営費交付金　121.6億円（2021年度）

科研費総額(2020年度)　11億4,517万円

論文数　292本（2020年度）

〈国家試験合格率〉

96.1%

(2022年新卒)

〈医師国家試験合格率推移〉

年／区分	新卒	既卒	総計
2022	96.1%	0.0%	94.7%
2021	100%	69.2%	96.8%
2020	91.0%	62.5%	89.2%

岐阜大学医学部

旧設公立医大 **岐阜**

岐阜薬科大学と連合・連携し、特色ある教育研究を展開!

History & Feature

岐阜県立女子医学専門学校として、1944（昭和19）年に開学。岐阜県立医科大学などを経て、64年に国立に移管され、2000（平成12）年に看護学科も設置した。岐阜大学のキャッチフレーズはグローカルであり、岐阜県内のみならず、中部圏や日本全国、さらには世界でも活躍することのできる医師、看護師を育成し、国際的にも評価されうる独創的かつ先進的な医学系研究を進めていくことを使命とし、医師育成に関しては、岐阜県の補助により、地域枠入試も実施。地域医療医学センターを中心に県内の研修医育成病院と岐阜県医師育成・確保コンソーシアムを形成して、地域で働く医師のキャリア支援を行っている。また、世界に目を向ける医学生には、６年生の選択臨床実習を海外の病院で経験することを奨励し、サポート。岐阜薬科大学と連合・連携し、07年に創設された博士課程３年の連合創薬医療情報研究科では、「創薬」というキーワードの下に、国際的にも水準の高い先端的な生体分子科学、生体制御、生体応答、生物学的創薬、薬効情報、患者情報などを基盤とする創薬科学および医療情報学を中心とする、特色ある教育研究を展開している。2023年度入学者選抜より、後期日程の学生募集を停止する。

Basic Data

学部学科・定員 医学部医学科・110名

キャンパス ［柳戸キャンパス］岐阜県岐阜市柳戸1-1

学生数(医学科) 660名（男446名・女214名）（2021年５月１日現在）

専任教員数(医学科) 教授45名　准教授46名　講師12名（2021年５月１日現在）

主な付属施設 岐阜大学医学部附属病院（１日当たり平均外来患者数1,317.0人）、微生物遺伝資源保存センター、生命の鎖統合研究センター、糖鎖生命コア研究所、地域医療医学センター、岐阜健康長寿・創薬推進機構など。

学納金（2022年度）

初年度納入金	17,800円
６年間の総額	3,496,800円

※他に諸経費あり

運営費交付金 357.5億円（2021年度）　※東海国立大学機構（名古屋大学・岐阜大学）の交付金

科研費総額(2020年度) ８億8,881万円

論文数 162本（2020年度）

〈国家試験合格率〉

94.6%

（2022年新卒）

〈医師国家試験合格率推移〉

年／区分	新卒	既卒	総計
2022	94.6%	75.0%	93.9%
2021	97.9%	33.3%	96.0%
2020	99.1%	55.6%	95.7%

浜松医科大学医学部

新設国立医大 静岡

抜本的なカリキュラム改革を実施し、良質な医療人を育成!

History & Feature

「良質な医療人を育成し、独創性のある研究成果を世界に発信し、地域医療を中核的に担う」ことを使命に、1974(昭和49)年に開学。多くの卒業生が地域医療のみならず、全国の医療の現場や研究分野、行政関係などで活躍している。地域貢献としては、静岡県全体の医療の主導的な役割を担い、勤務医の約3割を本学卒業生など医局関係者が占め、600床以上の大病院3施設を含め、30人近い病院長を輩出。ここ数年では医学科卒業生の約6割、70名程度が県内で種々の職に就いており、全国的にも地元定着率が極めて高い大学となっている。研究面では、これまで培ってきた光医学の知見や技術、機器を活用した分野横断的な研究を推進し、自閉症などこころの医学研究や遺伝性疾患等の研究を発展させるほか、創薬や新たな医療機器の開発に取り組んでいる。学部教育においては、2021年度から抜本的な医学科カリキュラム改革を実施。これまで1年次のみだった倫理学、心理学等の行動科学の修学を6年間全体とし、さらに英語の修学にも焦点を当て、e-learningや英語でのプレゼンテーションなど、6年間にわたる英語教育を行うことで、卒業時に英語で医学や医療の討論ができる医学生を育成する。

Basic Data

学部学科・定員 医学部医学科・115名

キャンパス [大学キャンパス]静岡県浜松市東区半田山1-20-1

学生数(医学科) 716名(男466名・女250名)(2022年5月1日現在)

専任教員数(医学科) 教授56名 准教授37名 講師5名(医学部全体の教員数、2022年5月1日現在)

主な付属施設 浜松医科大学医学部附属病院(1日当たり平均外来患者数1,324.4人)、光尖端医学教育研究センター、子どものこころの発達研究センター、総合診療教育研究センター、国際マスイメージングセンターなど。

学納金(2022年度)

初年度納入金 817,800円

6年間の総額 3,496,800円

※他に諸経費あり

運営費交付金 50.2億円(2021年度)

科研費総額(2020年度) 4億5,500万円

論文数 104本(2020年度)

〈国家試験合格率〉

99.2%

(2022年新卒)

〈医師国家試験合格率推移〉

年/区分	新卒	既卒	総計
2022	99.2%	25.0%	96.8%
2021	96.5%	100%	96.7%
2020	96.7%	83.3%	96.1%

名古屋大学医学部

旧七帝大　愛知

情報学と生命医科学を軸に個別化予防をめざす人材育成に挑戦!

History & Feature

名古屋大学医学部は1871（明治４）年に名古屋藩の仮病院・仮医学校として発足して以来、150年の歴史を誇る日本でも最古の医学部の１つである。明治期に愛知医学校、愛知県立医学校、愛知県立医学専門学校などと変遷し、1920（大正９）年設置の愛知医科大学を経て、31（昭和６）年に官立に移管、名古屋医科大学となり、39年にわが国で７番目となる帝国大学が創立され、名古屋帝国大学医学部となった。世界をリードする研究医、研究心を持った臨床医の育成を目標の１つに置いているだけに、長い歴史のなかでは、発汗と体温調節の生理についての研究で知られ、ノーベル生理学・医学賞の候補にもなった久野寧など、多くの人材を輩出している。また、2017（平成29）年度に導入された世界最高水準の教育研究活動の展開が見込まれる国立大学法人を「指定国立大学法人」とする制度には、これまで名古屋大学をはじめ10校が指定されているが、大学院医学系研究科では医学・医療の開拓をミッションに掲げ、さまざまな取り組みを行っている。なかでも19（令和元）年度に採択された卓越大学院プログラムでは、情報学と生命医科学を軸に個別化予防をめざす人材育成を提案し、研究を進めている。

Basic Data

学部学科・定員　医学部医学科・107名

キャンパス　［鶴舞キャンパス］愛知県名古屋市昭和区鶴舞町65

学生数（医学科）　686名（男510名・女176名）（2021年５月１日現在）

専任教員数（医学科）　教授51名　准教授46名　講師23名（大学院医学系研究科鶴舞地区教員数、2021年４月１日現在）

主な付属施設　名古屋大学医学部附属病院（１日当たり平均外来患者数2,086.6人）、神経疾患・腫瘍分子医学研究センター、環境医学研究所、予防早期医療創成センター、細胞生理学研究センター、脳とこころの研究センター、糖鎖生命コア研究所など。

学納金（2022年度）

初年度納入金　817,800円

６年間の総額　3,496,800円

※他に保険料（7,800円）等あり

運営費交付金

357.5億円（2021年度）※東海国立大学機構（名古屋大学・岐阜大学）の交付金

科研費総額（2020年度）　80億2,955万4,000円

論文数　369本（2020年度）

〈国家試験合格率〉

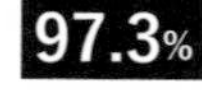

（2022年新卒）

〈医師国家試験合格率推移〉

年／区分	新卒	既卒	総計
2022	97.3%	28.6%	93.3%
2021	99.1%	60.0%	95.9%
2020	93.3%	70.0%	91.5%

三重大学医学部

旧設公立医大　三重

基本理念に沿った教育を徹底し、次世代の医療人を育成

1944（昭和19）年に三重県立医学専門学校として開校。戦後、三重県立医科大学、三重県立大学医学部と変遷し、72年の国立移管によって、三重大学医学部となり、97（平成９）年に看護学科が設置され、２学科制となった。「確固たる使命感と倫理観をもつ医療人を育成し、豊かな創造力と研究能力を養い、人類の健康と福祉の向上につとめ、地域および国際社会に貢献する」を基本理念に、医学科ではPBLチュートリアルなどのアクティブラーニングを積極的に導入し、６年間にわたって医学研究に取り組む新医学専攻コースや、学生全員が研究計画書や発表を英語で行う研究室研修を実施。さらに、第６学年の約半数が参加する海外臨床実習、第１～３学年を対象にした早期海外体験実習、専門英語教育、体系的国際保健医療授業など特色のある国際化教育を行っている。また地域医療のために、三重県地域医療支援センター、三重県地域医療対策協議会、関連教育病院の協力を得て、６年間を通して地域で学べる体制を整備。国際的に高く評価される研究実績を発信することも重要課題の１つとなっており、医学系研究科では独自の教育プログラムを設け、次世代の高度専門医療人や医学研究者を育成している。

Basic Data

学部学科・定員　医学部医学科・125名

キャンパス　［上浜（医学部）キャンパス］三重県津市江戸橋2-174

学生数(医学科)　757名（男494名・女263名）(2021年５月１日現在)

専任教員数(医学科)　教授46名　准教授28名　講師14名（大学院医学系研究科教員数、2021年５月１日現在）

主な付属施設　三重大学医学部附属病院（１日当たり平均外来患者数1,381.6人）、先端科学研究支援センター、地域連携医療研究センター、バイオバンクセンターなど。

学納金（2022年度）

初年度納入金　817,800円

６年間の総額　3,496,800円

※他に保険料等あり

運営費交付金　101.2億円（2021年度）

科研費総額(2020年度)　７億2,540万円

論文数　246本（2020年度）

〈国家試験合格率〉

99.1%

(2022年新卒)

〈医師国家試験合格率推移〉

年／区分	新卒	既卒	総計
2022	99.1%	54.5%	95.2%
2021	93.7%	60.0%	91.2%
2020	95.3%	63.6%	92.9%

滋賀医科大学医学部

新設国立医大 滋賀

女性研究者や女性医師への“働きやすい環境”を整備!

History & Feature

1974（昭和49）年に開学した滋賀県内唯一の医学系大学。「地域に支えられ、地域に貢献し、世界に羽ばたく大学」として、全人的医療・看護を行う優れた医療人の育成、特色ある医学・看護学研究、先進的な医療を実践し、本学から育った高い倫理観を持つ優れた医療人が地域・国・世界で活躍。特に、同窓生や地域住民が「里親」や「プチ里親」となって学生を支援する事業や、滋賀県の医療機関等と連携した地域医療体験学習により、地域で活躍できる医療人の育成に力を注ぎ、医学科に2020年度入学者から「地域医療枠」「地元医療枠」を設けるとともに、地域医療重点コースを開設し、地域医療のプロフェッショナルを養成している。また、研究面では、アルツハイマー病を中心とする神経難病に関する研究、サルを用いた医学研究、非感染症性疾患などに関する疫学研究、がん研究などの独創的な研究で成果を挙げ、出産・育児・介護など研究時間の確保が困難な研究者に対しては、研究支援員を配置するなどして、女性研究者の活動を積極的に支援。附属病院においても、2016年度より、女性医師の医療現場への復帰を支援する研修プログラムを開始し、女性医師が継続的に働ける環境を構築している。

Basic Data

学部学科・定員　医学部医学科・95名

キャンパス　［大学キャンパス］滋賀県大津市瀬田月輪町

学生数（医学科）　694名（男418名・女276名）（2021年５月１日現在）

専任教員数（医学科）　教授40名　准教授31名　講師７名（2021年５月１日現在）

主な付属施設　滋賀医科大学医学部附属病院（１日当たり平均外来患者数812.2人）、神経難病研究センター、動物生命科学研究センター、NCD疫学研究センター、先端がん研究センター、メディカルミュージアム、バイオメディカル・イノベーション施設など。

学納金（2022年度）

初年度納入金　817,800円

６年間の総額　3,496,800円

※他に保険料等あり

運営費交付金　51.5億円（2021年度）

科研費総額（2020年度）　３億7,505万円

論文数　160本（2020年度）

〈国家試験合格率〉

93.3%

（2022年新卒）

〈医師国家試験合格率推移〉

年／区分	新卒	既卒	総計
2022	93.3%	83.3%	92.4%
2021	91.9%	57.1%	90.1%
2020	95.5%	71.4%	94.0%

京都大学医学部

旧七帝大　京都

世界や日本の医学をリードする医師のもと、世界の最前線を経験

History & Feature

1899（明治32）年に京都帝国大学医科大学として創立された120年以上の伝統を持つ医学部として、2018（平成30）年にノーベル生理学・医学賞を受賞した本庶佑（ほんじょたすく）京都大学特別教授をはじめ、世界に誇る指導的な医学者、医学研究者を輩出。医学科では、京都大学が創立以来築いてきた自由の学風を継承し、医療の原点である「人を愛する」精神のもと、学生の自主性、自己啓発を教育の主眼として、医師、医学研究者としての資質を最大限に伸ばし、医療や医学研究の分野で活躍できる優れたリーダーの養成をめざしている。カリキュラムはすべての授業が必修科目で、基礎医学では生命科学ならびに医師に必要な解剖学・生理学・生化学・病理学・法医学などを、社会健康医学では個人に対する医療だけではない社会全般に対する医学の応用を、臨床医学はすべての臨床医学の分野について、授業と臨床実習を通じて、基礎となる理論と実際の医療現場での活用を学ぶ。臨床実習の中心となる医学部附属病院には、世界や日本の医学をリードする医師が数多く在籍。また、近年は多くの新しい部門・設備も整えられ、移植医療や分子治療、あるいはiPS診療部など最先端の医療があり、世界の最前線を経験できる。

Basic Data

学部学科・定員　医学部医学科・107名

キャンパス　［吉田キャンパス（医学科）］京都府京都市左京区吉田近衛町

学生数（医学科）　678名（男562名・女116名）（2021年５月１日現在）

専任教員数（医学科）　教授78名　准教授65名　講師56名（医学研究科教員数、2021年５月１日現在）

主な付属施設　京都大学医学部附属病院（１日当たり平均外来患者数1,641.3人）、ウイルス・再生医科学研究所、iPS細胞研究所、がん免疫総合研究センター、ゲノム医学センター、臨床研究総合センター、杉浦地域医療研究センター、先天異常標本解析センター、脳機能総合研究センターなど。

学納金（2022年度）

初年度納入金　817,800円

６年間の総額　3,496,800円

※他に保険料等あり

運営費交付金

485.9億円（2021年度）

科研費総額（2020年度）　139億3,190万5,000円

論文数　461本（2020年度）

〈国家試験合格率〉

94.5%

（2022年新卒）

〈医師国家試験合格率推移〉

年／区分	新卒	既卒	総計
2022	94.5%	36.4%	89.3%
2021	92.5%	63.6%	89.7%
2020	95.5%	45.5%	91.0%

大阪大学医学部

旧七帝大　大阪

緒方洪庵の「適塾」を源流と仰ぎ、世界をリードする研究を展開

History & Feature

大阪大学医学部の系譜は幕末の蘭方医、また蘭学の教育者として第一人者と仰がれた緒方洪庵が1838（天保９）年に大阪・船場に開いた「適塾」まで遡る。明治新政府は69（明治２）年、大阪・上本町大福寺に仮病院・医学校を開設、その運営はオランダ人医師のボードインやエルメレンスとともに適塾の門下生が担った。この医学校が以後150年にわたって多くの起伏を経ながら大阪帝国大学医学部、大阪大学医学部へと発展し、大阪という町を背景として生まれた適塾の自由な学問的気風や先見性を精神的な柱として受け継ぎ、優秀な医師を世に送り出すだけでなく、世界をリードするような医学研究者を多数養成してきた。2015（平成27）年度新入生より、研究者の育成、教育の国際化、臨床実習の充実を主要テーマにカリキュラムを一新。加えて、09年から開始している入学直後から基礎医学研究に参加することができる大阪大学MD研究者育成プログラムを継続し、将来研究者をめざす学生を支え、16年度からは医学英語の履修を必修化した。また、わが国屈指の研究拠点大学として、免疫学、分子細胞生物学、再生医学、感染症学、分子遺伝子学などの分野で世界最先端の研究を展開している。

Basic Data

学部学科・定員　医学部医学科・100名

キャンパス　［吹田キャンパス］大阪府吹田市山田丘2-2

学生数(医学科)　666名（男548名・女118名）（2021年５月１日現在）

専任教員数(医学科)　教授120名　准教授99名　講師70名（大学院医学系研究科教員数、2021年５月１日現在）

主な付属施設　大阪大学医学部附属病院（１日当たり平均外来患者数2,272.4人）、微生物病研究所、蛋白質研究所、ツインリサーチセンター、最先端医療イノベーションセンター、未来医療イメージングセンター、免疫学フロンティア研究センター、オートファジーセンターなど。

学納金（2022年度）

初年度納入金　817,800円

６年間の総額　3,496,800円

※他に諸会費・保険料等あり

運営費交付金

379.8億円（2021年度）

科研費総額(2020年度)　104億6,308万1,000円

論文数　355本（2020年度）

〈国家試験合格率〉

98.1%

（2022年新卒）

〈医師国家試験合格率推移〉

年／区分	新卒	既卒	総計
2022	98.1%	45.5%	93.2%
2021	94.3%	58.3%	90.7%
2020	94.3%	60.0%	91.4%

神戸大学医学部

旧設公立医大　兵庫

山中伸弥教授をはじめ、世界をリードする研究者を輩出!

History & Feature

神戸大学医学部の前身は、1952（昭和27）年に設置された兵庫県立神戸医科大学であり、その母体は兵庫置県と共に1869（明治２）年に建設された神戸病院である。明治、大正、昭和と県政の歩みのなかで県立神戸医学校、県立医学専門学校、県立医科大学と幾多の変遷、消長を経て、68年３月31日に国への移管が完了し、神戸大学医学部となり、94（平成６）年に保健学科を開設。医学科では「科学者の視点を持った医師、医学研究者の養成の推進と、学部入学段階から卒後・大学院までの一貫した取組により基礎医学研究者の育成を行うこと」を使命に掲げ、全国に先駆けて61年から、学生全員が基礎医学研究を体験する基礎配属実習を実施。その歴史のなかでシグナル伝達医学研究において世界的な実績を挙げている。さらには、ノーベル生理学・医学賞を受賞した山中伸弥京都大学iPS細胞研究所前所長・教授をはじめ、世界をリードする再生医学研究者を輩出するなど、医学研究教育は国内外で高い評価を受けている。また近年、データ駆動型研究を推進する機運が高まっていることから、基礎・臨床医学の連携、異分野融合研究の推進を通して、ビッグデータ駆動型研究のための体制を整備している。

Basic Data

学部学科・定員　医学部医学科・112名

キャンパス　［楠キャンパス］兵庫県神戸市中央区楠町7-5-1

学生数(医学科)　711名（男465名・女246名）(2021年５月１日現在)

専任教員数(医学科)　教授45名　准教授37名　講師15名（2021年５月１日現在）

主な付属施設　神戸大学医学部附属病院（１日当たり平均外来患者数1,729.9人）、国際がん医療・研究センター、地域医療活性化センター、感染症センター、シグナル伝達医学研究展開センター、こころの疾患研究センター、バイオシグナル研究センター、未来医工学研究開発センターなど。

学納金（2022年度）

初年度納入金　817,800円

６年間の総額　3,496,800円

※他に諸会費・保険料等あり

運営費交付金

177.2億円（2021年度）

科研費総額(2020年度)　32億2,621万円

論文数　127本（2020年度）

〈国家試験合格率〉

95.1%

(2022年新卒)

〈医師国家試験合格率推移〉

年／区分	新卒	既卒	総計
2022	95.1%	25.0%	90.8%
2021	97.4%	50.0%	93.7%
2020	95.8%	54.5%	92.4%

鳥取大学医学部

新制八医大 鳥取

高齢化が進む山陰の地の利を生かした地域医療教育が充実

History & Feature

躁うつ病の病前性格として世界に先駆けて執着気質を発表するなど、日本の精神医学界に大きな足跡を残した下田光造を初代校長（後に鳥取大学学長）に、1945（昭和20）年に設立された米子医学専門学校を前身とする。49年に鳥取大学医学部に統合され、90（平成２）年に生命科学科、99年に保健学科を設置。医学教育では、モデル・コアカリキュラムと本学の特徴的なコミュニケーション・イノベーション教育をバランスよく配分したカリキュラムを提供。独自の理念に基づくヒューマンコミュニケーションや手話教育をはじめ、基礎医学体験、小グループに分かれて行うチュートリアル教育など、学生が自主的に選択できる多彩なメニューは魅力に溢れている。2018年度から開始した新カリキュラムでは臨床実習の期間を66週に延長し、近隣の関連医療機関と連携して、学生も医療スタッフの一員として加わる診療参加型実習を実践。高齢化が進む山陰の地の利を生かし、中山間地の自治体病院に設置したサテライトセンターでの医学生、看護学生との協働実習や、在宅マインドを醸成するため住民の自宅に泊まり込んで地域の課題を把握するなど、将来の地域医療に向けての先進的な取り組みも行っている。

Basic Data

学部学科・定員　医学部医学科・104名

キャンパス　［米子キャンパス］鳥取県米子市西町86番地

学生数(医学科)　676名（男422名・女254名）（2021年５月１日現在）

専任教員数(医学科)　教授35名　准教授26名　講師19名（2021年５月１日現在）

主な付属施設　鳥取大学医学部附属病院（１日当たり平均外来患者数1,417.3人）、研究推進機構先進医療研究センター、染色体工学研究センター、エコチル調査鳥取ユニットセンターなど。

学納金（2022年度）

初年度納入金　817,800円

６年間の総額　3,496,800円

※他に保険料等あり

運営費交付金　99.2億円（2021年度）

科研費総額(2020年度)　５億9,228万円

論文数　78本（2020年度）

〈国家試験合格率〉

92.5%

（2022年新卒）

〈医師国家試験合格率推移〉

年／区分	新卒	既卒	総計
2022	92.5%	47.4%	85.6%
2021	86.5%	42.9%	83.9%
2020	96.1%	81.8%	94.7%

島根大学医学部

新設国立医大 島根

先進医療を地域に還元し、地域医療を担う優れた人材を育成

History & Feature

島根医科大学は1975（昭和50）年に設立され、医学科のほか、99（平成11）年に看護学科を設置。2003年に島根大学と統合、新たに島根大学医学部となった。医学科では、「地域に根差し、地域社会から世界に発信する個性輝く大学」をめざす島根大学の理念に基づき、地域の医療を担う優れた人材を育成するとともに、疾病の予防や新たな治療法の開発など、医学・医療に関する特色ある教育を推進。入学後の早期に医療現場を体験する早期体験実習、１年次から全学年を通して参加できる県内各保健所および地域医療機関で行う春季・夏季地域医療体験実習やフレキシブル体験実習、３・４年次の環境保健医学実習、４年次後半から６年次後半にかけて行う、74週間に拡大した臨床実習、地域医療実習など、地域を基盤とした臨床教育の充実を図り、高度先進医療から地域のプライマリケアまでを学ぶことで、将来の医学・医療を担う医師として必要な幅広い臨床能力と高い倫理観を修得している。また、緑内障の治療を進める効果的な術具の開発、内分泌疾患と骨折との関係の研究など、多様な研究・先進医療に取り組み、その研究成果や医療技術は世界から注目され、広く社会や地域医療に還元されている。

Basic Data

学部学科・定員 医学部医学科・102名

キャンパス ［出雲キャンパス］島根県出雲市塩冶町89-1

学生数（医学科） 678名（男383名・女295名）（2022年５月１日現在）

専任教員数（医学科） 教授44名　准教授24名　講師８名（2021年５月１日現在）

主な付属施設 島根大学医学部附属病院（１日当たり平均外来患者数1,223.6人）、地域未来協創本部地域医学共同研究部門、総合科学研究支援センター（生体情報・RI実験分野、実験動物分野）など。

学納金（2022年度）

初年度納入金 817,800円

６年間の総額 3,496,800円

※他に諸会費・保険料等あり

運営費交付金 93.9億円（2021年度）

科研費総額（2020年度） ５億1,740万円

論文数 136本（2020年度）

〈国家試験合格率〉

96.1%

（2022年新卒）

〈医師国家試験合格率推移〉

年／区分	新卒	既卒	総計
2022	96.1%	46.2%	91.5%
2021	91.7%	63.6%	89.2%
2020	89.9%	86.7%	89.5%

岡山大学医学部

旧官六＋1　岡山

中国四国地域の中核拠点から日本屈指の国際拠点をめざす!

History & Feature

起源は、1870（明治３）年に設立された岡山藩医学館に始まり、第三高等学校医学部、岡山医学専門学校、岡山医科大学などと変遷し、1949（昭和24）年に岡山大学医学部開設。98（平成10）年に保健学科が設置され、２学科体制となった。150年以上の歩みのなかで、国内では中国四国地域を中心に近畿西部地域にわたる幅広いホスピタルパートナーシップを構築。その関連病院の数は約240病院にのぼり、多くの卒業生が“医のプロフェッショナル”としてこれら地域の医療基盤を支え、また、世界に先駆けた先端医学の研究開発に取り組むなど、地域・世界の多様な医療キャリアで活躍している。今後も「医のプロフェッショナルの育成」「世界に先駆けた研究」を展開していくため、岡山大学医学部は「医学・保健学の教育・研究における日本屈指の国際拠点」をめざしてキャンパスづくりに取り組み、岡山大学病院は現在、中国四国地方唯一の革新的医療技術創出拠点や臨床研究中核病院、並びにがんゲノム医療中核拠点病院として、地域のみならず日本の医療を牽引しているが、これからも地域に根ざし、世界の持続可能な医療に貢献する岡山大学医学部・岡山大学病院となるよう歩みを続けている。

Basic Data

学部学科・定員　医学部医学科・112名

キャンパス　［鹿田キャンパス］岡山県岡山市北区鹿田町2-5-1

学生数（医学科）　719名（男484名・女235名）（2021年５月１日現在）

専任教員数（医学科）　教授42名　准教授23名　講師10名（2021年５月１日現在）

主な付属施設　岡山大学病院（１日当たり平均外来患者数2,095.6人）、中性子医療研究センター、ナノバイオ標的医療イノベーションセンター、インド感染症共同研究センターなど。

学納金（2022年度）

初年度納入金　817,800円

６年間の総額　3,496,800円

※他に諸会費・保険料等あり

運営費交付金　158.1億円（2021年度）

科研費総額（2020年度）　23億8,530万5,000円

論文数　173本（2020年度）

〈国家試験合格率〉

94.3%

（2022年新卒）

〈医師国家試験合格率推移〉

年／区分	新卒	既卒	総計
2022	94.3%	28.6%	90.7%
2021	98.2%	46.2%	92.7%
2020	93.3%	50.0%	89.3%

広島大学医学部

新制八医大　広島

医学研究実習の成果を全員が発表し、研究マインドを養成!

広島大学医学部は、1945（昭和20）年に開学した広島県立医学専門学校を起源とし、医学科と92（平成４）年設置の看護師・理学療法士・作業療法士を養成する保健学科の２つの学科で構成されている。「平和に貢献する医療人の育成によって医学・医療の進歩に寄与する」ことを使命に、医学部、薬学部、歯学部を有する総合医療系キャンパスの特色を生かし、多職種連携教育を行い、チーム医療の基礎を学ぶほか、自ら問題点を抽出し、科学的な思考により解決していく能力を育成するため、小グループによるディスカッションとPBLチュートリアル教育を積極的に導入。医学研究マインドを養うことも医学教育における重要課題で、４年次前期には学内外の研究室で医学研究実習を行い、実習の最後には、全員がその成果をポスターにまとめ、審査員の前でプレゼンテーションするという発表会も実施している。また、霞キャンパスでは部局の枠を越えて新たな研究集団を形成し、国際的競争力を持つプロジェクトを積極的に推進。医学科では、教員や大学院生により、肝疾患や整形外科領域での再生医療研究、脳と心の科学、医工連携による先進医療研究など、世界でもトップレベルの研究を展開している。

Basic Data

学部学科・定員　医学部医学科・118名

キャンパス　［霞キャンパス］広島県広島市南区霞1-2-3

学生数(医学科)　737名（男514名・女223名）（2022年５月１日現在）

専任教員数(医学科)　教授87名　准教授49名　講師26名（大学院医系科学研究科教員数、2022年５月１日現在）

主な付属施設　広島大学病院（１日当たり平均外来患者数2,141人）、原爆放射線医科学研究所、ナノデバイス・バイオ融合科学研究所、脳・こころ・感性科学研究センター、ゲノム編集イノベーションセンター、緊急被ばく医療推進センター、医学資料館など。

学納金（2022年度）

初年度納入金　817,800円

６年間の総額　3,496,800円

※他に諸会費・保険料等あり

運営費交付金　221.7億円（2021年度）

科研費総額(2020年度)　28億4,007万1,000円

論文数　343本（2020年度）

〈国家試験合格率〉

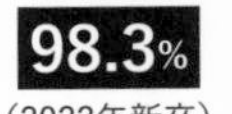

（2022年新卒）

〈医師国家試験合格率推移〉

年／区分	新卒	既卒	総計
2022	98.3%	35.3%	90.3%
2021	96.5%	22.2%	86.3%
2020	92.5%	57.9%	87.8%

山口大学医学部

旧設公立医大　山口

“維新”の地・山口で、「医心」あふれる医療人を育成!

History & Feature

1944（昭和19）年に創立した前身の山口県立医学専門学校が49年に県立医科大学となり、64年に国立大学に移管され、山口大学医学部医学科に引き継がれた。2000（平成12）年には医学部に保健学科を設置。全国に類を見ない革新的な電子シラバスと臓器・系統別に編成した独自のコース・ユニット制カリキュラムに基づき、多方面から医学を学び、幅広い研究視野と豊かな人間性を培いながら、自発的学習能力を育成する教育を特徴とする。４年次冬から６年次夏まで実施される臨床実習では、附属病院での実践的な臨床参加型実習のほか、６年次の４月には地域医療実習が行われ、山口県内のクリニックや中山間地域の病院で地域住民と交流を持ちながら、附属病院では経験できないプライマリ・ケアを学修。患者さんへの対応やインフォームドコンセント（医師と患者との十分な情報を得た上での合意）を重視した総合実習プログラムとして、全国でもユニークなものとなっている。また、18年には全国に先駆けてAIシステム医学・医療研究教育センターを設置して、新たな時代に向けて邁進。“維新”の地・山口で、新進の気質と開拓の精神を持ち、「医心」あふれる医療人の育成と医学の発展に貢献している。

Basic Data

学部学科・定員　医学部医学科・107名

キャンパス　［小串キャンパス］山口県宇部市南小串1-1-1

学生数(医学科)　712名（男464名・女248名）（2021年５月１日現在）

専任教員数(医学科)　教授41名　准教授43名　講師58名（2021年５月１日現在）

主な付属施設　山口大学医学部附属病院（１日当たり平均外来患者数1,248.8人）、先進科学・イノベーション研究センター、再生医療教育研究センター、AIシステム医学・医療研究教育センター、総合科学実験センターなど。

学納金（2022年度）

初年度納入金　817,800円

６年間の総額　3,496,800円

※他に諸会費・保険料等あり

運営費交付金　107.6億円（2021年度）

科研費総額(2020年度)　９億4,744万円

論文数　87本（2020年度）

〈国家試験合格率〉

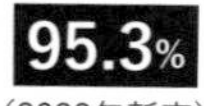

（2022年新卒）

〈医師国家試験合格率推移〉

年／区分	新卒	既卒	総計
2022	95.3%	33.3%	92.0%
2021	98.3%	45.5%	93.7%
2020	95.8%	50.0%	91.5%

徳島大学医学部

新制八医大　徳島

医療統合型キャンパスで、生命科学の一大研究拠点を構築

徳島における近代医育機関の歴史は古く、幕末から明治の高名な蘭方医である関寛斎が中心となり、1870（明治３）年に設立された徳島藩立医学校に端を発する。その後開校された徳島県立医学校が86年に廃校になると、医育機関のない時代が長く続いたが、1943（昭和18）年に四国初の医学専門学校として徳島県立徳島医学専門学校が設立。45年4月には官立に移管され、48年に徳島医科大学に昇格。翌年５月、四国で最初の国立大学医学部医学科となり、64年に栄養学科（現医科栄養学科）、2001（平成13）年には保健学科も設置された。医学、医科栄養学、看護・保健医療学すべての領域を備えている医学部がある蔵本キャンパスは、歯学部、薬学部のほか、徳島大学病院、先端酵素学研究所などの施設が置かれた医療統合型キャンパスであり、生命科学の一大研究拠点として機能。また、徳島大学病院は高度先進医療を行うとともに、隣接する徳島県立中央病院とはブリッジでつながり「総合メディカルゾーン」として質の高い医療と教育の場を構築している。さらに、愛媛大学と共に、JICA（独立行政法人国際協力機構）が支援するモンゴル国立医科大学附属病院建設に伴う人材育成支援も行っている。

Basic Data

学部学科・定員　医学部医学科・114名

キャンパス　［蔵本キャンパス］徳島県徳島市蔵本町3-18-15

学生数（医学科）　731名（男453名・女278名）（2021年５月１日現在）

専任教員数（医学科）　教授34名　准教授27名　講師15名（2021年５月１日現在）

主な付属施設徳島大学病院（１日当たり平均外来患者数1,845人）、先端酵素学研究所（次世代酵素学研究領域、プロテオゲノム研究領域、藤井節郎記念医科学センター、糖尿病臨床・研究開発センター）、総合研究支援センター（先端医療研究部門）など。

学納金（2022年度）

初年度納入金　817,800円

６年間の総額　3,496,800円

※他に諸会費・保険料等あり

運営費交付金　109.7億円（2021年度）

科研費総額（2020年度）　12億5,034万円

論文数　238本（2020年度）

〈国家試験合格率〉

95.0%

（2022年新卒）

〈医師国家試験合格率推移〉

年／区分	新卒	既卒	総計
2022	95.0%	50.0%	92.2%
2021	98.1%	28.6%	93.8%
2020	96.1%	58.3%	92.1%

香川大学医学部

新設国立医大　香川

ローカルとグローバルを経験し、信頼される医療人を育成

History & Feature

医学科の歴史は1978（昭和53）年10月の香川医科大学の創立に遡り、看護学科を96（平成８）年に設置し、その後、2003年10月に旧香川大学と統合して香川大学医学部となった。18年に全国の国立大学医学部で初となる臨床心理学科が誕生。離島をはじめとする地域での医療に貢献する、地域に根ざした医療人を育成するため、臨床実習を重視し、附属病院に加え、県内の医療機関での実習も多く用意。４・５年次の整形外科の臨床実習のうち１日は、瀬戸内海に浮かぶ大島にあるハンセン病の療養施設（国立療養所大島青松園）で実施。入所者と直接ふれあうことを通じて、ハンセン病の理解のみならず、入所者が置かれてきた境遇や社会的背景について再認識する契機となっている。また、医療のグローバル化にも目を向け、英国グラスゴー大学、ニューキャッスル大学、ロンドン大学セントジョージ校、ブルネイ・ダルサラーム大学への学生派遣（留学）、中国の河北医科大学、中国医科大学との交換留学などを通じ、グローバルに活躍する医療人の育成にも努めている。現在、西山成教授が、宇宙飛行士に生じるむくみの発症メカニズムを解明する研究を、JAXA（宇宙航空研究開発機構）と共同で進めている。

Basic Data

学部学科・定員　医学部医学科・109名

キャンパス　［三木町医学部キャンパス］香川県木田郡三木町池戸1750-1

学生数(医学科)　703名（男421名・女282名）(2021年５月１日現在)

専任教員数(医学科)　教授41名　准教授30名　講師３名（2021年５月１日現在）

主な付属施設　香川大学医学部附属病院（１日当たり平均外来患者数934.9人）、国際希少糖研究教育機構、総合生命科学研究センター、微細構造デバイス統合研究センターなど。

学納金（2022年度）

初年度納入金　817,800円

６年間の総額　3,496,800円

※他に諸会費・保険料等あり

運営費交付金　99億円（2021年度）

科研費総額(2020年度)　４億1,145万円

論文数　146本（2020年度）

〈国家試験合格率〉

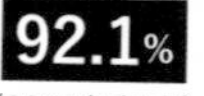

(2022年新卒)

〈医師国家試験合格率推移〉

年／区分	新卒	既卒	総計
2022	92.1%	60.0%	90.8%
2021	95.0%	80.0%	94.3%
2020	96.5%	85.7%	95.3%

愛媛大学医学部

新設国立医大　愛媛

総合型選抜を新たに導入し、県内の医学・医療を担う人材を募集!

History & Feature

愛媛大学医学部は、1973（昭和48）年に新設医学部の第一号として発足。76年には医学部附属病院を開院し、79年に大学院医学研究科（現医学系研究科）を、94（平成６）年に看護学科を設置して現在に至る。卒業生の約半数が愛媛県内に残り地元の医療を支えているが、教育では地域の医療を理解するための地域医療研修だけでなく、国際的な視野を持った医療人を育成するため、海外研修も推奨。江原大学、大連医科大学、中国医科大学、高雄医科大学などと交流を行っている。研究面では、医学系研究科とプロテオサイエンスセンターおよび学術支援センターが連携し、がん、免疫・アレルギー疾患、感染症、運動器疾患や老化などの分野において、先端的で特徴ある研究を展開。そこで得られた最先端の研究成果を新しい治療法への開発へとつなげるため、附属病院内に先端医療創生センターを設置し、基礎と臨床の融合型研究や橋渡し研究を推進している。また、東温市の地場企業と連携して、「とうおん健康医療創生事業」を実施することで、地域の活性化にも貢献している。2021年度入試より、愛媛県内の医学・医療の担い手となる高い使命感と倫理観を持っている学生を募集するため、総合型選抜を導入した。

Basic Data

学部学科・定員　医学部医学科・110名
キャンパス　［重信キャンパス］愛媛県東温市志津川454
学生数（医学科）　698名（男404名・女294名）（2021年５月１日現在）
専任教員数（医学科）　教授42名　准教授29名　講師11名（大学院医学系研究科教員数、2021年５月１日現在）
主な付属施設　愛媛大学医学部附属病院（１日当たり平均外来患者数1,232.5人）、愛媛大学医学部附属病院先端医療創生センター、プロテオサイエンスセンターなど。

学納金（2022年度）
初年度納入金　817,800円
６年間の総額　3,496,800円
※他に諸会費・保険料等あり
運営費交付金　114.5億円（2021年度）
科研費総額（2020年度）　11億2,151万円
論文数　280本（2020年度）

〈国家試験合格率〉
95.7%
（2022年新卒）

〈医師国家試験合格率推移〉

年／区分	新卒	既卒	総計
2022	95.7%	58.3%	92.2%
2021	92.9%	55.6%	90.1%
2020	94.0%	66.7%	92.6%

高知大学医学部

新設国立医大 **高知**

下級生から白衣を着て臨床現場を体験するカリキュラムを導入!

History & Feature

高知医科大学として1976（昭和51）年に開学以来45年の時を過ごし、この間、98（平成10）年に看護学科を開設。2003年に旧高知大学と合併し、高知大学医学部となった。医学科は、前身である高知医科大学の建学の精神「敬天愛人」と「真理の探究」に則り、医の倫理を身につけた人間性豊かで、高度の知識・技能を有する臨床医・研究者として、地域と時代の要請に応じうる“心を診る医師”を養成することをめざし、地域医療を理解するために、全学年においてさまざまな科目を用意。なかでも、実習カリキュラムとして18年度から導入している「臨床体験実習」では、１～３年生も白衣を着て、ペアを組んだ５年生と一緒に臨床の現場を体験することで、高い教育効果が期待されている。また、高知県の特性を生かし、高知の中山間地に１泊２日で訪れ、地域の人々とも交流しながら地域の医療について考える課外授業の「家庭医道場」には毎回、30～40名の医学科と看護学科の学生が参加し、プライマリケアといわれる一次医療を実体験。地域中核病院で行われる二次医療、医学部附属病院で行われる三次医療がどのように連携しながら、地域住民の健康を守っているのかを学ぶ貴重な場となっている。

Basic Data

学部学科・定員　医学部医学科・110名

キャンパス　［岡豊キャンパス］高知県南国市岡豊町小蓮

学生数（医学科）　708名（ 男438名・ 女270名 ）（2021年５月１日現在）

専任教員数（医学科）　教授41名　准教授29名　講師40名（2021年５月１日現在）

主な付属施設　高知大学医学部附属病院（１日当たり平均外来患者数1,049.8人）、医学情報センター、先端医療学推進センター、光線医療センター、総合研究センターなど。

学納金（2022年度）

初年度納入金　817,800円

６年間の総額　3,496,800円

※他に諸会費・保険料等あり

運営費交付金　94.2億円（2021年度）

科研費総額（2020年度）　５億8,084万円

論文数　105本（2020年度）

〈国家試験合格率〉

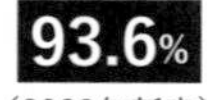

（2022年新卒）

〈医師国家試験合格率推移〉

年／区分	新卒	既卒	総計
2022	93.6%	35.7%	87.0%
2021	94.4%	40.0%	90.4%
2020	95.0%	54.5%	91.1%

九州大学医学部

旧七帝大　**福岡**

未来の医学・医療を担うプロフェッショナルを育成する九州の雄

History & Feature

医学部の創始は九州帝国大学の創立より古く、1903（明治36）年に開設された京都帝国大学福岡医科大学にまで遡る。なぜ、「京都帝国大学」なのかといえば、帝国大学は総合大学でなければならないという決まりがあり、医科だけで帝国大学とするわけにはいかなかったからで、名目上京都帝大の一部としたのである。その後、11年に工科大学も設置するようになりはじめて「九州帝国大学」として独立し、九州帝国大学医科大学となった。２年次からの専門教育を行う病院キャンパスは、九州大学における医学・生命科学の教育・研究拠点であり、医学のみならず、歯学、薬学、保健学、医療経営・管理学などの医学に関連する学部・大学院の講義棟や九州大学病院、各種研究施設が集結。キャンパス内の小径に名前がつけられている九州大学医学部が誇る６名の先人（大森治豊（はるとよ）初代学長、稲田龍吉教授、宮入慶之助教授、田原淳教授、久保猪之吉教授、橋本策（はかる）博士）のような世界の医学・医療に貢献する「未来の医学・医療を担うプロフェッショナル」をめざし、旺盛な探究心と独創性に富んだ発想を持った研究者の育成や、診療の実力と病気と闘う患者に寄り添う良き援助者である臨床医の教育に取り組んでいる。

Basic Data

学部学科・定員　医学部医学科・110名

キャンパス　１年次［伊都キャンパス］福岡県福岡市西区元岡744
２～６年次［病院キャンパス］福岡県福岡市東区馬出3-1-1

学生数（医学科）　707名（男576名・女131名）（2021年５月１日現在）

専任教員数（医学科）　教授39名　准教授37名　講師52名（2021年５月１日現在）

主な付属施設　九州大学病院（１日当たり平均外来患者数2,838.46人）、生体防御医学研究所、ヒトプロテオーム研究センター、先端医療オープンイノベーションセンター、ヒト疾患モデル研究センター、総合コホートセンター、附属研究施設（胸部疾患、心臓血管、脳神経病）など。

学納金（2022年度）
初年度納入金　817,800円
６年間の総額　3,496,800円
※他に諸会費・保険料等あり

運営費交付金
335.9億円（2021年度）

科研費総額（2020年度）　70億5,861万1,000円

論文数　526本（2020年度）

〈国家試験合格率〉

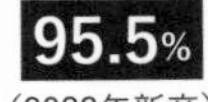
95.5%

（2022年新卒）

〈医師国家試験合格率推移〉

年／区分	新卒	既卒	総計
2022	95.5%	42.9%	89.7%
2021	90.5%	50.0%	87.6%
2020	96.4%	68.8%	93.0%

佐賀大学医学部

新設国立医大 **佐賀**

ハワイ大学をモデルにした、独自のカリキュラムを導入!

History & Feature

佐賀医科大学として1976（昭和51）年に設立され、93（平成５）年に看護学科を併設。2003年に佐賀大学と統合した。佐賀大学医学部では、「良き医療人の養成」という基本理念に基づき、教育・研究・診療の３つの使命を一体として推進することを理念とし、ハワイ大学のカリキュラムをもとに独自に作り上げたシナリオからディスカッションで解決策を導くPBL（Problem-based Learning）やCBL（Case-based Lecture）などのカリキュラムを導入。患者の症例から病名を予測し治療法を導くという医療現場に近い流れを経験しながら知識を深め、自ら情報を整理して診断・治療法にたどり着くプロセスを学んでいる。教育と並ぶ柱である研究分野については、基礎研究と臨床研究を有機的につなぎ、特色ある研究を推進。特に再生医療分野では、中山功一教授の講座で独自に開発したバイオ３Dプリンターを用いて作製した「細胞製人工血管」の臨床研究が大きな注目を集めている。新型コロナウイルス感染症の収束後には、アジアに近い立地を生かし、シンガポールやマレーシアなどの大学と、佐賀大学が得意としているロボット支援下手術や再生医療の分野で遠隔操作を進めていく構想も練られている。

Basic Data

学部学科・定員　医学部医学科・103名

キャンパス　［鍋島キャンパス］佐賀県佐賀市鍋島5-1-1

学生数（医学科）　642名（男342名・女300名）（2021年５月１日現在）

専任教員数（医学科）　教授35名　准教授29名　講師４名（2021年５月１日現在）

主な付属施設　佐賀大学医学部附属病院（１日当たり平均外来患者数924.4人）、地域医療科学教育研究センター、先端医学研究推進支援センター、再生医学研究センターなど。

学納金（2022年度）

初年度納入金	817,800円
６年間の総額	3,496,800円

※他に諸会費・保険料等あり

運営費交付金　97億円（2021年度）

科研費総額（2020年度）　４億6,761万円

論文数　114本（2020年度）

〈国家試験合格率〉

97.1%

（2022年新卒）

〈医師国家試験合格率推移〉

年／区分	新卒	既卒	総計
2022	97.1%	60.0%	65.4%
2021	95.3%	85.7%	94.7%
2020	95.8%	77.8%	94.6%

長崎大学医学部

旧官六＋1 長崎

放射線医療・感染症分野で日本をリードする日本最古の医学部

1857（安政４）年にオランダ海軍軍医ポンペ・ファン・メールデルフォールトが長崎奉行所西役所医学伝習所において、松本良順（りょうじゅん）やその弟子たちに近代医学教育を開始したのをもって開学とする日本最古の医学部。明治以降は長崎医学校、第五高等学校医学部、長崎医学専門学校などと変遷し、1923（大正12）年に長崎医科大学に昇格。49（昭和24）年に長崎大学医学部となり、2001（平成13）年に保健学科を設置。グローバルなセンスを身につけた医療人を育成するため、開学の祖・ポンペゆかりのライデン大学（オランダ）やシーボルトの出身校であるビュルツブルク大学（ドイツ）をはじめ、放射線の健康影響についての解明で共同研究中のベラルーシ医科大学など多くの海外の大学と協定を結び、交流を活発に展開。地域に根ざしたカリキュラムでは、全国で最も多くの離島を有する長崎県の地理的特徴から、こうした離島を教育フィールドとして、全国でも例のない実践的な地域医療教育に力を入れている。また、原爆被災地の医学部として世界規模の放射線研究を行い、最先端の情報を発信。感染症の分野でも日本をリードしており、現在多くの本学出身者が新型コロナウイルス対策に携わっている。

Basic Data

学部学科・定員　医学部医学科・120名

キャンパス　［坂本キャンパス１］長崎県長崎市坂本1-12-4

学生数（医学科）　773名（男521名・女252名）（2021年５月１日現在）

専任教員数（医学科）　教教授46名　准教授45名　講師68名（生命医科学域と病院（医系診療部門）を合わせた教員数、2021年５月１日現在）

主な付属施設　長崎大学病院（１日当たり平均外来患者数1,585.8人）、感染症共同研究拠点、熱帯医学研究所、熱帯医学研究所附属アジア・アフリカ感染症研究施設、熱帯医学研究所附属熱帯医学ミュージアム、原爆後障害医療研究所、先導生命科学研究支援センター、福島未来創造支援研究センター、子どもの心の医療・教育センターなど。

学納金（2022年度）
初年度納入金　817,800円
６年間の総額　3,496,800円
※他に諸会費・保険料等あり

運営費交付金
149.7億円（2021年度）

科研費総額（2020年度）　14億1,674万円

論文数　115本（2020年度）

〈国家試験合格率〉

95.0%

（2022年新卒）

〈医師国家試験合格率推移〉

年／区分	新卒	既卒	総計
2022	95.0%	50.0%	91.5%
2021	94.8%	55.6%	92.0%
2020	96.2%	82.6%	94.1%

熊本大学医学部

旧官六+1 **熊本**

「柴三郎プログラム」により、基礎医学研究医師を発掘する!

History & Feature

熊本における医学教育の源流は、1756（宝暦６）年に肥後藩の細川重賢（しげかた）公が創設した医学寮再春館にまで遡ることができ、1896（明治29）年に創立された私立熊本医学校を医学部医学科の始まりとしている。その後、1922（大正11）年に県立熊本医科大学となり、29（昭和４）年、官立に移管。49年、熊本大学医学部設置。2003（平成15）年に保健学科を新設した。医学教育では、科学的で独創性に富む思考力を涵養するとともに、医師として必要な基本的知識、技量を修得し、生涯にわたって自己研鑽を積むことのできる人材教育を実施。また、早期に研究マインドを芽生えさせ、将来の基礎医学研究者を発掘することにも力を入れている。これは「柴三郎プログラム」と呼ばれ、熊本県内の高校生を対象に、最先端医学研究を放課後や休日などに大学の研究室で直接指導を行い、入学後、学部から大学院を通じて途切れることのない一貫教育で基礎医学研究医師を養成するというもの。これにより、学部生時代に大学院の単位を取得でき、卒後の臨床研修期間の負担を軽くすることができ、大学院との両立が可能となった。ちなみに、このネーミングは前身校である熊本医学校で学んだ北里柴三郎博士に由来する。

Basic Data

学部学科・定員 医学部医学科・110名

キャンパス ［本荘キャンパス］熊本県熊本市中央区本荘1-1-1

学生数(医学科) 718名（男491名・女227名）（2021年５月１日現在）

専任教員数(医学科) 教授66名　准教授41名　講師40名（2021年５月１日現在）

主な付属施設 熊本大学病院（１日当たり平均外来患者数1,417.08人）、発生医学研究所、ヒトレトロウイルス学共同研究センター、国際先端医学研究機構、生命資源研究・支援センターなど。

学納金（2022年度）

初年度納入金　817,800円

６年間の総額　3,496,800円

※他に諸会費等あり

運営費交付金 126.7億円（2021年度）

科研費総額(2020年度) 17億2,093万円

論文数 204本（2020年度）

〈国家試験合格率〉

96.1%

（2022年新卒）

〈医師国家試験合格率推移〉

年／区分	新卒	既卒	総計
2022	96.1%	50.0%	92.0%
2021	96.5%	71.4%	92.6%
2020	87.1%	55.6%	82.4%

大分大学医学部

新設国立医大　大分

わが国における西洋医学の出発点で世界最高峰の研究に挑戦!

History & Feature

豊後の戦国大名であった大友宗麟（そうりん）の庇護のもと、1557（弘治３）年、ポルトガルの宣教師で医師でもあったルイス・デ・アルメイダが日本で最初の洋式病院を建て、西洋医学教育も行った大分の地に、1976（昭和51）年に開学した大分医科大学を前身とする。その後、94（平成６）年には看護学科を設置。2003年10月に旧大分大学と統合して、大分大学医学部となった。医学科においては、医学の急速な進歩と変化する社会ニーズに対応すべく、従来の学問体系別医学教育を教養・基礎・臨床が連携した統合型教育カリキュラムに転換し、臨床実習をより充実させるために診療参加型実習、地域基盤型教育を推進。国際社会の福祉に貢献するため、長年にわたり、両学科の学生をフィリピンのサン・ラザロ病院に派遣し、熱帯地域の感染症の診断治療、看護について実地に学ぶ機会も設けている。また研究面では、国際共同研究が充実していることを特徴とし、消化器内視鏡・低侵襲医療領域の人材育成では、国内約30の国公私立大学による「アジア内視鏡人材育成支援大学コンソーシアム」を本学が中心となって構成。感染症分野においても、ピロリ菌研究や狂犬病研究では、世界最高峰の研究を行っている。

Basic Data

学部学科・定員　医学部医学科・100名

キャンパス　［挟間キャンパス］大分県由布市挟間町医大ヶ丘1-1

学生数（医学科）　655名（男406名・女249名）(2021年５月１日現在)

専任教員数（医学科）　教授41名　准教授31名　講師７名（2021年５月１日現在）

主な付属施設　大分大学医学部附属病院（１日当たり平均外来患者数1,043.6人）、全学研究推進機構（生命科学領域、医工連携推進領域など）、国際医療戦略研究推進センター、地域医療学センター、先端分子イメージングセンター、臨床医工学センター、基礎医学画像センターなど。

学納金（2022年度）

初年度納入金　817,800円

６年間の総額　3,496,800円

※他に諸会費・保険料等あり

運営費交付金

83.7億円（2021年度）

科研費総額（2020年度）　４億3,225万円

論文数　153本（2020年度）

〈国家試験合格率〉

97.3%

(2022年新卒)

〈医師国家試験合格率推移〉

年／区分	新卒	既卒	総計
2022	97.3%	54.5%	93.4%
2021	95.8%	45.5%	91.5%
2020	93.5%	66.7%	89.7%

宮崎大学医学部

新設国立医大 宮崎

地域とともに世界にも目を向けた特色ある教育・研究を展開

History & Feature

宮崎大学医学部医学科は1974（昭和49）年に設立された宮崎医科大学が前身であり、2001（平成13）年に看護学科を併設。03年10月に旧宮崎大学と統合し、宮崎大学医学部となり、現在まで多くの優秀な医療人・医学研究者を世に送り出している。４年生後期から始まるクリニカルクラークシップでは、国立大学法人としては全国初の取り組みである、指定管理制度を利用した地域医療機関（宮崎市立田野病院）と介護老人保健施設（さざんか苑）の運営や地域自治体および医師会との密接な関係を最大限活用し、さまざまな地域医療機関での診療参加型臨床実習を必ず経験するカリキュラムを採用。地域で活躍できる総合医の養成を行うとともに、世界を視野に、海外関連施設への学生派遣も積極的に取り組んでおり、そのための充実した英語教育カリキュラムも整備している。また、「生理活性ペプチド」や「成人T細胞性白血病」の研究をはじめ、数多くの世界最高水準の成果を生み出している研究活動では、14年に、大学院医学獣医学総合研究科を設置。医学と獣医学が融合した総合研究は全国でも初めての試みであり、医学部と農学部獣医学科との連携による特色ある世界レベルの研究を推進している。

Basic Data

学部学科・定員　医学部医学科・110名

キャンパス　［清武キャンパス］宮崎県宮崎市清武町木原5200

学生数(医学科)　674名（男384名・女290名）（2021年５月１日現在）

専任教員数(医学科)　教授49名　准教授40名　講師13名（医学部全体の教員数、2021年５月１日現在）

主な付属施設　宮崎大学医学部附属病院（１日当たり平均外来患者数1,047.6人）、附属病院臨床研究支援センター、フロンティア科学実験総合センターなど。

学納金（2022年度）

初年度納入金	817,800円
６年間の総額	3,496,800円

※他に諸会費・保険料等あり

運営費交付金　84.6億円（2021年度）

科研費総額(2020年度)　５億5,952万円

論文数　104本（2020年度）

〈国家試験合格率〉

94.0%

（2022年新卒）

〈医師国家試験合格率推移〉

年／区分	新卒	既卒	総計
2022	94.0%	14.3%	88.8%
2021	97.3%	69.2%	94.4%
2020	94.4%	63.6%	89.2%

鹿児島大学医学部

新制八医大 鹿児島

離島医療学、リハビリテーション医学、心身医療実習が充実!

History & Feature

鹿児島大学医学部医学科のルーツは、1774（安永３）年に創設された島津藩病院であった医学院や、1869（明治２）年に、西郷隆盛や大久保利通らによって鹿児島へ招聘された英国人医師ウィリアム・ウィリスを校長として設立された島津藩医学校に求められる。直接の前身は、1943（昭和18）年に設立された県立鹿児島医学専門学校。その後、県立鹿児島医科大学、鹿児島県立大学医学部などと変遷し、55年に国立に移管されて鹿児島大学医学部となり、98年（平成10）年、医学部に保健学科が加わった。医学科では、学生が自ら考え、体験しながら学ぶことが大切だと考え、一方的な講義時間は最小限に抑え、体験学習に多くの時間を割き、臨床医学教育においては、実際の医療現場での実習を重要視。鹿児島県では南九州、特に離島を含め南北600kmにも及ぶ広大な地域の医療と保健活動を担わなければいけないため、鹿児島県や鹿児島県医師会をはじめ多くの地域医療機関や行政関係者の協力を得て、離島やへき地を含む鹿児島県全域で特色ある臨床実習を行っている。また、離島医療学のほか、リハビリテーション医学や心身医療を専門にする専任の教員が配置され、これらの科目の実習も充実している。

Basic Data

学部学科・定員 医学部医学科・110名

キャンパス ［桜ヶ丘キャンパス］鹿児島県鹿児島市桜ヶ丘8-35-1

学生数(医学科) 705名（男465名・女240名）（2021年５月１日現在）

専任教員数(医学科) 教授42名　准教授17名　講師17名（大学院医歯学総合研究科医学系教員数、2021年５月１日現在）

主な付属施設 鹿児島大学病院（１日当たり平均外来患者数1,503.9人）、ヒトレトロウイルス学共同研究センター、南九州先端医療開発センター、離島へき地医療人育成センター、国際統合生命科学研究センター、先端的がん診断治療研究センター、革新的治療開発研究センターなど。

学納金（2022年度）

初年度納入金　817,800円

６年間の総額　3,496,800円

※他に諸会費・保険料等あり

運営費交付金

138.9億円（2021年度）

科研費総額(2020年度) ９億2,846万円

論文数 129本（2020年度）

〈国家試験合格率〉

91.1%

（2022年新卒）

〈医師国家試験合格率推移〉

年／区分	新卒	既卒	総計
2022	91.1%	25.0%	87.1%
2021	96.4%	44.4%	92.5%
2020	99.1%	42.9%	92.8%

0 1 2 3 4 5 全国82校大学医学部・医科大学コンパクト案内 6 7

琉球大学医学部

新設国立医大　沖縄

沖縄健康医療拠点の中核をめざして医学部と大学病院が移転!

History & Feature

わが国で最も新しい国立大学医学部として1979（昭和54）年に設置され、81年から医学科の学生受け入れを開始すると同時に、保健学部を医学部保健学科に改組した。医学科は沖縄県唯一の医師養成機関であり、「地域特異性を生かした先端医学研究」「地域完結医療構築のための島嶼循環型の医師の育成・輩出」をミッションに、特徴的な教育プログラムを展開している。１年次入学後すぐにシミュレーション演習として、コミュニケーションスキル能力の涵養、シミュレータを利用した診察・治療の模擬体験、医療倫理教育を実施。地域医療への関心を高めるための離島での病院見学実習には、３年次の学生全員が参加する。希望する学生は、県外過疎地での医療実習、離島における医療を体験する学生主体のセミナー、宮古島など離島診療所での実習も行うことが可能。臨床実習は実践力の高い医師の養成を目的として、研修病院として全国的にも有名な沖縄県立中部病院と協力し、１カ月単位での参加型臨床実習を実施している。2025年１月に琉球大学病院、４月に医学部が宜野湾市西普天間住宅地区跡地に移転。沖縄健康医療拠点の中核として、沖縄復興や長寿県沖縄の復活、国際保健への貢献をめざしている。

Basic Data

学部学科・定員　医学部医学科・112名

キャンパス　［上原キャンパス］沖縄県中頭郡西原町字上原207

学生数（医学科）　720名（男407名・女313名）（2021年５月１日現在）

専任教員数（医学科）　教授40名　准教授27名　講師27名（2021年５月１日現在）

主な付属施設　琉球大学病院（１日当たり平均外来患者数1,100.7人）、先端医学研究センター、再生医療研究センター、実験実習機器センター、おきなわクリニカルシミュレーションセンターなど。

学納金（2022年度）

初年度納入金　817,800円

６年間の総額　3,496,800円

※他に諸会費・保険料等あり

運営費交付金　109.9億円（2021年度）

科研費総額（2020年度）　５億5,250万円

論文数　113本（2020年度）

〈国家試験合格率〉

93.6%

（2022年新卒）

〈医師国家試験合格率推移〉

年／区分	新卒	既卒	総計
2022	93.6%	50.0%	91.4%
2021	95.9%	90.9%	95.5%
2020	92.6%	66.7%	90.6%

防衛医科大学校医学教育部　新設国立医大　埼玉

自衛隊医官として感染症対応を含め、多方面で活躍!

History & Feature

防衛医科大学校は、医師である幹部自衛官となるべき者を養成し、かつ、自衛隊医官に対して自衛隊の任務遂行に必要な医学についての高度な理論、応用についての知識と、これらに対する研究能力を習得させるほか、実際の診断、治療に関わる臨床教育および研究を行うことを目的として、防衛省に設置された組織で、1973（昭和48）年に医学科、2014（平成26）年に看護学科を開設した。学生の身分は防衛省職員（特別職国家公務員）であり、在校中は毎月所定の学生手当（月額11万7,000円、2021年１月１日現在)、年２回の期末手当が支給され、入校の際の入学金および授業料等は徴収されない。ただし、卒業後９年間は自衛隊に勤務することを義務付けられているため、卒業後９年未満に自衛隊を離職する場合はそれまでの経費を償還しなければならない。教育は学校教育法に基づき、医学教育を行う大学の設置基準に準拠して行うが、幹部自衛官として必要な基礎的資質、技能を育成するための訓練課程も実施。近年、国際平和協力活動や災害派遣、感染症の流行への対応など自衛隊の任務の増大に伴い、その活動も多様化かつ広域化し、防衛医大の果たすべき役割がますます重要になってきている。

Basic Data

学部学科・定員　医学教育部医学科・約85名（80名を基準）

キャンパス　［大学校キャンパス］埼玉県所沢市並木3-2

学生数（医学科）　477名（男341名・女136名）（2020年５月１日現在）

専任教員数（医学科）　教授35名　准教授26名　講師18名（2021年５月１日現在）

主な付属施設　防衛医科大学校病院（１日当たり平均外来患者数1,038.2人)、防衛医学研究センター、動物実験施設、共同利用研究施設など。

学納金（2022年度）

初年度納入金　—

６年間の総額　—

運営費交付金　—

科研費総額（2020年度）　２億319万円

論文数　121本（2020年度）

〈国家試験合格率〉

94.7%

（2022年新卒）

〈医師国家試験合格率推移〉

年／区分	新卒	既卒	総計
2022	94.7%	50.0%	93.5%
2021	98.6%	85.7%	97.5%
2020	95.7%	81.8%	93.8%

札幌医科大学医学部

旧設公立医大 北海道

時代を先取りする独創的な研究で地域・世界の医療に貢献

History & Feature

札幌医科大学は、1945（昭和20）年に設立された北海道庁立女子医学専門学校を基礎に、戦後の新制医科大学の第一号として医学部医学科の単科大学で開学。93（平成５）年には衛生短期大学部を改組し、保健医療学部を開設するなど、北海道で唯一の公立医系総合大学として発展してきた。この間、「進取の精神と自由闊達な気風」「医学・医療の攻究と地域医療への貢献」という建学の精神のもと、本邦初の麻酔科の設置、脳神経外科や胸部外科の独立、移植・産婦人科領域への低侵襲手術、スポーツ医学・人工内耳、神経再生医療など新しい医療の開拓、世界初の脊髄損傷に対する神経再生治療薬の開発など、時代を先取りするような独創的な研究に取り組むとともに、地域への医師派遣等を通して、北海道の医療・保健・福祉の充実・発展に貢献。また、2020年度入学者選抜から、「北海道医療枠」と「地域枠」の名称で募集していた選抜枠が、地域医療への理解と国際性を兼ね備えた医師・医学研究者の育成をめざしたものであることを明確にするため、「先進研修連携枠」に統一。2021年には10年がかりの新キャンパスが完成。教育・研究・臨床分野で優れた実績を継続し、魅力ある大学づくりに努めている。

Basic Data

学部学科・定員　医学部医学科・110名

キャンパス　［大学キャンパス］北海道札幌市中央区南１条西17丁目

学生数（医学科）　680名（男460名・女220名）（2021年５月１日現在）

専任教員数（医学科）　教授45名　准教授35名　講師66名（2021年10月１日現在）

主な付属施設　札幌医科大学附属病院（１日当たり平均外来患者数1,468.5人）、フロンティア医学研究所（細胞科学部門、ゲノム医科学部門、組織再生学部門、分子医学部門、病態情報学部門、神経再生医療学部門、免疫制御医学部門）、教育研究機器センターなど。

学納金（2022年度）

初年度納入金　1,017,800円

６年間の総額　3,696,800円

※後援会費（200,000円）を含む。他に保険料等あり

運営費交付金　74億3,700万円（2020年度）

科研費総額（2020年度）　４億3,680万円

論文数　131本（2020年度）

〈国家試験合格率〉

90.0%

（2022年新卒）

〈医師国家試験合格率推移〉

年／区分	新卒	既卒	総計
2022	90.0%	40.0%	87.8%
2021	97.0%	66.7%	94.5%
2020	94.0%	40.0%	91.7%

福島県立医科大学医学部 旧設公立医大 福島

未曽有の大震災からの復興に尽力し、医療系総合大学へと進化!

History & Feature

福島県立医科大学は、1944（昭和19）年創設の福島県立女子医学専門学校を基盤として、47年に旧制医科大学（予科）が設立されたことに始まる。以来70余年にわたり、福島県の健康と医療、福祉に貢献できる医師を輩出することに努めてきた。この間、2011（平成23）年３月11日には未曽有の東日本大震災と原発事故が発生。福島医大ではいち早く放射線医学県民健康管理センターやふくしま子ども・女性医療支援センターなどを設置し、福島の復興に尽力するとともに、カリキュラムでも「放射線生命医療学」「救急災害医療」「放射線災害医療学」を学び、BSL（ベッドサイドラーニング）においても、放射線災害医療および災害医療について実習を行っている。さらに16年度より、長崎大学と共同で災害医療や被ばく医療を学ぶ大学院のコースを設立し、18年度からはサンクトペテルブルク大学との共同大学院も開設。今の福島を世界に正しく発信するため、これまで以上に国内はもとより、世界へと連携を広める活動を推進している。また、98年に公立単科医科大学として初めて設置した看護学部に続き、2021年４月には保健科学部を新設し、医療系総合大学と呼ぶにふさわしい大学へと進化している。

Basic Data

学部学科・定員　医学部医学科・130名

キャンパス　［大学キャンパス］福島県福島市光が丘１番地

学生数（医学科）　799名（ 男540名・ 女259名 ）（2021年５月１日現在）

専任教員数（医学科）　教授64名　准教授40名　講師57名（2021年６月１日現在）

主な付属施設　福島県立医科大学附属病院（１日当たり平均外来患者数1,429.3人）、会津医療センター、ふくしま国際医療科学センター、ふたば救急総合医療支援センター、臨床研究イノベーションセンター、ふくしま子ども・女性医療支援センターなど。

学納金（2022年度）

初年度納入金　817,800円（県内生）
1,381,800円（県外生）

６年間の総額　3,496,800円（県内生）
4,060,800円（県外生）

※他に諸会費（352,000円）・保険料等あり

運営費交付金　130億5,700万円（2020年度）

科研費総額（2020年度）　４億6,241万円

論文数　147本（2020年度）

〈国家試験合格率〉

93.8%

（2022年新卒）

〈医師国家試験合格率推移〉

年／区分	新卒	既卒	総計
2022	93.8%	70.0%	92.1%
2021	93.5%	57.1%	91.5%
2020	96.8%	80.0%	95.0%

横浜市立大学医学部

旧設公立医大　神奈川

日本で最も少ない定員数を生かし、少人数で質の高い教育を実施

History & Feature

横浜の近代医療の歴史は、幕末から明治初期にかけてのJ.C.ヘボン（明治学院大学創設者）とD.B.シモンズの開業医活動に始まり、1871（明治4）年に丸善の創業者として知られる医師・実業家であった早矢仕有的（はやしゆうてき）が日本で２番目の洋式病院である仮設の市民病院を開院。これが横浜共立病院、県立十全病院、市立十全病院と名を変え、今日の横浜市立大学附属市民総合医療センターへと発展した。医学部は、1944（昭和19）年に横浜市立医学専門学校として設立され、横浜医科大学を経て、52年に横浜市立大学医学部となった。日本で最も少ない１学年90名という定員数（防衛医科大学校を除く）の医学科では、教育、研究、医療をリードする人材を育成することを使命とし、国際都市横浜ならではの国際標準に準じた質の高い医学・臨床教育を少人数で展開。医師国家試験においては、５年次の２月、６年次の５月・９月・１月に実施する実力試験に加え、年に２回（７月・11月）の民間模試の全員受験、さらに推奨している２回（12月・１月）の民間模試の結果を踏まえて、各分野の教員が協力して面談や個別指導、対策授業を行うなど、万全の国家試験対策により、合格率は例年高い実績を収めている。

Basic Data

学部学科・定員　医学部医学科・90名

キャンパス　［福浦キャンパス］神奈川県横浜市金沢区福浦3-9

学生数（医学科）　548名（男346名・女202名）（2021年５月１日現在）

専任教員数（医学科）　教授40名　准教授32名　講師42名（2022年５月１日現在）

主な付属施設　横浜市立大学附属病院（１日当たり平均外来患者数1,747人）、横浜市立大学附属市民総合医療センター、先端医科学研究センター、次世代臨床研究センターなど。

学納金（2022年度）

初年度納入金	864,000円（市内生）
	1,055,000円（市外生）
６年間の総額	3,904,000円（市内生）
	4,095,000円（市外生）

※他に諸会費（108,000円）・保険料・実験実習費等あり

運営費交付金　128億1,300万円（2020年度）

科研費総額（2020年度）　９億9,216万円

論文数　529本（2020年度）

〈国家試験合格率〉

98.6%

（2022年新卒）

〈医師国家試験合格率推移〉

年／区分	新卒	既卒	総計
2022	98.6%	100%	98.7%
2021	95.8%	66.7%	94.9%
2020	96.9%	100%	96.9%

名古屋市立大学医学部 旧設公立医大 愛知

医薬看連携地域参加型学習でプロフェッショナリズムを刺激する

History & Feature

1884（明治17）年創設の名古屋薬学校を起源とする名古屋薬科大学と、1943（昭和18）年設立の名古屋市立女子高等医学専門学校を前身とする名古屋女子医科大学を統合して、50年に医学部と薬学部の名古屋市立大学が発足。７学部７研究科からなる全国有数の公立総合大学として飛躍を遂げた現在でも、教員１人当たりの学生数が８名余りという、全国でもトップクラスのきめ細やかな少人数教育を実現し、専門教育だけでなく、７学部が一体となって教養教育にも力を入れている。なかでも、99（平成11）年に看護学部が設置され、東海地区で唯一の医療系３学部を有する大学となったことから、１年次に３学部合同でさまざまな医療現場を体験する「医薬看連携地域参加型学習」を実施。このカリキュラムは、学部混成のチームに分かれ、病院、福祉施設などの地域を担当し、地域の人たちとの話し合いのなかでニーズを発見し、課題を見つけてその解決をテーマとする学習を行うもので、チームワークだけでなく、将来の職種の違いによる専門職としてのプロフェッショナリズムの刺激にもつながっている。2021年４月には東部・西部医療センターが附属大学病院となり、全国最大規模の大学病院が誕生した。

Basic Data

学部学科・定員 医学部医学科・97名

キャンパス ［桜山（川澄）キャンパス］愛知県名古屋市瑞穂区瑞穂町字川澄１

学生数（医学科） 589名（男384名・女205名）（2022年５月１日現在）

専任教員数（医学科） 教授94名　准教授81名　講師111名（医学研究科教員数、2022年５月１日現在）

主な付属施設 名古屋市立大学病院（１日当たり平均外来患者数1,741.8人）、名古屋市立大学医学部附属東部医療センター、名古屋市立大学医学部附属西部医療センター、脳神経科学研究所、不育症研究センター、医療心理センターなど。

学納金（2022年度）

初年度納入金　767,800円（市内生）
867,800円（市外生）

６年間の総額　3,446,800円（市内生）
3,546,800円（市外生）

※他に諸会費・保険料（計263,800円）等あり

運営費交付金 75億7,600万円（2020年度）

科研費総額（2020年度） 10億2,622万円

論文数 145本（2020年度）

〈国家試験合格率〉

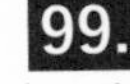

（2022年新卒）

〈医師国家試験合格率推移〉

年／区分	新卒	既卒	総計
2022	99.0%	0.0%	96.1%
2021	99.0%	33.3%	97.1%
2020	97.8%	75.0%	96.0%

京都府立医科大学医学部

旧官六＋1　京都

京都市民の寄付によって設立された公立で唯一の旧制医科大学

History & Feature

1868（明治元）年から京都府を通じて西洋医学の教育病院を設立したいと願っていた京都市民の寄付によって、72年に建てられ、患者の治療を行うかたわら医学生を教育した「療病院」を起源とする、わが国でも最も古い医科大学の１つであり、公立大学では唯一の旧制医科大学。また、看護学科は2002（平成14）年に開設されたが、1889年設置の附属産婆教習所を始まりとし、130年以上の歴史を誇る。「人間愛」「地域貢献」「国際的視野の涵養」を教育理念にする医学科のカリキュラムは、国が策定した「平成28年度改訂医学教育コア・モデル・カリキュラム」に収載の1,790の履修科目をすべてカバーし、これに加えて教養、基礎・社会医学、臨床医学の各教室の学体系を基盤とした独自のカリキュラムを盛り込みながら、医の心から最新の医学・医療までを広く学べるように工夫。さらに、基礎・社会医学教室での研究配属、地域拠点病院での地域医療実習、米英の協定医学部への派遣実習など、さまざまなプログラムが用意されている。研究面においては、教員１人当たりの科学研究費獲得金額が毎年、全国トップレベルを維持。基礎から臨床応用に至る多彩な研究を行い、常に世界に発信し続けている。

Basic Data

学部学科・定員　医学部医学科・107名

キャンパス　［河原町キャンパス］京都府京都市上京区河原町通広小路上る梶井町465

学生数（医学科）　668名（男483名・女185名）（2021年４月１日現在）

専任教員数（医学科）　教教授43名　准教授52名　講師86名（2021年４月１日現在）

主な付属施設　京都府立医科大学附属病院（１日当たり平均外来患者数1,248.7人）、京都府立医科大学附属北部医療センター、永守記念最先端がん治療研究センター、再生医療・細胞治療研究センター、脳・血管系老化研究センター、京都ヘルスサイエンス総合研究センターなど。

学納金（2022年度）

初年度納入金	817,800円（府内生）
	1,028,800円（府外生）
６年間の総額	3,496,800円（府内生）
	3,707,800円（府外生）

※他に諸会費・保険料等あり

運営費交付金　93億2,000万円（2020年度）

科研費総額（2020年度）　６億2,101万円

論文数　243本（2020年度）

〈国家試験合格率〉

93.7%

（2022年新卒）

〈医師国家試験合格率推移〉

年／区分	新卒	既卒	総計
2022	93.7%	50.0%	91.5%
2021	95.9%	57.1%	93.3%
2020	97.2%	75.0%	95.0%

大阪公立大学医学部

旧設公立医大 大阪

大阪市内にある唯一の医学部医学科で全人的な医療人を育成!

大阪公立大学医学部は、1944（昭和19）年設立の大阪市立医学専門学校を母体として発足し、大阪市立医科大学を経て、55年に大阪市立大学に編入されて医学部となり、58年に大学院医学研究科を設置。2004（平成16）年には看護短期大学部が医学部看護学科に再編された。医学部学舎の玄関横には、シンボルとしての三女神像が微笑み、教育では「智（医師に必要な高度な医療知識）」はもちろん、「勇（勇気をもって信念を貫く技術と行動力）」を修得し、「仁（人の悩みや痛みを深く暖かく受け入れる慈愛の心）」を育むことを基本理念に据えたカリキュラムを編成し、「智・仁・勇」を兼ね備えた全人的な医療人を育成している。なお、22年４月に大阪市立大学と大阪府立大学を統合し、大阪公立大学が誕生。新大学は学生約１万６千人を擁する全国最大規模の公立総合大学となるが、それに合わせて看護学科は看護学部に昇格し、医学部には新たにリハビリテーション学科が設置され、医学科との２学科体制に再編される。医学科は、大阪市内にある唯一の医学部医学科として、近年の目覚ましい医学・医療の発展に対応し、社会に貢献していく学びを提供するため、教育・研究・診療体制の改革に取り組んでいく。

Basic Data

学部学科・定員　医学部医学科・95名

キャンパス　［阿倍野キャンパス（医学科学舎）］大阪府大阪市阿倍野区旭町1-4-3

学生数(医学科)　580名（男423名・女157名）(2021年10月１日現在)

専任教員数(医学科)　教授41名　准教授66名　講師112名（医学研究院・大学院医学研究科・医学部教員数、2021年５月１日現在）

主な付属施設　大阪公立大学医学部附属病院（１日当たり平均外来患者数1,894.3人）、健康科学イノベーションセンター、臨床研究・イノベーション推進センター、刀根山結核研究所、高度融合画像解析支援センター、医学情報センターなど。

学納金（2022年度）

初年度納入金　817,800円（府内生）
917,800円（府外生）

６年間の総額　3,496,800円（府内生）
3,596,800円（府外生）

※他に諸会費・保険料等あり

運営費交付金　273億6,600万円（2020年度）

科研費総額(2020年度)　10億6,249万円

論文数　113本（2020年度）

〈国家試験合格率〉

98.8%

(2022年新卒)

〈医師国家試験合格率推移〉

年／区分	新卒	既卒	総計
2022	98.8%	66.7%	96.6%
2021	93.2%	75.0%	92.5%
2020	97.8%	85.7%	96.9%

奈良県立医科大学医学部

旧設公立医大　奈良

古の都の姿をとどめる新キャンパスで独自の医学教育を実践

History & Feature

奈良県立医科大学は、1945（昭和20）年４月に奈良県立医学専門学校として設立され、48年に奈良県立医科大学（旧制）が開設、52年に新制大学として奈良県立医科大学医学部医学科となり、2004（平成16）年には看護学科も設置された。キャンパスは奈良県橿原市に位置し、国公立や民間の研究機関と連携大学院協定を結んで広く教育・研究活動を行うとともに、希望者には公立大学唯一の研究者養成コースも用意。また、世界で活躍できる医師の養成をめざして臨床英語教育に力を入れ、海外研究機関での研修などを行っている。特色ある取り組みとして、医学を基礎とするまちづくり、MBT（Medicine-based Town）構想を展開。これは、従来の医工連携が主に工学的知見を医学に応用するものであったのに対し、医学的知見を患者さんの治療だけではなく、医学的に正しい製品や住居、そしてまちづくりに関わるすべてに活用するというもので、16年に一般社団法人MBTコンソーシアムを立ち上げ、エネルギー、機械、金融、生命保険などさまざまな分野から民間企業約100社が参加している。なお現在、飛鳥時代にこの地に存在した藤原京をモチーフとした新キャンパスへの移転整備計画が進んでいる。

Basic Data

学部学科・定員　医学部医学科・113名

キャンパス　［大学キャンパス］奈良県橿原市四条町840番地

学生数（医学科）　683名（男489名・女194名）（2021年５月１日現在）

専任教員数（医学科）　教授39名　准教授35名　講師55名（2021年５月１日現在）

主な付属施設　奈良県立医科大学附属病院（１日当たり平均外来患者数2,110.4人）、MBT研究所、スポーツ医学研究センター、陽子線がん治療研究センター、大和漢方医学薬学センター、血栓止血研究センター、IVR研究センター、先端医学研究支援機構など。

学納金（2022年度）

初年度納入金　817,800円（県内生）
1,337,800円（県外生）

６年間の総額　3,496,800円（府内生）
4,016,800円（府外生）

※他に諸会費・保険料等あり

運営費交付金　48億7,900万円（2020年度）

科研費総額（2020年度）　４億3,342万円

論文数　115本（2020年度）

〈国家試験合格率〉

95.5%

（2022年新卒）

〈医師国家試験合格率推移〉

年／区分	新卒	既卒	総計
2022	95.5%	72.7%	93.5%
2021	92.9%	0.0%	89.7%
2020	99.0%	68.8%	95.0%

和歌山県立医科大学医学部

旧設公立医大 **和歌山**

2021年度より、医・薬・看の医療系総合大学として新たにスタート

History & Feature

麻酔という概念すらなかった1804（文化元）年に、世界で初めて全身麻酔下で乳がんの手術に成功した和歌山が生んだ医聖・華岡青洲の言葉である「活物窮理」を開学の理念の１つに、1945（昭和20）年に和歌山県立医学専門学校として設立され、和歌山県立医科大学予科を経て、55年に開校。98（平成10）年に大学本部、医学部、附属病院が現在の紀三井寺キャンパスに移転後は、国公立大学初のドクターヘリの導入、附属病院東棟の増築、三葛キャンパスに2004年に保健看護学部を設置するなど、大学として大きく発展を遂げた。さらに、2021年４月には伏虎キャンパスに薬学部を開設し、医・薬・看の３学部を擁する医療系総合大学として新たにスタート。医療の多様化・複合化や高齢化の急速な進展、健康に対する社会的ニーズの高まりのなかにあって、３学部相互の多職種連携教育、ケアマインド教育および早期からの参加型実習を通して、社会人として必要な教養を涵養し、医療人として必要な倫理観、共感的態度、コミュニケーション能力およびケアマインドを養う絶好の環境が整備されたといえ、華岡青洲の精神を受け継いで「ケアマインド」を持った臨床・研究能力の高い医師を育成している。

Basic Data

学部学科・定員　医学部医学科・100名

キャンパス　［紀三井寺キャンパス］和歌山県和歌山市紀三井寺811-1

学生数（医学科）　624名（男416名・女208名）（2021年５月１日現在）

専任教員数（医学科）　教授45名　准教授49名　講師86名（2021年５月１日現在）

主な付属施設　和歌山県立医科大学附属病院（１日当たり平均外来患者数987.0人）、先端医学研究所、みらい医療推進センター、バイオメディカルサイエンスセンター、次世代医療研究センター、地域医療支援センター、ワークライフバランス支援センターなど。

学納金（2022年度）

初年度納入金	817,800円（県内生）
	1,287,800円（県外生）
６年間の総額	3,496,800円（県内生）
	3,966,800円（県外生）

※他に諸会費・保険料等あり

運営費交付金　48億2,000万円（2020年度）

科研費総額（2020年度）　３億4,073万円

論文数　82本（2020年度）

〈国家試験合格率〉

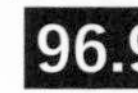

（2022年新卒）

〈医師国家試験合格率推移〉

年／区分	新卒	既卒	総計
2022	96.9%	66.7%	95.2%
2021	94.8%	50.0%	93.9%
2020	100%	71.4%	98.1%

医師を養成する
全国82校 大学医学部・医科大学に設置する
コ・メディカル系学部・学科

私立大学

岩手医科大学

▶歯学部（歯学科） ▶薬学部（薬学科） ▶看護学部（看護学科）

東北医科薬科大学

▶薬学部（薬学科／生命薬科学科）

自治医科大学

▶看護学部（看護学科）

獨協医科大学

▶看護学部（看護学科）

埼玉医科大学

▶保健医療学部（看護学科／臨床検査学科／臨床工学科／理学療法学科）

国際医療福祉大学

▶保健医療学部（看護学科／理学療法学科／作業療法学科／言語聴覚学科／視機能療法学科／放射線・情報科学科） ▶薬学部（薬学科） ▶成田看護学部（看護学科） ▶成田保健医療学部（理学療法学科／作業療法学科／言語聴覚学科／放射線・情報科学科／医学検査学科） ▶小田原保健医療学部（看護学科／理学療法学科／作業療法学科） ▶福岡保健医療学部（理学療法学科／作業療法学科／言語聴覚学科／医学検査学科） ▶福岡薬学部（薬学科）

杏林大学

▶保健学部（臨床検査技術学科／看護学科／臨床工学科／救急救命学科／理学療法学科／作業療法学科／診療放射線技術学科）

慶應義塾大学

▶看護医療学部（看護学科） ▶薬学部（薬学科／薬科学科）

順天堂大学

▶医療看護学部（看護学科） ▶保健看護学部（看護学科） ▶保健医療学部（理学療法学科／診療放射線学科） ▶医療科学部（臨床検査学科／臨床工学科）

昭和大学

▶歯学部（歯学科） ▶薬学部（薬学科） ▶保健医療学部（看護学科／理学療法学科／作業療法学科）

帝京大学

▶医療技術学部（視能矯正学科／看護学科／診療放射線学科／臨床検査学科／スポーツ医療学科救急救命士コース／柔道整復学科） ▶福岡医療技術学部（理学療法学科／作業療法学科／看護学科／診療放射線学科／医療技術学科）

東京医科大学

▶医学部（看護学科）

東京慈恵会医科大学

▶医学部（看護学科）

東京女子医科大学

▶看護学部（看護学科）

東邦大学

▶看護学部（看護学科） ▶薬学部（薬学科） ▶健康科学部（看護学科）

日本大学

▶歯学部（歯学科） ▶松戸歯学部（歯学科） ▶薬学部（薬学科）

北里大学

▶薬学部（薬学科／生命創薬科学科） ▶看護学部（看護学科） ▶医療衛生学部（医療検査学科／医療工学科／リハビリテーション学科理学療法学専攻・作業療法学専攻・言語聴覚療法学専攻・視覚機能療法学専攻）

東海大学

▶医学部（看護学科） ▶工学部（医工学科） ▶文理融合学部（人間情報工学科）

金沢医科大学

▶看護学部（看護学科）

愛知医科大学

▶看護学部（看護学科）

藤田医科大学

▶医療科学部（医療検査学科／放射線学科） ▶保健衛生学部（看護学科／リハビリテーション学科理学療法専攻・作業療法専攻）

大阪医科薬科大学

▶薬学部（薬学科） ▶看護学部（看護学科）

関西医科大学

▶看護学部（看護学科） ▶リハビリテーション学部（理学療法学科／作業療法学科）

近畿大学

▶薬学部（医療薬学科／創薬科学科） ▶生物理工学部（医用工学科）

兵庫医科大学

▶薬学部（医療薬学科） ▶看護学部（看護学科） ▶リハビリテーション学部（理学療法学科／作業療法学科）

久留米大学

▶医学部（看護学科）

産業医科大学

▶産業保健学部（看護学科）

福岡大学

▶医学部（看護学科）　▶薬学部（薬学科）

（※日本医科大学、聖マリアンナ医科大学、川崎医科大学は医学部医学科のみ）

国立大学

旭川医科大学

▶医学部（看護学科）

北海道大学

▶医学部（保健学科看護学専攻・放射線技術科学専攻・検査技術科学専攻・理学療法学専攻・作業療法学専攻）　▶歯学部（歯学科）

▶薬学部（薬科学科／薬学科）

弘前大学

▶医学部（保健学科看護学専攻・放射線技術科学専攻・検査技術科学専攻・理学療法学専攻・作業療法学専攻）

東北大学

▶医学部（保健学科看護学専攻・放射線技術科学専攻・検査技術科学専攻）

▶歯学部（歯学科）　▶薬学部（創薬科学科／薬学科）

秋田大学

▶医学部（保健学科看護学専攻・理学療法学専攻・作業療法学専攻）

山形大学

▶医学部（看護学科）

筑波大学

▶医学群（看護学類／医療科学類）

群馬大学

▶医学部（保健学科看護学専攻・検査技術科学専攻・理学療法学専攻・作業療法学専攻）

千葉大学

▶薬学部（薬学科／薬科学科）　▶看護学部（看護学科）

東京大学

▶医学部（健康総合科学科看護科学専修） ▶薬学部（薬科学科／薬学科）

東京医科歯科大学

▶医学部（保健衛生学科看護学専攻・検査技術学専攻） ▶歯学部（歯学科／口腔保健学科）

新潟大学

▶医学部（保健学科看護学専攻・放射線技術科学専攻・検査技術科学専攻）

▶歯学部（歯学科／口腔生命福祉学科）

富山大学

▶医学部（看護学科） ▶薬学部（薬学科／創薬科学科）

金沢大学

▶医薬保健学域（薬学類／医薬科学類／保健学類看護学専攻・放射線技術科学専攻・検査技術科学専攻・理学療法学専攻・作業療法学専攻）

福井大学

▶医学部（看護学科）

山梨大学

▶医学部（看護学科）

信州大学

▶医学部（保健学科看護学専攻・検査技術科学専攻・理学療法学専攻・作業療法学専攻）

岐阜大学

▶医学部（看護学科）

浜松医科大学

▶医学部（看護学科）

名古屋大学

▶医学部（保健学科看護学専攻・放射線技術科学専攻・検査技術科学専攻・理学療法学専攻・作業療法学専攻）

三重大学

▶医学部（看護学科）

滋賀医科大学

▶医学部（看護学科）

京都大学

▶医学部（人間健康科学科先端看護科学コース・先端リハビリテーション科学コース・総合医療科学コース） ▶薬学部（薬科学科／薬学科）

大阪大学

▶医学部（保健学科看護学専攻・放射線技術科学専攻・検査技術科学専攻） ▶歯学部（歯学科） ▶薬学部（薬学科）

神戸大学

▶医学部（保健学科看護学専攻・検査技術科学専攻・理学療法学専攻・作業療法学専攻）

鳥取大学

▶医学部（保健学科看護学専攻・検査技術科学専攻）

島根大学

▶医学部（看護学科）

岡山大学

▶医学部（保健学科看護学専攻・放射線技術科学専攻・検査技術科学専攻） ▶歯学部（歯学科） ▶薬学部（薬学科／創薬科学科）

広島大学

▶医学部（保健学科看護学専攻・理学療法学専攻・作業療法学専攻） ▶歯学部（歯学科／口腔健康科学科） ▶薬学部（薬学科／薬科学科）

山口大学

▶医学部（保健学科看護学専攻・検査技術科学専攻）

徳島大学

▶医学部（医科栄養学科／保健学科看護学専攻・放射線技術科学専攻／検査技術科学専攻） ▶歯学部（歯学科／口腔保健学科） ▶薬学部（薬学科）

香川大学

▶医学部（看護学科）

愛媛大学

▶医学部（看護学科）

高知大学

▶医学部（看護学科）

九州大学

▶医学部（保健学科看護学専攻・放射線技術科学専攻・検査技術科学専攻）

▶歯学部（歯学科）　▶薬学部（創薬科学科／臨床薬学科）

佐賀大学

▶医学部（看護学科）

長崎大学

▶医学部（保健学科看護学専攻・理学療法学専攻・作業療法学専攻）

▶歯学部（歯学科）　▶薬学部（薬学科／薬科学科）

熊本大学

▶医学部（保健学科看護学専攻・放射線技術科学専攻・検査技術科学専攻）

▶薬学部（薬学科／創薬・生命薬科学科）

大分大学

▶医学部（看護学科）

宮崎大学

▶医学部（看護学科）

鹿児島大学

▶医学部（保健学科看護学専攻・理学療法学専攻・作業療法学専攻）

▶歯学部（歯学科）

琉球大学

▶医学部（保健学科看護学コース・検査技術学コース）

防衛医科大学校

▶医学教育部（看護学科）

公立大学

札幌医科大学

▶保健医療学部（看護学科／理学療法学科／作業療法学科）

福島県立医科大学

▶看護学部（看護学科） ▶保健科学部（理学療法学科／作業療法学科／診療放射線学科／臨床検査学科）

横浜市立大学

▶医学部（看護学科）

名古屋市立大学

▶薬学部（薬学科／生命薬科学科） ▶看護学部（看護学科）

京都府立医科大学

▶医学部（看護学科）

大阪公立大学

▶医学部（リハビリテーション学科理学療法学専攻・作業療法学専攻）

▶看護学部（看護学科）

奈良県立医科大学

▶医学部（看護学科）

和歌山県立医科大学

▶保健看護学部（保健看護学科） ▶薬学部（薬学科）

先輩たちはこう乗り切った！
コロナ禍の大学生活 ①

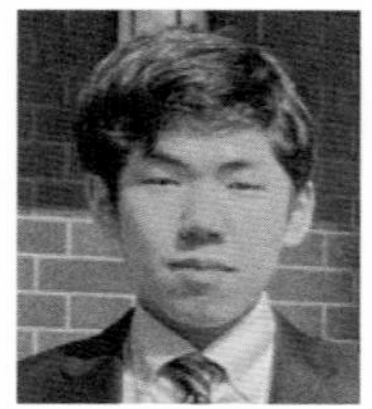

東京大学理科三類１年

塩野　尚さん

◉東海高校出身。伯父が１歳で風邪をこじらせて亡くなっており、祖母にその生まれ変わりだと言われて育った。私が医者になったら祖母が一番喜ぶ。

今ここで学ばなければという緊張感が学習効果を高める

東京大学理科三類１年の塩野尚と申します。制度上はまだ医学部生ではないのですが、細かいことです。光陰矢の如し、いつの間にか大学受験に懐かしさを感じるようになってしまいました。失敗したと思った筆記試験も、待ち時間が長くて退屈で、緊張したけれど終わればなんということはなかった面接も懐かしい。

医学部の面接といえば、志望理由が必ずと言っていいほど聞かれるものです。私の場合、経済的な事情などに依らない平等な医療、もちろんそれを実現するには医学の進歩だけでなく法律や行政の協力も必要なわけですが、そういうものに漠然とした興味がありました。そして今もそれはあるわけですが、一体どうすれば実現できるのか、大人の事情渦巻く世界を知らない私には想像もできません。ただ、例えば現在高価な医療技術を安価にできれば貢献になるだろうなどといった捉え所のない考えと、そういうことは外科よりは内科だろうかという淡い進路希望があるのみです。

さて捉え所のない話は傍において、私が目下取り組むべきは大学の授業です。１コマ90分で、履修登録してある授業が週15コマ、興味があるから講義を聞くだけというものを含めると20コマほどです。せっかく教養学部にいるので、物理学や論理学、文学など、医学部に行くと縁遠くなりそうな分野も手を出しています。授業が長い、内容が重い、課題が出るというのが高校と違って辛いですが、それなりの成績が取れるほどには上手くやっています。

では私がどう過ごしているのかを紹介しましょう。まず、大学の授業は大半がオンラインですが、第二外国語や体育、実験の授業は対面のことがあります。次にオンラインの授業の形態は2種類あります。Zoomを使ってライブの講義を受けるものと、動画や資料を提供されて自分で学習するものです。そしてライブの講義のなかでも、授業の録画が公開されるものとそうでないものがあります。もうお気づきの方もいるかもしれませんが、対面の授業や録画が公開されないライブ授業は必ず受けていますが、それ以外の授業は他の用事をしたり1限だったら寝過ごしたりということもあります。

また、午後に対面の授業があるので、午前の授業中に電車に乗ってスマホで講義を聞いているなどということもあります。最近では、駒場祭で販売する謎解きゲームを作るために夜遅くまで起きて、翌日午前の授業はうつらうつら聞くということもありました。いずれにせよ、後できちんと勉強すれば期末テストで残念な結果になることはないです。そのためには、勉強できる期間をどこかに作っておくことが大事で、テスト直前までずっと忙しいというのは流石に厳しそうです。今期どうなるかは分かりませんが、夏期の授業をこうして乗り切った感想としては、今受けなければいけない授業というのは比較的身が入ります。

逆に、録画を見られるだとか動画を何度でも見直せると思っていると集中力が落ちる気がします。また、板書を取る代わりにpdfで内容をもらったりスクリーンショットを撮って済ませたりするのも頭に入らないです。やはり、今ここで学ばなければという緊張感が学習効果を高めるということです。実際、明日が小テストという切迫感のおかげでドイツ語をよく覚えられた経験もあります。

最後に、受験生の方々が受験勉強を通じて、集中したいときに集中するという能力を身につけられることを願っています。

先輩たちはこう乗り切った！
コロナ禍の大学生活 ②

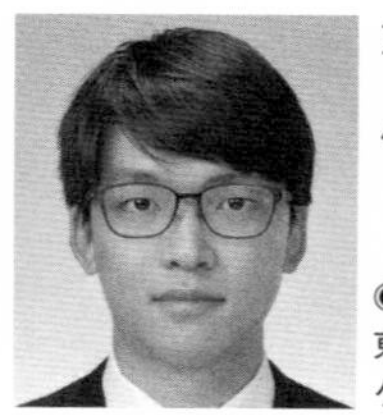

東京大学医学部医学科６年
小坂真琴さん

◉滋賀県大津市出身。灘中学・高校卒業。現在は東京大学医学部医学科に在籍し、オレンジホームケアクリニックにてインターン中。

コロナ禍でこそ実現できた「リアルな実習」

2020（令和２）年４月、５年生になりたての私は、臨床実習が始まって３カ月が経ったところでした。しかし、緊急事態宣言の発出に伴い週20〜30時 は全てなくなり、急遽１カ月半の空白期間が生まれました。その後もオンライン中心で一部オフラインを混合した実習が続いて１年半を迎えています。

当初、臨床実習に生活の重きをおこうと考えていたので生活の大きな転換に戸惑いました。しかし、大学での学習は、高校までのように教科書を網羅的に学ぶのではなく、自分が直接関われることを深く学ぶ「実習」の繰り返しです。私の場合は、コロナ禍で動きが取れないなかで自分が具体的に手を動かせる「実習」として、福井県にある在宅診療専門クリニック「オレンジホームケアクリニック（以下オレンジ）」での論文執筆を進めることを選びました。

オレンジでの論文執筆は、2019（平成31）年の初めにクリニックにてデータ整理を行ったのち、オレンジの宮武寛知先生や常磐病院の尾崎章彦先生に手取り足取り教えていただきながら進めていました。研究チームでは、在宅医療を受ける患者さんの急変時対応に関する研究、医療的ケア児のケアに関する研究、在宅医療の災害対策に関する研究に取り組んでいます。臨床実習のなくなった空白期間中は、すでに完成が近い論文の修正や、筆頭研究者として研究助成金の申請書類の作成を行いました。いずれも全く初めての経験でした。

そして、2020（令和２）年７月に初めての筆頭原著論文を発表しました。在宅医療における緊急搬送が、医療従事者の判断を介さずに行われた場合には入院とならず帰宅となる可能性が有意に高いことを明らかにした論文です。その後も調査・執筆を続け、2021（令和３）年９月に２本目の論文を発表し、在宅診療におけるビデオ通話診療が概ね安全で有効に行われていたことを報告しました。いずれの内容も、学会でオンラインのポスター発表をしたほか、福井の新聞・テレビにも取り上げられました。

コロナ禍に行った調査で印象に残っているのが、医療的ケア児の保護者・ケアに関わる医療従事者へのインタビューです。山梨から熊本に至るまで全国の十数人を対象にZOOMでお話を伺い、内容を論文にまとめています。おそらくコロナ禍でZOOMが普及していなければ難しかったと思います。病院での実習がかなり制限されている中、医療的ケア児のご家族に普段不便に感じている点を直接伺えたのは、研究であると同時に自分自身にとって「リアルな実習」になりました。

臨床実習が少ない分まとまった時間がある、オンラインに慣れたからこそ遠隔のインタビューができるなど、大学生の論文執筆という観点ではコロナ禍がチャンスになりうるポイントもあります。

６年生の終わりには国家試験が待ち受けていますが、各々が国試対策のオンライン講座や問題集をこなして本番を迎えます。もちろん個人戦ですが、全体の量が膨大であり、ペースを保って勉強し続けることが大事なので、友人とお互いにモチベーションを保ち合うという点で「団体戦」だと言われます。

コロナ禍の経験を踏まえ、皆さんが５、６年生を迎える頃にはオンライン中心に大きく転換している可能性もあります。生じた自由に使える時間を将来のキャリアにつながるようなスキルの習得に活かす一方で、友人と共に最後の「団体戦」に備えることが重要です。

先輩たちはこう乗り切った！
コロナ禍の大学生活 ③

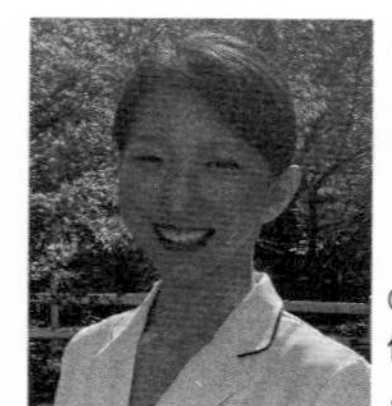

和歌山県立医科大学医学部医学科５年
村田七海さん

◉和歌山県立医科大学医学部医学科５年。学生団体WAKA×YAMA創設者。世界経済フォーラムによる“Global Shapers”選出。

コロナ禍でもSNSで情報収集し自分の興味があることに挑戦

新型コロナウイルス感染症は私の医学部生活に大きな影響をもたらしました。今回は、コロナ禍になる前の活動と、コロナ禍になってから新しく挑戦したことについて紹介します。

私は２歳のときに目の手術を受けた経験があり、幼少期からずっと医師になることを夢見ていました。しかし、実際に医学部に進学すると、病院の中だけでは救えない人が沢山いることに気づきました。例えば、発達障害の親会でボランティアをしていたときのことです。医学的にできる限りの治療を受けていたとしても、周囲の理解が足りず、心ない言葉に傷ついている子の現状を知りました。私は親会で涙を流しながら悩み事を打ち明ける親御さんの姿を見るたびに「私は今、ここで何ができるんだろう」と無力感に苛まれ、障害者への偏見や固定観念ではなく、実際にお話を聞き、感じた課題を一緒に解決していける仲間がほしいと思いました。そこで2018（平成30）年に学生団体WAKA×YAMAを創設しました。それ以来、発達障害を皮切りに、地元和歌山県の中高大学生と共にメンタルヘルスや防災など、さまざまなヘルスケア課題に取り組んでいます。

私は2020（令和２）年５月から医療ITベンチャーでインターンを始めました。きっかけはTwitterで医学生インターンの募集を見つけたことでした。その会社では医療格差をなくすための医師向けQ＆Aプラットフォームを開発していました。和歌山で生まれ育ち、教育や医療の地域格差を実感していた私にとって、そのサービスはとても魅力的でした。具体的な業務としては、マネジメントと企画運営を任されたのですが、日々サービスを改善することで、診断のつかなかった人に診断がつき治療に向かったり、患者さんによりよい治療が提供されたりと、従来の診療では成し得なかったことができるようになることに感動しました。

私は、コロナ以前は東京にあるベンチャー企業でフルリモート勤務できるなんて考えもしませんでした。地方にいても大学の試験と両立しながら、全国の医学生や医師と協働し最先端のサービス開発に携わることができ、とても刺激的でした。

医療ITベンチャーで１年勤めたのちに、2021（令和３）年５月からは医療ガバナンス研究所で論文執筆に携わっています。もともと学生団体の活動を通じ、プロジェクトを実行するだけではなく、その効果や妥当性を論文にまとめ、エビデンスとして残せるようになりたいと思っていました。そのため大学でも研究の準備をしていましたが、登校禁止となり、思うように研究室へ通うことができなくなりました。そこで、学外で研究できる環境を求め、Facebookで見かけた医療ガバナンス研究所の門をたたきました。それからの毎日は「調べて、書く」の繰り返しです。現在は製薬企業と医師の利益相反や医療的ケア児の外出サポートなど、さまざまなテーマで論文執筆に励んでいます。

私はコロナ禍においてもSNSなどで情報収集し、アンテナを張ることで自分の興味があることに挑戦することができました。長い自粛生活のなかで、全国の医師・医学生や熱心な指導者に出会い学びの機会が増えたことは不幸中の幸いでした。私は、非営利団体や医療ITベンチャー、研究所など医療に貢献する方法を幅広く見てきた経験を生かして、将来はどんな形態であろうと病院のなかに限らず、自分にできることを最大限尽くせる医師になりたいです。

先輩たちはこう乗り切った！
コロナ禍の大学生活 ④

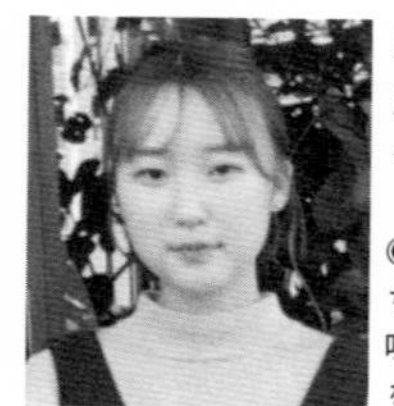

広島大学医学部医学科３年
溝上　希さん

◉広島大学医学部医学科３年。広島出身・広島育ち。一年浪人を経て、広島大学医学部へ入学。趣味は旅行・音楽・絵画。常にワクワクする気持ちを大事にしたいです！

「医局」に属していないと専門医を取りにくい！？

みなさんこんにちは。広島大学医学部３年の溝上希と申します。大学３年では主に、呼吸器や消化器など臓器ごとの疾患や治療法・感染症や腫瘍など特定のテーマに沿った疾患や治療法・社会医学を勉強しています。さて、医学部をめざす受験生にとって、「どんな流れで医師になっていくのだろう」というのは気になるポイントではありますよね。みなさんに知っていただきたいのは、医学部生の「就活」やキャリアパスは、他の大学生や短大生の一般的な「就活」のイメージとは大きく違います。順を追って説明させてください。

まず、医学部に入学し、大体５年生くらいにどこの病院で初期研修を行いたいかを考え始めます。長期休みなどを利用して、病院見学や病院説明会に行く学生も多いと思います。これは、一般的な就活をする上でも、インターンに行ったり、企業説明会に行ったりする段階と似ています。ちなみに、初期研修というのは、国試に受かり、大学を卒業した後、１人前の医者になるための国が設定した２年間の研修期間です。「研修医」という言葉を聞いたことがある人は多いかもしれませんが、その「研修医」とは、多くの場合、この初期研修中のお医者さんのことを指します。どの医学生も初期研修を経験します。この２年間では専門の診療科を固定せず、病院にある全ての診療科を数週間〜数カ月ごとに回っていきます。

６年生の夏休みくらいで、実際に自分が初期研修を行う病院を決めます。希望する病院へ採用試験を受けにいくなど、まさに医学生の「就活」のようなもので、「マッチング」といいます。６年生時にマッチングで就職先（＝病院）に内定をもらい、国試に受かり、大学を無事卒業できたら、２年かけて全ての診療科を回る初期研修を行います。

では、実際に、自分の専門の診療科をいつ、どうやって決めるのでしょうか？　それは、初期研修の後になります。初期研修で全ての診療科を回る際に、実際に働いてみて自分がどの診療科に適しているのか、どの診療科で働きたいかを考えて専門の診療科を決定する人が多いです。長い道のりですよね。

さて、ここで出てくるのが「医局」です。「医局」と聞いて、ピンとくる医学部受験生は少ないのではないでしょうか？　「医局」というのは、各大学の診療科グループのようなもので、教授を中心に大学病院とその関連病院の医師で構成されるものです。基礎研究や留学など経験の幅が広がる可能性が高かったり、専門医を取得できたり（逆に、医局に属していないと専門医を取りにくいのが現状）、医局内の人的交流や人脈を形成できたりする一方、人事による異動で自由に働く病院を決めにくかったり、医局以外の医療機関の情報やキャリアチャンスを逃してしまう可能性があったりします。自分がどんな医者になりたいか、どんな人生を歩みたいかによって医局に入局するかどうか、真剣に考える必要があると思います。

話を戻しますが、初期研修の後、自分の専門の診療科を決め、医局に入局するかどうかを決めます。医局に入局すれば、医局の人事にしたがって働く病院が決定され、医局に入局しなければ、自分で働く病院を決めることになります。

このように、一般の大学生の就活やその後のキャリアパスに比べて、かなり道筋が決まっており、医学部に入学する前にしっかり自分の人生を考えることが大事になります。

先輩たちはこう乗り切った！
コロナ禍の大学生活 ⑤

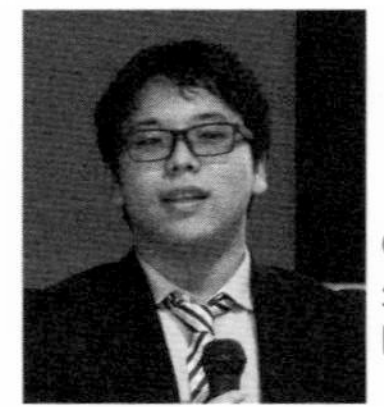

東北大学医学部医学科４年
村山安寿さん

◉東北大学医学部医学科４年。1999年、北海道生まれ。日比谷高校卒業。大学では常磐病院外科医の尾崎章彦医師、内科医の谷本哲也医師に師事し学業の傍ら研究活動に取り組む。

医局とは何か？　専門分野はいつ、どうやって決めるのか？

「医局」の明確な定義はないようですが、おおよそ大学病院の研究室のことを意味します。医学生は４年生の後半から６年生までの約２年半で、大学病院や関連病院などのさまざまな診療科を回り、実際に患者さんの診察をし、外科手術見学などの臨床実習をします。その後医学部を卒業すると２年間の初期研修をします。興味のある診療科をさらに修練したい場合は専門医の取得をめざして大学病院や市中病院で後期研修を行います。大学病院で研修する場合は大学医局に所属することになるため、「入局」と表現されます。

こうした医師のキャリアパスのなかで、医学部での臨床実習は非常に大きな役割を果たしています。しかし、新型コロナウイルス（以下、コロナ）のパンデミックによって、私の在学する東北大学医学部を含む全国の医学部で、授業の一時中断を余儀なくされました。2020（令和２）年の日本でコロナが流行し始めた頃は、私はまだ３年生で基礎医学の講義がメインだったため、講義がすべてオンライン授業になった程度で済みました。しかし、当時５年生の先輩は病院での臨床実習が制限され、実習がオンライン講義や自宅での自主学習になりました。当時６年生だった大学の先輩は、夏ごろまで病院見学もほとんどできなかったため、研修病院の選択に大きく影響したと話していました。

一方で、コロナ禍におけるオンライン授業の恩恵も多くありました。オンライン授業の最大の魅力は遠隔地からでも講義に参加できることです。私は普段大学の講義の傍ら、福島県いわき市の病院で乳腺外科医として活躍されている尾崎章彦先生や、東京で血液内科医をされている谷本哲也先生にオンラインでご指導いただき研究活動をしています。丁寧なご指導やその他多くの方々にご支援いただいたおかげで、2021（令和３）年11月現在で私はこれまで28報の英文論文を発表・投稿しました。うち15報はすでに査読付き学術誌上で発表しており、14報は私が筆頭著者として執筆した論文です。主なテーマは医療者と製薬企業間の金銭的利益相反に関する研究です。

昨年（2020年）の夏は尾崎先生やその他の先生方のご厚意で、いわき市の尾崎先生の家に１カ月間泊めていただき、朝から晩まで泊まり込みで研究・論文指導していただきました。また、谷本先生にご指導いただき日本の条件付き早期承認制度の問題を報告した論文は米国Cell誌の旗艦学術誌であるCancer Cell誌に掲載されました。　さらに、最近ではイギリス、アメリカ、オーストラリア、韓国、マレーシアなどの先生たちと２～３カ月に一回Zoomでミーティングをおこない、一緒に共同研究を進めています。まだまだ若輩者の私ですが、間違いなく大学の講義を聞いているだけでは絶対に出会うことのない機会や経験をいただいています。若いうちから周りの先生の丁寧なサポートの下で、貴重な機会を任せてもらい活動できることは非常にやりがいを感じます。

私は先述の通り医師として現場で活動する先生方から指導を受け、さまざまな研究をしています。私を指導してくれている先生は、「研究があるから患者さんがいるのではなく、患者さんを日々診るから解決しなければいけない課題が見つかり、その課題が研究になる」とよく仰っています。周りの先生方の背中を見て、自分も将来は研究も臨床もどちらもできるようになり困難を抱えた患者さんの支えとなる医師になりたいと思います。

先輩たちはこう乗り切った！
コロナ禍の大学生活 ⑥

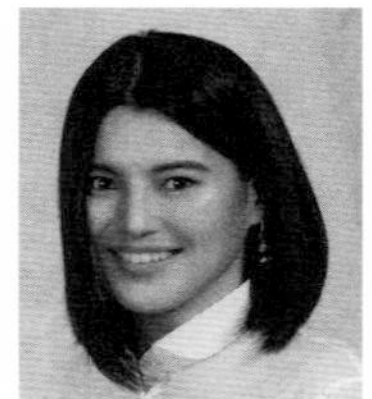

ハンガリー センメルワイス大学医学部卒業
吉田いづみさん

◉千葉県浦安市出身。高校卒業後、単身でハンガリーへ。2021年夏センメルワイス大学医学部を卒業し、現在ドイツで医師の道へ進む。

国際色豊かな東欧の医学部は
文化も宗教も異なる人材が集まる

生まれつき心臓病を患い、入院生活が長かったため、幼い頃から自然と医師を志すようになりました。しかし、高校受験は思うようにいかず、進学校とは程遠い高校へと入学し、周りの環境に流され医学部受験は難しい状況になってしまっていたのです。

そんなとき、アメリカ人を観光案内する機会があり、バックグラウンドや文化の異なる人と触れ合うことの楽しさを知りました。だんだんと「海外に行ったり外国人と関わることも諦めたくない」という気持ちが強くなり、海外の医学部に興味を持ち始めたのです。いろいろと調べていくうちに、東欧の医学部は国際色豊かな環境で学べ、学費も日本の私大医学部より安く、入学試験もさほど難しくないということを知り、ハンガリーの医学部への進学を決めました。

実際通ってみて大変だったのは、やはり日々の勉強です。東欧の医学部では口頭試問での試験が数多くあります。試験官の先生によって問われることが違うこともしばしばで、300あるトピックのうち299完璧にしても、苦手な１トピックについて問われ、不合格なんてこともよくあります。「１/３はストレートで卒業、１/３は留年して卒業、１/３は退学」と言われるように、がむしゃらに勉強した人でも、英語がペラペラな人でも試験に落ちる人はたくさんいます。そのため、膨大な量のお題を計画的に万遍なく、そして要領よく勉強しなければなりません。その上で、コツを掴むための情報収集も大切になってきました。自分自身「ここまでして医師になりたいのか」という自問自答の毎日でした。

しかし、そんな困難を乗り越えられたのも、一緒に切磋琢磨した同級生のおかげです。イスラエル、アメリカ、エチオピアなど世界中から集まった学生は文化も宗教も異なるものの「医師になる」という1つの目標に向うかけがえのない存在となりました。今はいろいろな国に遊びに行ったとき、訪ねることのできる友人がいて、世界中にネットワークがある贅沢な環境にいます。

そんな多種多様な学生と6年間過ごすことで、価値観の違いを多く実感しました。「どんな相手でも、理解することは難しくても受け入れることが大切」という考え方を身につけられたのは、さまざまな人と向き合う職業である医師になる上で、とても重要なのではないかと思っています。

現在私は、ドイツでの就職に向けて免許互換手続きを進めているところですが、多くの壁に直面しています。医師免許の互換だけでも、大量の書類を揃えて試験を受けなければならないのですが、それに加え、ビザや保険などドイツに滞在するために必要な書類の提出などが多くあります。今までは学生として免除されていたものでも、社会人になると手続きしなければならないことが多く、またコロナ禍であることから、全ての手続きに2倍3倍の時間がかかり、もどかしい気持ちでいっぱいです。

そんな状況でも、学生時代に経験した粘り強さや医師として働くことへの覚悟がとても役に立っているように感じています。

最後に、このパンデミックで皆さんいろいろと思うところがあるかと思いますが、こんなときだからこそ、学生のうちから外の世界を経験できる道をめざしてはいかがでしょうか。もし既に海外の医学部をめざしている学生さんがいましたら、今持っている高い志を忘れず、思い切り飛び込んでほしいと思います。

先輩たちはこう乗り切った！
コロナ禍の大学生活 ⑦

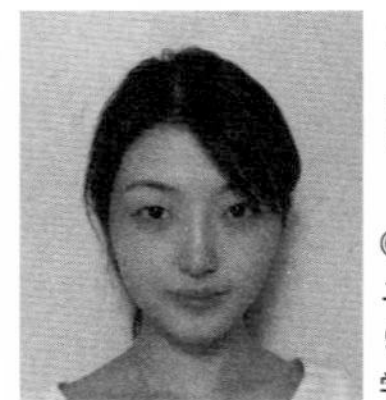

スロバキア コメニウス大学医学部卒業
妹尾優希さん

◉栃木県下野市出身。日本で小学校課程を修学後、ニュージーランドで中学・高校を卒業。2015年9月よりスロバキア、コメニウス大学医学部に入学、2021年6月に卒業。

ヨーロッパと日本のダブル医師免許取得への道

私は、2021（令和３）年６月に東欧のスロバキアの首都ブラチスラバに所在するコメニウス大学医学部を卒業しEUの医師免許を取得しました。この記事を書いている2021（令和３）年11月現在は、2022（令和４）年２月に実施される日本の医師国家試験の受験勉強中です。本稿では、EUと日本のダブル医師免許を取得する方法について紹介します。

初めに、EU圏内では、大学卒業資格をはじめとする専門資格は国境を跨いで相互的に認められています。そのため、東京の大学医学部を卒業し医師免許を取得した人が、北海道で医師として活動できるように、スロバキアで医師免許を取得後はオランダで医師として活動することができます。また、母国語が英語ではない国の大学でも、外国人向けに英語で授業を行う大学医学部が多く存在します。

入学試験は、大学によってさまざまで生物と化学の高校課程を修学していることが入学条件の大学もあれば、筆記試験や面接がある大学もあります。私の在籍していたコメニウス大学医学部英語コースの受験は、事前に配布されている回答付きの800問の問題集から、100問が出題されました。１問につき、４つの選択肢があり、True / False式という全部の回答が正解な場合もあれば、全部間違っている場合もある形式でした。合格ラインは、表向きには「正答率70％以上」となっていましたが、実際には得点上位者から順に定員数までが合格となります。現在は、問題集の問題が1400問に増え、選択肢も８個となっているようですが、日本のセンター試験や私立医学部受験と比較すると難易度は大幅に下がります。

EU医師免許取得後に日本の医師免許を取得できるかについて、ネットではさまざまな情報が飛び交っていますが、結論としては可能です。

厚生労働省の『医師国家試験受験資格認定について』というページでは、丁寧な読みやすい形式で冒頭に、外国の医学校等を卒業後に、日本の医師国家試験の受験資格が認められない可能性を示唆する文面が掲載されていますが「日本人で欧州の大学医学部を卒業し医師免許を取得した人が、医師国家試験を受験できなかった」という事例は、周囲で聞いたことがありません。実際に私も問題なく受験資格を得ることができました。

欧州の大学医学部への進学を考えている方に「進学に必要な英語力」について尋ねられます。現在、日本の留学斡旋会社が医学部留学を取り扱っているのは、スロバキア、ハンガリー、チェコ、ブルガリアなど旧共産圏の国々なのですが、上記の国々の母国語は英語ではありません。そのため、大学教授や周囲の同級生も英語ネイティブではなく、第二言語が英語です。進学試験には口頭試問もありますが、文法的に正しい英語を話す必要はなく、英語力より、試験官の前に堂々と座り、まるで何カ月も試験勉強をしたかのように振る舞う太々しさのほうが重要です。

大学生活では生活費の節約も含め、ポーランド人の同級生とルームシェアをしていました。英語力の向上と勉強を助け合うためにも、外国人の友達と同居するのはオススメです。卒業までにかかる費用は、生活費を含めても日本の国立大学よりやや高い程度で、私立の医学部に比べるとかなり安く済みます。またEU以外のアフリカ諸国などでもEUの医師資格で活動を認めている国は多くあるのも魅力です。

先輩たちはこう乗り切った！
コロナ禍の大学生活 ⑧

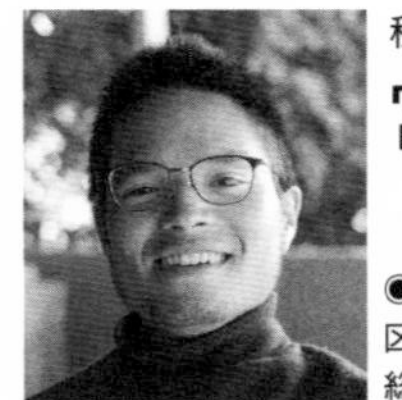

秋田大学医学部医学科６年
宮地貴士さん

◉秋田大学医学部医学科６年。1997年東京都北区生まれ。私立順天高校卒。JA秋田厚生連 平鹿総合病院で初期研修予定。

アフリカでの医療支援。1年間の滞在で信頼関係を築く

アフリカ南部のザンビア共和国、その首都ルサカから車で４時間のマケニ村で医療支援に取り組んでいます。2017（平成29）年春に活動を始め、診療所建設や村出身の若者の医学部進学をサポートする奨学金を運営しています。

ザンビアに行くきっかけは、現地で働く吉田修医師から無医地域にあるマケニ村の話を伺ったことです。日本では起こりえない現実を知り、実際にこの目で見たいと思いました。現地には約１カ月滞在し、その内11日間を村で過ごしました。ホームステイしたのは、医薬品を備えた保健ボランティア、デイビットさんの自宅です。彼は村で唯一の医療者ですが、簡単な傷の処置や痛み止めの処方しかできません。村から最寄りの診療所まで歩くと４時間かかります。大きなお腹を抱えた妊婦さんをデイビットさんが送り届けていました。そうした人たちの力になりたいと考え、診療所建設を決意しました。

必要な資金は約700万円です。各種の助成金があるなかで私たちは自分たちでお金を集めることにこだわりました。助成金は申請手続きや実際にお金をもらえるまでに時間が取られるだけでなく、事業の柔軟性もなくなってしまうからです。日本人にザンビアの医療課題だけでなく、現地の良さも知ってもらおうとザンビアの主食であるとうもろこしの粉を生地に、トマトと野菜を煮込んだソースをかけた「ザンビア風お好み焼き」を開発し、全国各地で販売しました。また、多く

の方から寄付もいただき、３年かかりで目標資金を調達しました。

日本での活動は順調な一方、現地での進展は思わしくありませんでした。村人や行政機関と一緒に取り組んでいたものの、責任をもってリードしていく人物がいませんでした。診療所の建設予定地が二転三転したり、村人たちが拠出予定の資金が半分しか集まらないなどのトラブルが多発しました。

そこで、日本から中途半端に関わってはダメだと覚悟を決め、私は大学を休学し、村に１年間滞在することにしました。おかげで自分たちの本気が伝わったのか、現地の人たちと徐々に信頼関係が構築され、強力なパートナーも生まれました。マケニ村を含む地域に約14万人が住むレンジェ部族の首長、チャムカさんです。彼が中心となり資金協力を呼びかけ10万円ほどのお金が集まりました。これは現地でも高級取りである看護師さんの給料、３カ月分に値します。そして、プロジェクト開始から４年半が経ち診療所は完成し、約5,000人が住む村の命を守る拠点になっています。この経験から本気で現地の医療改善に取り組む人材育成の重要性も痛感し、奨学金を発足させました。現在、その資金を利用し、村出身のボーティン君がカベンディッシュ大学医学部の２年生として勉学に励んでいます。

途上国の医療というと保健衛生が問題視される傾向があり、私自身も実際に取り組んできました。しかし、近年は寿命が伸びたことで心筋梗塞やガンなどの生活習慣病が増えています。私が現地で共に活動していたフリガーさんも46歳のとき、心筋梗塞で亡くなりました。残された６人の子供たちは学校に通えなくなり、家業の農業に従事せざる得なくなりました。心筋梗塞に対して日本では当たり前のカテーテル検査や治療も現地ではほとんど受けられません。私は、将来はカテーテル技術のような高度な医療スキルを身につけ、またザンビアに戻り、ボーティン君に続く人材の育成に関わりながら、臨床医として働きたいと考えています。

先輩たちはこう乗り切った！
コロナ禍の大学生活 ⑨

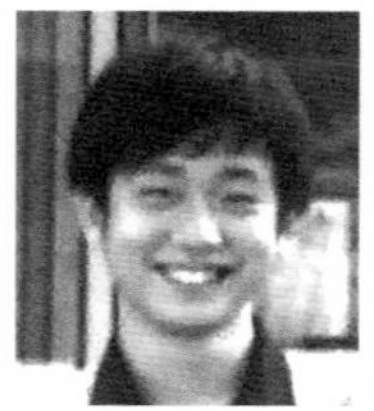

医学部医学科１年
吉田　誠さん

◉生まれ育ちは、新潟県新潟市。現在は東京都内の医学部に通っている。小学校中学校ではサッカー、高校ではバレーボールをしていた。休みの日は、野球観戦をしたり、街を歩いたりしている。応援している野球チームは巨人。

野球や歴史の話を通じたネットワークを広げ方

地域の住民に根差した医療をするためには、地域のことを深く知り、住民の話を聞いて地域のニーズを拾い上げることが大切となる。その観点から見ると、野球や歴史は、年齢やジャンルを超えて多くの人が興味を持つ話題である。

今回、ネットワークを広げるための話題の１つとして、野球の歴史を通した新潟と阪神とのつながりを紹介する。

新潟の野球の中心人物の１人は河井継之助だ。新潟県勢として甲子園に初めて出場したのは長岡中学校である。現在の県立長岡高等学校で、1919（大正８）年の第四回大会の初出場後、４度連続で出場権を手にし、３回目の出場の際にはベスト８に輝き、合計で６度も甲子園に出場している。この長岡中の由来は戊辰戦争にまで遡る。

新潟県長岡市は、かつて長岡藩が治めており、藩主は牧野家であった。初代藩主である牧野忠成は三河国の生まれで、徳川家康に仕えていたのだが、譜代大名の地位を確立したことで長岡藩の立藩を果たした。長岡藩の河井継之助は戊辰戦争が始まったことを受けて、強力な兵器を持ち、西軍や会津藩・米沢藩などからの武装中立をめざした。具体的には、暴落していた米を購入後、北海道で売ることで差額の分の金を作ったり、江戸の藩邸にあった書画や骨董品を売ったりして金を用意し、ガトリング砲やアームストロング砲などの最新兵器を購入した。しかし小千谷談判が決裂したことで、長岡藩は新政府軍と戦うに至った。新政府軍の勢力は３万人に対し、長岡藩の総兵力は1,500人程度で、河合継之助の指揮のもと長岡藩は序盤では互角に戦っていたものの、最終的には、新政府軍との絶対的な兵力の違いにより、長岡は焼け野原となった。長岡における戊辰戦争や河井継之助の様子は、司馬遼太郎『峠』に詳しく書かれている。

この長岡藩の戦後の苦しい状況の中、三根山藩が登場する。長岡藩の支藩であり、藩主は牧野家で、私が生まれ育った土地でもある。三根山藩は焼け野原になった長岡を見て米百俵を送った。河合の親戚である長岡藩の小林虎三郎は、「百俵の米も食べればたちまち無くなる。教育にあてれば明日の１万俵、100万俵となる。」と米を配らずに売却し、学校を作るための費用に変え、学校作りに尽力した。小泉純一郎元首相が国会での演説で言及し、一躍有名となった。こうして作られた学校が、甲子園に出て新潟野球を盛り上げた長岡中へとつながる。

また、河合の従者に外山寅太がいた。河井は貨幣を握る町人が勃興し米屋の藩が銭屋の町人に追われている様子を見て、今後の藩は銭屋にならねばならないと思い、臨終する前に、「武士の世は終わって、これからは商人の時代になる。商人になれ！」と遺言を外山に授けた。さらに、福沢諭吉にあてた添書を外山に残した。外山は幕末、添え書きを持って慶應義塾に入塾し、開成学校への遊学などを経て、阪神電鉄初代社長を務め、大阪経済界の重鎮と言われるまでになった。かつての甲子園球場には外山寅太の銅像があり、阪神タイガースの“タイガース”の部分は外山寅太の寅から取ったのではないかという説まである。そのため、新潟は阪神タイガースと関係が深い。新潟に初めてのプロ野球場ができたときには、阪神タイガースが最初の試合を行うために駆けつけてくれた。その後も、新潟遠征に何度も来てくれ新潟野球界を大いに盛り上げた。現在でも、阪神は新潟の球場で試合をすることがある。

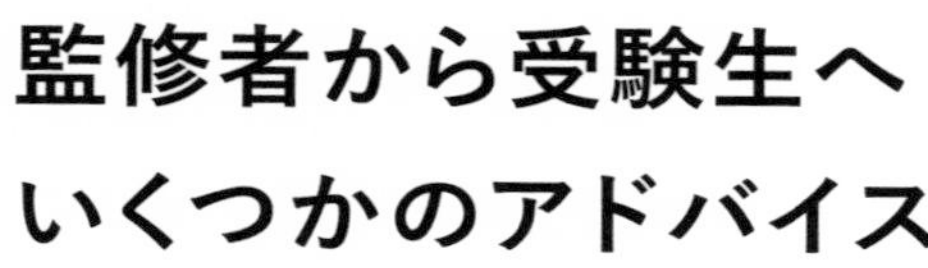

監修者から受験生へ いくつかのアドバイス

医学部・医科大学の学びの特徴とは?

医師を志すあなたへ先輩からのメッセージを送ります。数多くの職業の中から医師を志したことはとても素晴らしいと思いますし、是非とも医師として活躍してほしいと願っています。医師という職業を貫き通すには、高い志が求められます。志とは心に決めた目標に向けてひたむきに進もうとする気持ちと、相手のためを思う親切な心という意味があります。医師にはこの両方の思いがなければ職業人として職責を全うすることは難しいと思いますし、医師としての達成感や醍醐味を味わうことができないと考えています。これから医学部に進み、専門的な学びを重ねていくわけですが、たくさんの先輩、教授、同級生とふれあうなかで、知ってほしいことやチャレンジしてほしいことなどをいくつか挙げてみます。

医学部とそうでない学部には、大きな違いがあります。それは医学部で学ぶことはすべて、医師になるための勉強と言ってもいいほど、実際の診断や治療のための勉強と実習の連続です。いわば職業訓練校で学ぶ学生と同じようなもので、学習が職業に直結しています。カリキュラムはそれぞれの大学により違いはあるものの、学ぶ内容は多岐にわたり膨大な量があります。すべての学生が卒業までに身につけなくてはいけない知識や技能はどの医学部でも習得できるように組み立てられています。

現在の医学部の教育は、2001年から始まった「医学教育モデル・

コア・カリキュラム」（略称・コアカリ）が３分の２で、残りの３分の１は各大学独自のカリキュラムで行われています。コアカリ以前は医学部での教育内容は大学ごとに特色というかバラつきがありました。コアカリの目的は質の高い臨床医を育てることなので、医学部がますます臨床医の職業訓練の場として重要視されるようになりました。

医学部村に飼いならされるな
自分の頭で考える力を

「医学部村」という言葉を聞いたことがあるでしょうか。これは医学部は世間が狭く、閉ざされたコミュニティであるとの揶揄です。こういわれる理由は２つあり、１つは立地的な問題で医学部のキャンパスはメインキャンパスと別の場所にあることが多く、また医学部のキャンパスには医学部の学生しか通ってこないのが普通です。２つ目がカリキュラムの問題で、他学部のように、自分の好きな教科でカリキュラムを組むことは難しく、決められた科目を決められた時間に受講しなければなりません。そのため毎日同じ教室で、同じ仲間と一緒に過ごすことになります。こうしたことから人間関係は限られてきます。

医学部では１学年がせいぜい100人ほどです。総合大学の他学部の人数の多さや多様性と比べ、いかに狭く村社会的な集団であるかがわかります。もっとも、自分の大学の医学部だけのコミュニティで過ごすことの便利さや、快適さもあるはずです。村社会には村社会の良さや面白さがあるかもしれませんが、それにどっぷり浸かって過ごすのは、人間的な深みや多様性の理解、価値観の相違を体験する機会などが得られにくく、医師として求められる人間としての寛容さや共感を深めるせっかくの機会を失うことになり、感心はできません。積極的に同じ大学の他学部の学生とサークル活動で交流する、あるいはアルバイトなどで医学部とは空気感の違う社会の人と出会い交流を持つことは、コミュニケーション能力を高めることになり必ず大きな財産になります。

授業はすべて受けなきゃいけないの？座学と実習の違いは？

医学部の授業は大きく分けて、「座学」と「実習」に分けられます。座学はどの大学でも授業の行い方などは他学部とは変わりませんが、実習には医学部の特色が大きく出てきます。一口に実習といっても「教養科目での実習」「BLS講習」「地域医療実習」「他学部との連携教育」「科目ごとの実習」「病院実習」などさまざまなシチュエーションでの実習があります。順に見ていきましょう。

教養科目での実習

医学部では、他学部より短い期間ですが教養課程が存在し、教養科目のなかには実習のある科目もあります。例えば心理学の実習などを行う大学もあります。教養科目の実習では他学部の学生と知り合いになることもありますので、人間関係を広げるチャンスです。

BLS講習

BLSとはBasic Life Supportの略称で、講習では救命救急の基礎を学びます。入学後すぐに行われ、救急科の医師による応急措置の基礎について学びます。講習を受け終わるとBLSバッチという資格が付与されます。

地域医療実習

地域医療実習が多くの大学では低学年で行われます。初めての「医学部らしい」実習です。一般に各大学病院は全国の市中病院と連携していますが、この実習は大学病院のような総合病院ではなく、終末期医療・精神科病棟など、ある程度の専門性を持った病院で一週間ほど住み込みでの実習です。夜勤・当直も経験することができます。ただし医療行為は行えないので実習では診察の同行・カルテ閲覧・食事介助・配膳などを行います。

他学部との連携教育

医学部の実習では他学部との連携教育も特徴的なものです。多くの大学の医学部には薬学部・看護学部が併設しています。単科医科大学でも提携している看護学部などがあります。医師は将来医師だけではなく薬剤師・看護師などの医療系の他職種と働くことになります。そのため、学部生時代から他学部の人と適切なコミュニケーションを取れるように、他学部連携教育が実施されています。

科目ごとの実習

医学部の授業では、各科目とも最初は座学で基本的な知識をインプットし、実習でアウトプットするという進め方をしています。教養科目では化学実験・物理実験・生物実験など基本的なものを、基礎医学では組織学・病理学の標本スケッチや、生化学・生理学でのマウスを用いた実験・解剖などを行います。臨床医学ではさらに応用して電子顕微鏡などの機器を使ったり、実際に生きた人間からデータを取ることもあります。

病院実習

「ポリクリ」や「クリクラ」とも呼ばれる臨床実習です。医学部の５、６年生（大学によっては４年生から）時に、実際に病院の各診療科を回って行われます。医学部卒業後の初期研修の予行のようなものだと思ってください。学生はスチューデントドクターとして自大学の附属病院で各診療科をローテーションする形で指導医の先生について回ります。

医学部はびっしりと授業があり、実習もたくさんあります。そのすべてを受講し理解するのはかなり大変なことです。実際に多くの学生は、必修科目以外は自分の好みや得意分野、将来進みたい科目に関した授業を選択して受けています。最低必要な授業科目を受けるのは自動車で言えばノーマル仕様のようなもので、これに自分なりの科目を選択することでオプション仕様の特別車に変えることができるのと似ています。自分の得意分野や強みにしたい領域の科目を重点的に受けることが専門性を深め強みになるはずです。

部活・サークル活動の注意点は? メンターとの出会いが将来を左右する

大学での学生生活を彩るものに部活やサークル活動があります。大学でのこれらの活動は高校時のものに比べ、規模や活動の範囲などにおいて大きく深いのが特徴です。人によってはサークル活動をしたいから大学に入ったという学生もいますが、さすがにそこまでいくと行き過ぎというか、本末転倒な気がします。

しかし、私は大学に入ったなら、是非とも部活・サークル活動に入ってほしいと思います。その理由は、部活やサークル活動は学部を横断した学生が集うので、多種多様な人間と触れ合うことができます。お互いに刺激しあうことで、勉強では決して得られない視野が広がり、人間性を深めることにつながります。また、医学部のハードな授業の大きな気分転換にもなります。それにも増して大きなメリットは、人脈を広げてくれるばかりでなく、生涯の友人や先輩となる人と出会うことができるからです。

いわば人間として成長できるチャンスに満ちている場だからです。所属する部やサークルは人それぞれ好みや得意分野があるでしょうが、私は可能な限り運動部で活動することをお勧めします。それは、運動部の厳しい上下関係や、試合に向けて部が一体となり、お互いに励ましあって目標に突き進むという体験は、医師という職業に就いたときに大きく役立つからです。私自身、剣道部に所属し先輩方にもまれながら、厳しくも楽しい運動部生活をしました。剣道部の先輩にはオウム真理教事件の陣頭指揮をとり、狙撃され一命を取り留めた國松孝次警察庁長官をはじめ各界で活躍している錚々たる方々がいます。國松先輩は法学部、私は医学部で学部を越えた、また学年を越えた交流と人間関係が築けたのは部活やサークル活動の賜物です。

運動部の話のついでに「東日本医科学生総合体育大会（東医体）」の紹介をしましょう。これは、東日本のほとんどの医学部が参加する医学生だけのスポーツの祭典で、西日本では「西日本医科学生総合体育大会（西医体）」が開催されています。また、競技によっては東医体の優勝校が西医体の優勝校と対戦して全国一を決定する、「全日本医科学生体育大会王座決定戦（全医体）」が行われます。この競技大会に出場するのを楽しみに部活に励む学生も少なくありません。

この大会で行われるスポーツは、かつては陸上競技、硬式野球、準硬式野球、テニス、ソフトテニス、卓球、バレーボール、バドミントン、サッカー、バスケットボール、柔道、剣道、弓道、空手道、水泳、ヨット、ボート競技、馬術、ハンドボール、ゴルフ、スキー、ラグビー、アイスホッケーとオリンピック並みでした。

部活やサークル活動で特に話しておきたいことがあります。それは良いメンターと出会う機会がぐっと大きくなることです。メンターとは良い指導者、助言者という意味で勉強のアドバイスや人生相談、時には恋愛の助言など、人生の先輩として道しるべとなります。素晴らしいメンターに出会うことで、生涯にわたり力強い理解者、アドバイザーとしてあなたのサポートをしてくれます。反対によくないメンターは、頼りにならないばかりかあなたの足を引っ張りかねない存在になります。ぜひとも素晴らしいメンターが見つかるまで探す努力をしてください。

もう一点、スポーツはもちろんのこと、文科系の部活やサークル活動で身につけた芸事や特技がきっかけになり、豊かな人間関係を築き、思わぬチャンスを手にした先輩は大勢います。「芸は身を助く」ではありませんが、学生時代にしか身につけられないことはたくさんあります。どうか部活やサークル活動には積極的に取り組んでください。

狙い目は西日本の国立医学部 東日本の受験生は関ケ原を越えよ

よく「どこの医学部が入りやすいですか」と聞かれますが、これは医学部に合格すればどこでもいいという気持ちからなのだと思います。しかし、そういう考え方はあまりいいとは言えません。車を選ぶ場合、走ればどんな車でもいいという選択はしないはずです。スピードの出る車、アウトドア向きの車、デザインにこだわった車、あるいは環境にやさしい車など自分なりに基準を持っています。進学先を選ぶということもこれと同じようなものです。

それぞれの学校の伝統や校風、卒業生の進路など、さまざまな視点から自分の将来設計にマッチした学校を選ぶ必要があります。ただ、医学部の場合は国公立大学と私立大学医学部とでは学費の面で大きな開きがありますので、一概にここの医学部が入りやすいとはいえません。知っておきたいのは、日本における医学部の設置数の地域間格差が大きいということです。地域における医学部の数と、そこに住む人口を見ると次のようになっています。

東京都には医学部が13、首都圏全体では19あります。これを人口比にすると、207万人に１つの医学部となります。一方、四国圏では４つの医学部があり、人口比では99万人に１つの医学部、同様に北陸圏では４つの医学部があり、人口比では76万人に１つ、近畿圏では12の医学部があり、人口比では176万人に１つ、中国圏では６つの医学部、人口比では125万人１つ、九州・沖縄圏では10の医学部、人口比では146万人に１つとなっています（防衛医大を除く)。

もちろん医学部の数や人口比だけで、入りやすいなんてことはありませんが、大学選択をする参考にしてください。

海外の医学部で学ぶ 東欧の大学は医学部が充実している

医師をめざす方法として、海外の大学の医学部へ進学する選択もあります。海外の医学部には国内の医学部に比べ入学難易度が低く学費も安いところがあります。日本でも海外でも医学部で学ぶ内容に大差はありませんし、海外の医学部卒でも日本の医師免許は取得できます。海外の医学部と国内の医学部とで異なる点は、海外の医学部で学んだ学生は日本の医師国家試験の受験前に厚生労働省の審査が必要で、この審査を通過して受験することになります。審査内容は、修学年数や成績、大学の教育水準などですが、よほどの問題がなければ審査に通ります。

海外の医学部で学ぶメリットに、①日本より比較的学費が安いこと（例えば、ハンガリーの国立大学に６年間通った場合は授業料約1,080万円、生活費約800万円）。②国によっては日本より入学難易度が低い、③医学と外国語を同時に学べる、④外国の医師免許を取得できるなどがありますが、その反面、日本の大学より卒業難易度が高く、外国語で医学を勉強しなければならないなどのデメリットがあります。

こうしたことから最近人気が出ているのが、ハンガリー、チェコなど東ヨーロッパの大学です。留学生の受け入れに積極的で英語での授業も行っていますし、ハンガリーやチェコの国立大学のなかには日本で入学試験を受けられる大学もあります。一度検討してみるのも悪くはないでしょう。

STAGE

6

大学医学部・医科大学の歴史

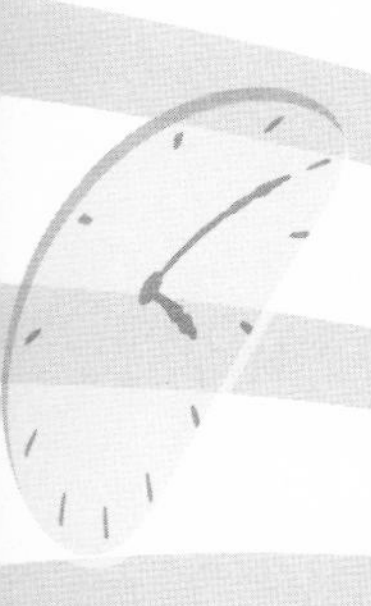

弱肉強食の国際社会で生き残るためにはどうすべきか？
官主導で開発独裁型の教育制度を築き、これをエンジンとして国を挙げて「文明開化」「富国強兵」に突き進むしかない。そのエンジンを先導する役割を担ったのが、医学·医療の高等教育機関、大学医学部·医科大学でした。

この近代化戦略のモデルは見事に成功し、日本はわずか半世紀で世界の強国入りを果たします。そして、その20年後には……。トップランナーであるが故の栄光と苦渋――大学医学部·医科大学の歴史を、官（国立）と民（私立）、中央と地方（府県立）との対立·攻防をも交えながら振り返ります。

「学制」布告

国家百年の大計は人造りから

欧米列強のアジア植民地支配に抗するために！

攘夷から開国へ――。薩長同盟、大政奉還、戊辰戦争を経て東京遷都を果たした明治維新政府は、欧米列強によるアジア植民地支配に抗するためという名目で、「文明開化」「富国強兵」へと一気に舵を切り、その第一手として打ち出したのが1872（明治５）年の「学制」の布告でした。

明治新政府はこの「学制」で、学校を大学・中学・小学の３種類とし、全国を８（のち７）の大学区に分けて、それをさらに中学区・小学区に細分化し、各学区にそれぞれ１校ずつ大学・中学校・小学校を設置するという近代日本の学校教育制度のグランドデザインを示したのです。

小学・中学・大学のうち、小学区についてはまだしも成算があったことでしょう。日本人は江戸期から庶民を含め識字率が高く算用にも長けていました。でも問題は最高学府の大学です。大学にはまず、良質な教員と学生の確保が必要です。校地・校舎の手配、文献の収集、研究教育設備（特に医学教育では病院など）の整備も求められます。そして何よりも重要なのは、高度な研究教育を展開するための柱となるカリキュラム（教育課程）の確立です。どんなカリキュラムを編成するかで、小学校から大学への橋渡し役となる中学校の役割も大きく変わってきます。一片の法令を出せば解決できる問題ではありませんし、政府も大学の使命、役割については具体的な規定には踏み込まず、「大学は高尚の諸学を教える専門の学校」として、諸学の大略を例示するにとどめました。

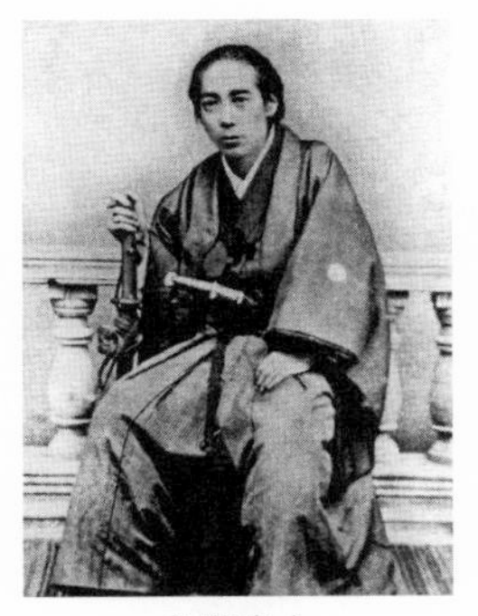
佐藤尚中

お手本となる西洋の大学には数世紀にわたる輝かしい学問的蓄積があります。これにキャッチアップするためには膨大な資金が必要です。「文明開化」「富国強兵」を急ぐ明治政府にとって、これが大きな壁として立ちふさがりました。そこで、政府は江戸幕府の遺産の活用を図ります。1869（明治２）年、旧幕府の最高学府の昌平坂学問所（東京・御茶の水）を改組して「本校」とし、その南に位置する神田一橋（神田錦町）の開成所跡に「大学南校」を、また東に当たる下谷御徒町の医学所跡に「大学東校」を開設しました。

しかし、行政と教育機関が一体となった組織である「本校」では、国学派と漢学派が主導権を争って激しいバトルを繰り広げ、これに手を焼いた政府は翌70年に本校の廃止に踏み切ります。その結果、近代日本の高等教育のイニシアティブは「大学南校」と「大学東校」を中心とする洋学派の手に委ねられることになったのです。

とはいっても、大学南校で学んだのは、各藩が石高に応じて選抜・推挙した「貢進生」であり、南校の実態は外国語学校の域を出ないものでした。英語、仏語、独語の３グループに分かれ、お雇い外国人ら語学教師から、それぞれの外国語中心の普通教育を受けていただけで、およそ高等教育とは呼べないものだったのです。その点、蘭方医の佐藤尚中が最高責任者に就いた大学東校は一歩も二歩も先んじていました。オランダ語による医学を中心とした学問である蘭学は幕末期にはすでに一定の蓄積があり、専門教育機関としての実質を備えていました。ここを足がかりに西洋の先進的な学問的知見、技術・技能を受容していくしかない。こうして大学東校、現在の東京大学医学部が近代日本の高等教育のインキュベーター（孵卵器）になっていったのです。

オランダ医学を水先案内役に西洋医学を学ぶ

ここで江戸期における蘭方医学の歩みを振り返ってみましょう。

1823（文政６）年、長崎オランダ商館にドイツ人医官のフィリップ・F・シーボルトが着任、診療所を設け西洋医学による診療を行うかたわら、鳴滝塾などで医学・自然科学を日本人に教えました。ここで蘭方医学と出合ったのは、のちに共に第13代将軍・家定の侍医奥医師となり、幕府の蘭方医学解禁の突破口となった伊東玄朴、戸塚静海らです。玄朴はまた、大学東校の起源となった神田お玉ヶ池種痘所の生みの親でもありました。

時を前後して、日本各地に蘭方医学の私塾が相次いで生まれます。江戸では大槻玄沢の芝蘭堂、佐藤泰然（尚中の養父）の和田塾（のちに下総佐倉に移り順天堂）、大坂では緒方洪庵の適塾などで、適塾からは慶應義塾を創立した福澤諭吉のほか、倒幕軍の軍事指揮官・大村益次郎、日本の衛生行政を築いた長与専斎、日本赤十字社を創立した佐野常民などを輩出しました。

1853（嘉永６）年のペリー来航を機に、幕府は江戸に蕃書調所（のちに開成所）、長崎に海軍士官を養成する海軍伝習所を設置し、オランダから教育隊を長崎に招請しますが、57（安政４）年、第二次派遣隊の一員として長崎に来港したのが海軍軍医のポンペ・ファンメーデルフォールトでした。

ポンペは長崎奉行所西役所から高島秋帆邸に移り、そこを医学伝習所として約５年間、多くの日本人医師に医学の講義を行いました。講義は物理学・化学・解剖学・生理学・病理学・薬学・内科学・外科学を含む体系的なもので、彼の教え子は松本良順（佐藤泰然の実子）を筆頭に135名に及びました。

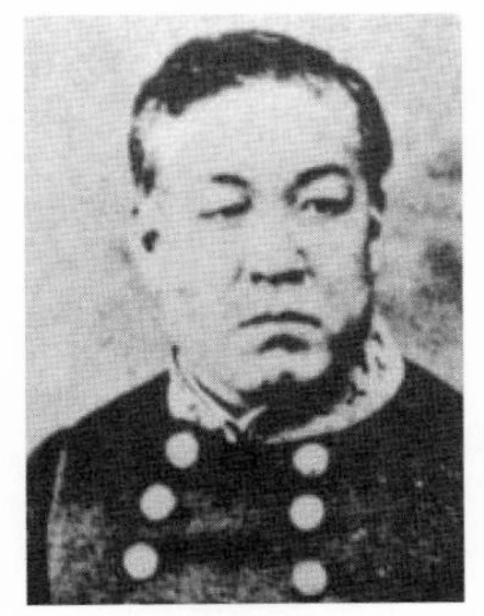
松本良順

ポンペは長崎奉行に洋式病院の「養生所」、次いで医学教場としての「医学所」の設立を建議しました。これが江戸の医学所へと引き継がれていきます。彼はまた、刑死体を用いて「解剖示説」、いわゆる腑分けも日本人医師の前で３回実施しています。その際、民衆の暴動も懸念されましたが、お経を上げ、懇ろに葬ったことで無事解剖を行うことができたと、ポンペは帰国後、回顧しています。

すべての講義を終えた後、ポンペは受講生を３級に分けて修了証書を手交しました。第１級は学業成績優秀で医業開業の資格が十分ある者、第２級は学業を修めて必要な援助を与えられる者、第３級は成果が上がらず、独力で診療を行うのは不十分な者の３ランクですが、ポンペの門下生からは明治期の医学教育や医療行政を担う逸材が数多く輩出しています。

ポンペの後任にはアントニウス・ボードインが着任しますが、養生所と医学所は統合されて精得館（せいとくかん）となり、明治維新後、精得館は新政府に接収され、長与専斎を初代校長に迎えて長崎府医学校・病院として再出発しました。

戊辰戦争が勃発すると、ポンペ門下の医師たちが傷病兵の治療に携わり、西洋外科の有用性が広く認められることになります。また、イギリス公使館副領事で医師のウィリアム・ウィリスの活躍も注目を集めました。イギリス公使パークスを後ろ盾とするウィリスは官軍に従軍、クロロホルムで全身麻酔をした外科手術で多くの人命を救いました。当初は官軍兵だけを治療していましたが、幕府方にも多くの戦傷者が出ているのを目の当たりにし、敵味方分け隔てなく治療を施しました。この人道的な態度が官軍・幕軍ともに共感を呼び、同時に高い水準を誇るイギリス臨床医学の実力を強くアピールすることにもなりました。

めざすべきはドイツ医学か イギリス医学か？

少なくとも幕末期までは、日本人医師にとってオランダ医学は西洋医学とほぼ同義語でした。しかし、西洋の学問事情がわかってくるにつけ、オランダ医学は最高水準の西洋医学ではない、その地位を占めているのはドイツ医学であり、オランダ医学のレベルはドイツ医学のそれの足元にも及ばないことが明らかになってきました。日本の医学教育制度を設計するにあたって、オランダ医学からドイツ医学への転換を図らなければならない――。それがシーボルト、ポンペ、ボードインから学んだ蘭方医たちの共通認識でした。

モデルとなるのはドイツ医学だけではありません。福澤諭吉らが強く推し、戊辰戦争の際、ウィリスがその実力を見せつけたイギリス医学も有力候補です。

このとき、大きな役割を果たしたのは、新政府の医学所取調御用掛に任じられた34歳の２人の若者、ボードイン門下の相良知安（ともやす）とポンペに師事した岩佐純でした。２人の背後に松本良順、伊東玄朴ら多くの蘭方医が控えていたことはいうまでもありません。

ドイツ医学かイギリス医学か、議論は紛糾しました。そこで政府が大学南校のアメリカ人教頭、フルベッキに諮問したところ、フルベッキの答申は「現在の医学はドイツ、とくにプロシアが第一」というものでした。

1869（明治２）年２月、相良と岩佐は太政官にドイツ医学の採用を建言、廟議の末、ドイツ医学採用が決まりました。これを受け、

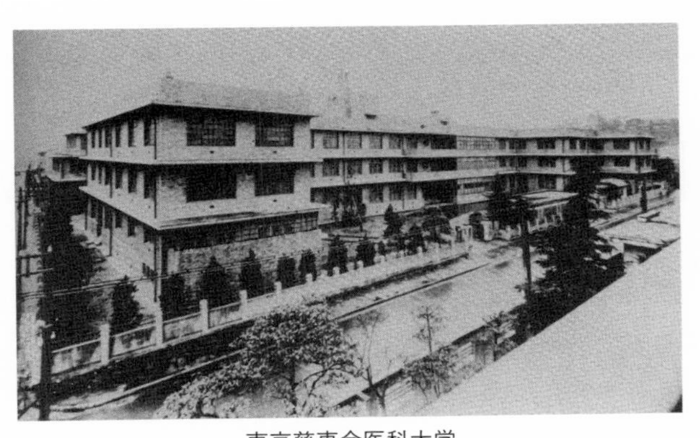

東京慈恵会医科大学

政府はプロシア政府にドイツ人教師の派遣を要請し、最初のドイツ人教師のレオポルド・ミューラーとテオドール・ホフマンが71年に大学東校に着任、この大学東校、のちの東京大学医学部がドイツ医学の一大拠点となっていきます。

宙に浮く形となったのはイギリス人医師ウィリスの処遇です。彼は戊辰戦争後、東京の大病院（後の医学校兼病院）で医療と医学教育を担当する契約を結んでいました。しかし、ウィリスの身柄は西郷隆盛の鹿児島藩が引き取り、同藩はウィリスの指導の下、藩医学校を立ち上げます。東京慈恵会医科大学の創設者で「ビタミンの父」とも称される高木兼寛もこの医学校で２年間、ウィリスから医学と英語を学んでいます。

東京大学医学部で 近代的医学教育がスタート

ミューラーとホフマンが着任した当時、大学東校は少人数の生徒がグループを組んで勝手に洋書を回読していた程度で、江戸期の蘭学塾と大差なかったと伝えられています。

２人のドイツ人教師は東校を一時閉鎖し、規則改革の大鉈をふるいました。ドイツの大学に倣って予備教育を充実させ、本科5年、予科3年（翌年2年に改正）とし、定員は本科生約40人、予科生約60人、入学は毎年1回9月、入学時の年齢は14〜19歳と定めました。それまでの生徒は全員退学となり、試験に合格した優秀な者だけを入学させました。

当時のドイツ医学は、「近代細菌学の祖」と呼ばれるR・コッホの活躍に象徴されるように、医学の基礎研究が中心で学問としての医学を重んじていました。英仏の医学が病気やケガの治療に力を注ぐ臨床重視だったのに対し、研究・教育、とりわけ研究に重点を置いていたのです。そして、この傾向は、ミューラー、ホフマンらドイツ人教師の影響の下、日本の医学界にも引き継がれていきます。

1871（明治4）年に文部省が設置されると、大学東校は東校と改称、学制が敷かれた後はさらに東京医学校と名称変更され、校地も本郷に移転します。77（明治10）年には東京医学校と東京開成学校（元大学南校）が合併して東京大学が発足、東京医学校は東京大学医学部となり、ここから日本の近代的医学教育が本格的にスタートします。ちなみに東京開成学校は合併後、東京大学法学部・理学部・文学部の3学部に改組されました。

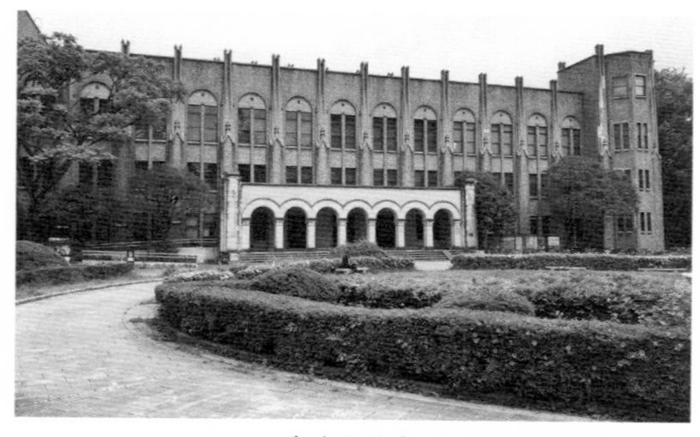

東大医学部

「帝国大学令」公布

国家須要の学術技芸を教授し、その蘊奥を攻究する

帝国大学令公布を機に医学教育の中央集権化が進む

維新後、西洋医学を学んで将来は医療の仕事で身を立てたいという若者が爆発的に増え、このブームを背景に各府県は地方の医療の近代化と医学教育の拠点として医学校の設立・充実に力を注ぎました。これらの医学校で指導に当たったのは、長崎の精得館などで蘭学や英学を学んだ日本人医師や外国人医師ですが、公私立の医学校の数はすでに1884（明治17）年時点で30校を超えています。

政府は74（明治７）年に医事衛生制度を定めた「医制」を公布し、82（明治15）年には「医学校通則」を定めて医学校を甲・乙の２種類に分け、通則の規定に準拠する「甲種医学校」の卒業者には無試験で「開業免許」を付与することにしました。79年からは東京大学医学部（77年までは東京医学校）の卒業生にも無試験で開業免許が与えられています。

ここで見逃してならないのは、甲種医学校の認定条件として文部省が何よりも重視したのが教員の資格だったことです。少なくとも３名は、東京大学で医学士の学位を取得した者を充てること。これが甲種医学校認定の必要条件とされたのです。もちろん、東京大学医学部で最新のドイツ医学を修得した卒業生が教鞭をとれば甲種医学校のベルアップにつながります。しかし半面、東京大学医学部の卒業生を甲種医学校の教員に送り込むことは、医学界に「東大閥」を築く上で大きな布石にもなりました。彼らはドイツ人恩師の医学

書や講義録を甲種医学校の教科書に使いました。こうしてドイツ医学は日本の医学界の隅々まで浸透していったのです。

1886（明治19）年３月、勅令「帝国大学令」が公布され帝国大学が発足。東京大学は帝国大学の法科・理科・文科・医科の各分科大学に再編され、医学部は帝国大学医科大学と改称されました。この帝国大学創設は大学関係者にも唐突だったらしく、「帝国大学というと、耳慣れなかったので異様に感じた」学生もいたようですが、これを機に日本の高等教育システムは大きく様変わりしていきます。

府県立医学校を強権的に官立化

帝国大学令の公布で何よりも大きかったのは大学の使命、役割が明確に定義されたことでしょう。「帝国大学は、国家の須要に応ずる学術技芸を教授し、及びその蘊奥を攻究するをもって目的とす」――これが帝国大学令の第１条です。そして「分科大学は、学術技芸の理論及び応用を教授する所」と位置づけられ、「学術技芸の蘊奥を攻究」する場として、新たに各分科大学に大学院が設置されました。教育と研究を分離する形を取ったことになります。

帝国大学令とワンセットで公布された諸学校令、特に「中学校令」は医学教育制度に大きなインパクトを与えました。政府はこの中学校令に基づき、既存の（尋常）中学校卒業者を対象とする修業年限２または３年の高等中学校を新設し、その専門教育機関化をめざして、医学部を付設できることにしたのです。そして87年、千葉（第一）、宮城（第二）、岡山（第三）、石川（第四）、長崎（第五）の県立医学校を強権的に官立に移管し、これら５官立高等中学校を医学専門部としました。前述のとおり、各府県は医学校の設置・充実に力を注ぎ、すでにこの時点で公立医学校の数は23校に上っています。その最も実り豊かな果実である５公立医学校を「官」、すなわち国

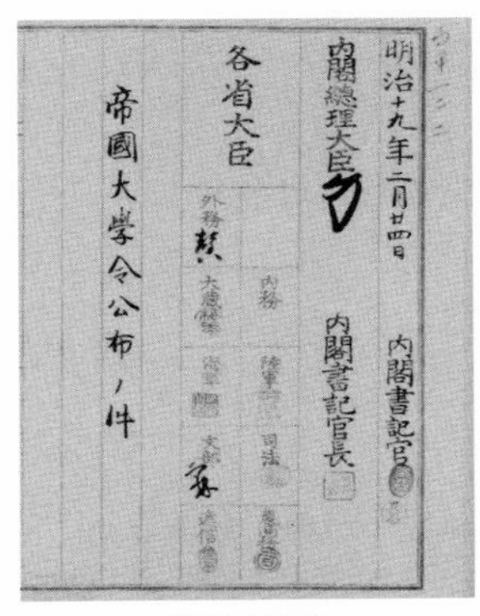
明治十九年二月廿四日　内閣書記官
内閣総理大臣　内閣書記官長
各省大臣
帝國大學令公布ノ件

帝国大学令

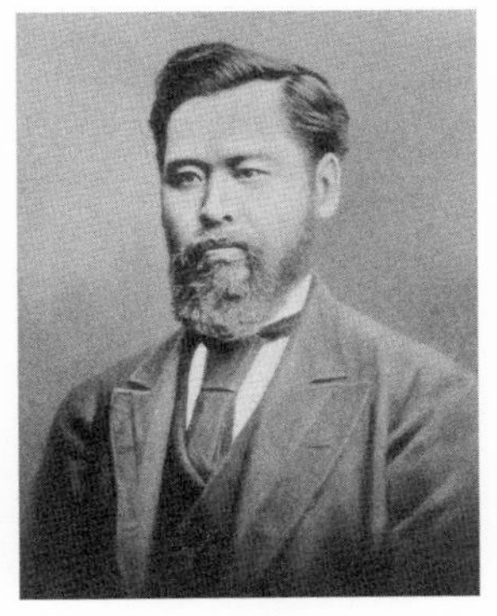
森有礼
出典：近代日本人の肖像

に奪われたのです。

それだけではありません。政府はさらに追い撃ちをかけます。同じ87年に「府県立医学校の費用は89年以降、地方税から支弁することはできない」という勅令を公布し、公立医学校官営化の方針を明確に打ち出しました。それはまるで医学教育は「官」が一手に担うもの、各府県には手出しはさせない、異を唱えるなら容赦なく兵糧攻めにするぞ、と言わんばかりの公立医学校撲滅策でした。これでは付属病院の収入で辛うじて学校運営の費用をやり繰りできる、大都市にある公立医学校しか生き残ることはできません。事実、大阪・京都・愛知（名古屋）の３校を除き、他の公立医学校はことごとく廃校に追い込まれ、姿を消していったのです。

こうした中、帝国大学医科大学では1893（明治26）年に、解剖学をはじめ生理学・病理学など全26講座が開設され16名の日本人教授が誕生しました。教授を頂点とするピラミッド型の医局講座制、いわゆる医局の始まりですが、このようなさまざまなプロセスを経て、帝国大学医科大学を盟主と仰ぐ、日本の医学・医療界の階層秩序、開発独裁型序列構造が確立されていったのです。

ちなみに帝国大学令など諸学校令を公布し、日本の教育制度の中央集権化を強力に推進したのは元薩摩藩士で、幕末にロンドン、アメリカに留学し、帰国後、新政府で外交官として活躍した後、初代文部大臣に抜擢された「文明開化」の旗手、森有礼（ありのり）でした。

私立医学校は、行き場をなくした公立医学校生の学びの場？

府県立医学校を標的とする荒療治を経て、官公立医学校は帝国大学医科大学の１校、高等中学校医学部の５校、大阪・京都・愛知の公立医学校３校の計９校となりますが、私立医学校はどんな状況だったのかも見ておきましょう。政府は医学校を甲・乙の２種類に分け、甲種医学校の卒業者を優遇しましたが、乙種医学校の生徒も医術開業の道が閉ざされたわけではありません。試験に合格すれば医術開業の免許が得られたので、私立医学校はその受験予備校的な役割を担っていました。

1878（明治11）年の文部省年報には、東京の私立医学校——修文舎、明治医学社、慶應義塾医学所、済生学舎の４校が掲載されています。

修文舎は、緒方洪庵の適塾で蘭学を学び、幕府の医学所で塾頭となった田代基徳（もとのり）が神田練塀（ねりべい）町に開いた私塾で、生徒数は20〜30人程度。田代は陸軍に出仕し、師団軍医部長や陸軍軍医学校長を務めた経験もあります。

明治医学社は、桐原真節（しんせつ）が1875（明治８）年に湯島三組（みくみ）町で始めた医学校で、一時は200人以上の生徒を集めましたが、81年に廃校となりました。桐原は坪井信道から蘭学の教えを受け、長崎でポンペと松本良順から西洋医学を学び、幕府の西洋医学所教授、東京大学医学部教授を経て、東大病院の初代院長となった人です。

慶應義塾医学所は73（明治６）年に東京三田に開校しました。幕末に幕臣として欧米諸国を歴訪して近代的な医療制度、医学教育を見聞し、『西洋事情』などの著書で広く紹介してきた福澤諭吉の発案によるもので、校長には弟子の松山棟庵（とうあん）が就任。ドイツ医学の東京大学医学部の向こうを張り、英語による医学教育を行い、教科書には米国人医師の医学書を採用、学生数もピーク時には100人を超えましたが、設備に多額の費用がかかること、ドイツ医学が主流となり、英米の医学を学んでも医術開業試験に合格するのが難しいことなどから、７年後にやむなく撤退しました。

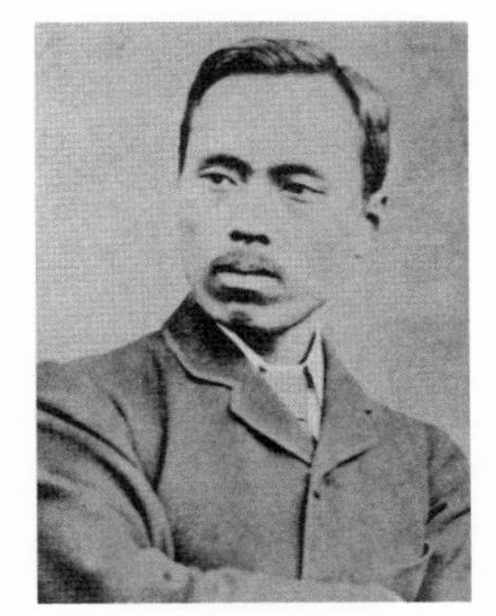

高木兼寛

済生学舎は、佐藤尚中と松本良順に蘭方医学を学び、大学東校教員や長崎医学校校長を務めた長谷川泰が1876（明治９）年に本郷元町に立ち上げた最大の私立医学校です。全国の公立医学校が廃校に追い込まれると、勉学の場を失った医学生がこの済生学舎に集まり、医術開業試験合格をめざし受験準備に励みました。長谷川は東京医学校・帝国大学医科大学の助手や大学院生などを時間講師に雇って、これらの若者を教育し、専門学校令が出て1903（明治36）に廃校になるまでに、約9,600人もの医師を育てました。00年に東京女医学校（現・東京女子医科大学）を創立した吉岡彌生（やよい）はこの済生学舎で学び、野口英世もここで１年半勉強して見事、難関を突破、医師の資格を手に入れています。

設立は81（明治14）年ですが、成医会講習所も挙げておくべきでしょう。設立者は鹿児島藩医学校でウィリアム・ウィリスからイギリス医学を学び、海軍軍医としてイギリスに留学した高木兼寛。高木は帰国後、慶應義塾医学所の運営にも携わった松山棟庵とともに成医会、次いで成医会講習所を立ち上げ、これが成医学校、東京慈恵医院医学校を経て、現在の東京慈恵会医科大学になります。専門学校令施行に伴い済生学舎が廃校に追い込まれたのに対し、この私立医学校は正規の認可を受け、数少ない私立医学専門学校の１つになっていきます。

日清戦争後、
京都帝国大学を創設

1885（明治18）年の内閣制度創設、89年の大日本帝国憲法発布、90年国会開設、94・95（明治27・28）年日清戦争と、明治政府は文明開化・富国強兵策をさらに推し進め、時代は目まぐるしく動いています。もちろん医学教育制度も例外ではありません。94（明治27）年に高等中学校５校は高等学校となり、その医学部は独立して医学専門学校と改称されました。

1903（明治36）年には、帝国大学・高等学校・高等師範学校以外の高等教育機関をすべて専門学校として位置づける「専門学校令」が公布され、私立専門学校もそのなかに含まれることになりました。その代わり、校地・校舎などの物的条件から教員資格、学則に至るまで公立私立専門学校規定が事細かに定められ、この条件をクリアして認可されない限り専門学校とは名乗れず、各種学校として扱われることになったのです。05年には医師免許規則が改正され、専門学校の認可を受けた私立医学校も官公立医学校と同じく、卒業すれば無試験で医師免許が得られることになりましたが、ここでも高いハードルが設けられます。済生学舎はこのハードルを越えることができず廃校に追い込まれましたが、在校生たちは新たに設立された私立日本医学校で勉学に励み、これが現在の日本医科大学につながっていきます。

そして、日清戦争に勝利し国中がわき立つ中、東京の帝国大学に加え京都に第二の帝国大学を設立しようという動きが本格化します。京都の第三高等学校の前身の第三高等中学校は医学部（岡山）、法学部、工学部を専門教育機関として付設していたので、これを基盤

とする考えだったのでしょう。この京都帝国大学構想を主導したのは、文部大臣の西園寺公望と次官の牧野伸顕ですが、実現には至らなかったものの、牧野は清国からの賠償金２億両（テール）の一部を京都帝国大学の基本金に充てるアイデアも温めていたようです。

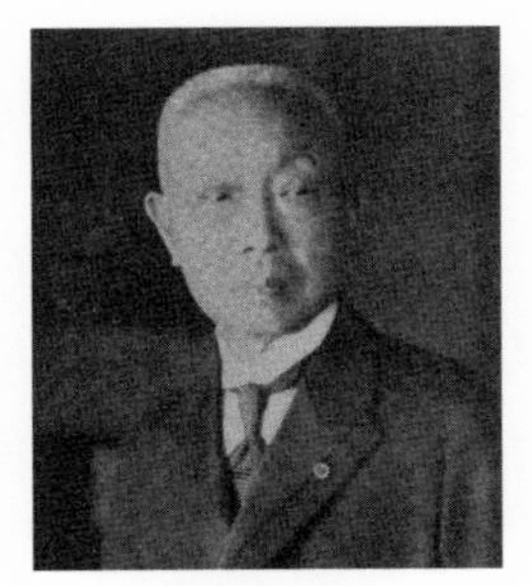

西園寺公望
出典：近代日本人の肖像

京都帝国大学分科大学の医科大学については、文部省は当初、大阪府立医学校の移管で対応しようとしました。しかし、大阪府議会の猛反対で実現せず、京都府立医学校は校地・校舎とも医科大学には不十分ということで、同校校長が新設を求め、文部省がこれをのむことになりました。大阪にしろ京都にしろ、かつて医学校の費用を地方税から支弁することを禁じられた苦い経験があります。そのしこりがいまだに尾を引いていて、政府に協力を求められても、おいそれと首を縦に振る気にはなれなかったのでしょう。しかも京都府立医学校は、校長を含め教授を５人も医科大学に引き抜かれ、大きなダメージを受けています。まさに踏んだり蹴ったりの状態だったのです。

とはいえ、京都帝国大学は97（明治30）年６月に創設され、初代総長には木下広次が就任、同年９月から理工科大学で授業が始まりました。また、京都帝大の分科大学という変則的な形ながら、1903（明治36）年にはさらに福岡医科大学が開設されました。

帝大増設運動が全国的に高まる

京都帝大設立に刺激を受け、帝大増設運動が全国的に高まりをみせます。特に熱心だったのは北海道・東北と九州。日露戦争の講和成立後の1906（明治39）年に、帝大拡張論者の牧野伸顕が文部大

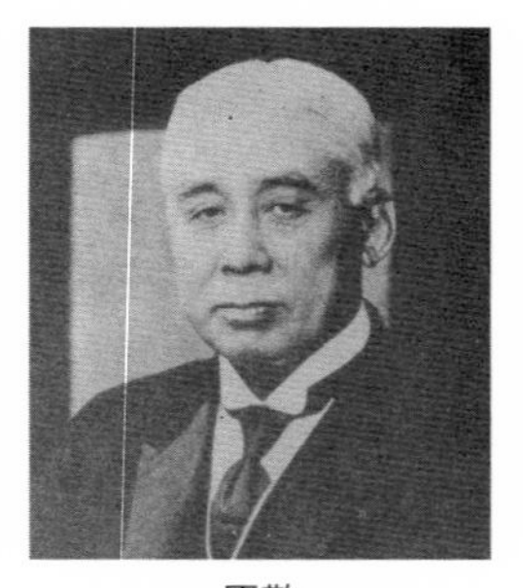
原敬
出典：近代日本人の肖像

臣に就任すると、新設の理科大学に札幌農学校を農科大学とする東北帝国大学、福岡医科大学に加え工科大学を新設する九州帝国大学の２大学同時設立構想が浮上し予算化も図られますが、予算は大蔵省の反対で全額削除され、いったんは頓挫したかに見えました。ところがここで思わぬ助け舟が出されます。足尾銅山鉱毒問題で社会の厳しい非難を浴びていた古川財閥がこれをかわす狙いもあってか、２帝国大学の創設費100万円の寄付を申し出たのです。この申し出を牧野につないだのは内務大臣で後の平民宰相、原敬（たかし）ですが、この寄付によって構想は息を吹き返し、07（明治40）年に東北帝国大学、10（明治43）年に九州帝国大学が誕生、曲折はあったものの、ともに医科大学が設置されることになります。

その後、1918（大正７）年に北海道帝国大学（農科大学は東北帝大から分離）、31（昭和６）年に大阪帝国大学、39（同14）年に名古屋帝国大学が設立されますが、ここで注目したいのは、帝大設置よりも医学教育の場の立ち上げが先行したケースがほとんどだったことです。例えば、大阪帝大医学部の前身は大阪医科大学ですが、さらに遡ると大阪府立医科大学、大阪仮病院を経て、緒方洪庵が1838（天保９）年に開いた蘭学塾の適塾にたどり着きます。また、名古屋帝大医学部の前身は官立名古屋医科大学、愛知医科大学ですが、元をただせば県立医学校の愛知医学所ですし、東北帝大医学部も、そもそもは中学校令により官立第二高等中学校への移管を余儀なくされた宮城医学校だったのです。これら医学教育の場がさまざまな試練にも挫けず、粘り強く診療と教育・研究を継続し蓄積してきたからこそ、帝大設置を招き寄せることができたと見ることもできるでしょう。

【大学医学部・医科大学の歴史関連略年譜（前半）】

西暦	和暦	事項
1853	嘉永6	ペリー、浦賀に来航
1855	安政2	幕府、長崎に海軍伝習所を、翌年には蕃書調所を設置
1858	安政5	日米修好通商条約調印。この後、蘭・露・英・仏と修好通商条約を調印する
1867	慶応3	大政奉還。王政復古大号令
1868	明治元	戊辰戦争始まる
1869	明治2	**大学本校・南校・東校開設。政府、ドイツ医学採用を決定**
1871	明治4	廃藩置県。岩倉具視らを欧米視察に派遣。**ドイツ人教師のミューラーとホフマン、大学東校に着任**
1872	明治5	**学制布告**
1873	明治6	征韓論争。西郷隆盛ら下野
1877	明治10	西南の役起こる。**東京医学校と東京開成学校が合併し東京大学が発足**
1882	明治15	**政府、医学校通則を定める**
1885	明治18	内閣制度創設
1886	明治19	**帝国大学令をはじめ諸学校令を公布**
1887	明治20	**5県立医学校を官立高等中学校に移管。** **明治21年度以降、府県立医学校の費用を地方税から支弁することを禁ずる勅令を公布**
1889	明治22	大日本帝国憲法発布
1890	明治23	国会開設
1894・95	明治27・28	日清戦争
1897	明治30	**京都帝国大学創設**
1902	明治35	日英同盟協約調印。領事裁判権の回収し、不平等条約改正の突破口となる
1903	明治36	専門学校令公布
1904・05	明治37・38	日露戦争
1907	明治40	**東北帝国大学発足**
1911	明治44	**九州帝国大学設立**

「大学令」制定

大学は帝国大学其の他官立のものの外、
公立又は私立と為すことを得

医学専門学校の大学昇格への道が開ける！

京都帝大の設立を機に、それまでの帝国大学は東京帝国大学と改称され、東北帝大、九州帝大がこれに続きますが、この段階で「大学」を名乗ることができたのはこの４帝大だけ。それ以外の官公私立の高等教育機関は、たとえ大学を自称したとしてもその法的裏付けはありませんでした。

こうした中、明治社会はなおも坂の上の雲をめざし走り続けています。大正への改元後に第一次世界大戦が勃発、西洋列強の経済力が衰退すると、日本経済は漁夫の利を得て未曽有の好景気にわき、あまたの「戦争成金」も生まれます。悲願の不平等条約改正にも目処が立ち、明治国家はアジアで唯一、世界の強国、列強入りを果たしたのです。では、この繁栄を支え原動力となったのはいったい誰だったのか？　一握りの帝大出のトップエリートだけではありません。その下にひしめく多数派の指導者層、公私立の専門学校や官立実業専門学校の卒業生たちにほかならなかったのです。政府も彼らの大いなる貢献を十分認めていました。

こうした流れを受け、原敬内閣が1918（大正７）年（スペイン・インフルエンザのパンデミックが始まった年です）に公布し、翌年施行されたのが「大学令」です。この大学令制定によって、官立総合大学の帝国大学以外に、公立・私立大学、単科大学の設置が認められ、初めて大学と名乗ることができるようになったのです。幕末、

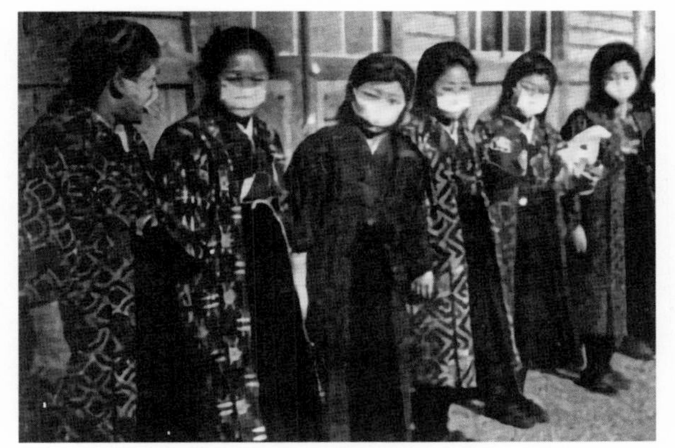

スペイン・インフルエンザ流行時、マスク姿の女性たち。

明治初期からの名門校である慶應義塾、早稲田、同志社、中央、明治などが続々と大学の名乗りを上げ、東京高等商業学校が東京商科大学（現・一橋大学）、東京高等工業学校が東京工業大学になるなど官立実業専門学校も大学に昇格しました。これに伴い帝国大学の分科大学制は廃されて学部制となり、各帝大医科大学も各帝大医学部に改称されます。大学令というくさびが打たれ、帝国大学による学術の独占体に大きな亀裂が走ったと見ることもできるでしょう。

単科大学の設置が認められたことから、医学専門学校が大学に昇格する道も開かれました。すでに大阪医科大学（現・大阪医科薬科大学）は大学として認められていましたが、このとき、大学昇格を果たしたのは、千葉医科大学（現・千葉大学）、新潟医科大学（現・新潟大学）、金沢医科大学（現・金沢大学）、岡山医科大学（現・岡山大学）、長崎医科大学（現・長崎大学）、熊本医科大学（現・熊本大学）の６校と公立の京都府立医科大学。いわゆる「旧六医科大学（旧官六）＋１」などと呼ばれるグループです。

私学では、1917（大正６）年に医学科を開設した慶應義塾が、20（大正９）年に大学令による慶應義塾大学として新発足し、医学部

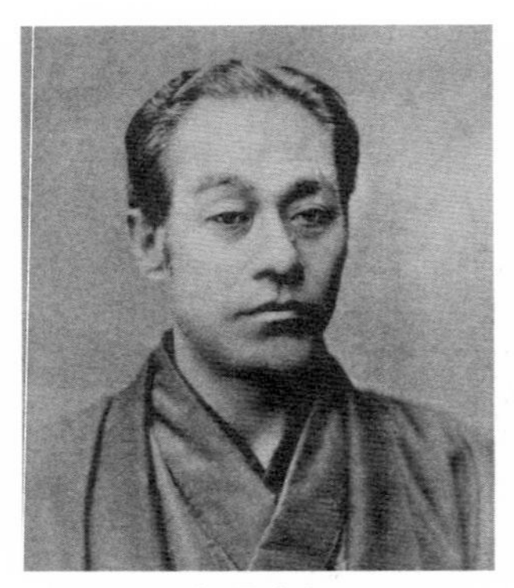

福澤諭吉
出典：近代日本人の肖像

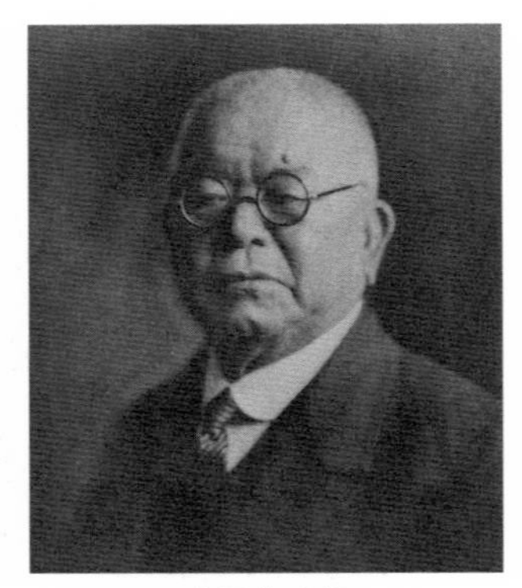

北里柴三郎
出典：近代日本人の肖像

の初代部長・病院長に福澤諭吉の盟友ともいえる北里柴三郎が就任します。北里は東京大学医学部を卒業後、ドイツに留学し、コッホの下、細菌学研究で華々しい功績を上げ、ノーベル賞候補にもなった世界的な医学者ですが、東京帝大医科大学とは対立関係にあり、反官学的なライバル意識を燃やしていたようです。

東京慈恵会医院医学専門学校は1921（大正10）年に東京慈恵会医科大学になり、日本医学専門学校（私立日本医学専門学校から改称）は1926（大正15）年に日本医科大学に昇格を果たしますが、この2校と慶應義塾大学医学部は周知のとおり「私立御三家」と呼ばれています。

医学の研究・教育と臨床医育成の棲み分けが続く

大学令制定に伴う大学昇格ラッシュが一段落した後、第二次世界大戦敗戦までは、帝大医学部・官立医科大学・私立大医学部・私立医科大学の大学グループと医学専門学校（旧医専）との併存状況が長く続きます。ではなぜ、医学専門学校、旧医専は大学昇格をめざさなかったのでしょうか。それはおそらく大学令が定めた大学設置の条件が、旧医専にとってあまりに厳しかったからです。大学令では、①大学の学部には研究科、すなわち大学院を設けること、②大学には相当員数の専任教員を置くべきこと、③大学は「少なくとも大学を維持するに足るべき収入を生ずる基本財産を有する」財団法人であるべきこと、としています。これらの認可条件が重い足かせとなり、大学グループが医学の研究・教育の中心となり、旧医専は臨床医の育成を担うという棲み分けの構造を生み出すことになったのです。

折しも時代は過酷な転換期に差しかかります。明治の世の栄光はもはや過去のものとなり、1923（大正12）年の関東大震災、27（昭和２）年の昭和金融恐慌、31年の満州事変に始まる日中戦争と長い下り坂を下り続けることになったのです。

日中戦争の戦域の拡大に伴い、軍医として応召される者が増加し、医師の増員も急務となりました。39（昭和14）年には陸軍省・海軍省・厚生省の要請で帝大医学部７校と官立医科大学６校に臨時附属医学専門部、また43年頃から終戦間際までに公私立の医科大学に附属医学専門部が附置されたほか、各地に医学専門学校が新設されました。こうした中、42（昭和17）には日本大学専門部医学科が大学昇格を果たしています。

教育基本法公布

平和で民主的な国家及び社会の形成者として必要な資質を備えた心身ともに健康な国民の育成を期して

多くの旧医専が新制大学に転換

1945（昭和20）年８月、日本は最大の危機に直面します。第二次世界大戦の敗戦国となり、国の成り立ちを根本から見直し刷新することを迫られたのです。

明治以降、日本は権力を官（中央政府）に過度に集中させ、官が民を、中央が地方を付き従えて文明開化、富国強兵へと突き進む開発独裁型近代化路線を追求してきました。日本が米・英・ソなど連合国軍の無条件降伏勧告を受諾したことは、とりもなおさず、その開発独裁型近代化路線の行き詰まりにほかならなかったのです。

連合国軍総司令部（GHQ）による改革は多岐にわたりますが、やはり特筆すべきは学制の大変革です。47（昭和22）年に教育基本法と学校教育法が公布（大学令は廃止）され、小学校６年・中学校３年・高等学校３年・大学４年（医学部６年）の新しい学制がスタート。それまでの専門学校、旧医専は新制大学に含まれることになりました。ただし、戦時中に急増設された医学専門学校は大学昇格の可否を調査・判定した上で、いったん旧制医科大学ないし大学医学部に昇格し、次いで新制大学に転換したケースが多く見られました。

医療・医学に関しては医師国家試験が実施され実地修練制度（インターン制度）も導入されました。

こうして新制大学になった医学専門学校も、歴史的な経緯や伝統に応じて、いくつかのグループに分かれています。その1つは「新制八医大」と呼ばれるグループ。東京医科歯科大学、弘前医科大学（現・弘前大学）、前橋医科大学（現・群馬大学）、松本医科大学（現・信州大学）、米子医科大学（現・鳥取大学）、徳島医科大学（現・徳島大学）、広島県立医科大学（現・広島大学）、県立鹿児島医科大学（現・鹿児島大学）の8大学で、旧帝大、旧官六に次ぐ歴史を誇り、戦後直ちに新制国立大学医学部に昇格しました。

これに続くのは、もともと公立大学として設置された「旧設公立医科大学」のグループで、ここには神戸大学、横浜市立大学、名古屋市立大学、岐阜大学、三重大学、札幌医科大学、福島県立医科大学、山口大学、大阪市立大学、奈良県立医科大学、和歌山県立医科大学の11大学が属します。いずれも歴史ある医学部で、地域医療の中核拠点ともなっています。

戦前から終戦直後にかけて私立医学専門学校として歴史を刻み、その後新制大学になったのが「旧設私立医科大学」です。このグループには、幕末から明治初期にかけての西洋医学導入期に大きな足跡を残した佐藤泰然を学祖とする順天堂大学、吉岡彌生が創立した女子医科大学の先駆け、東京女子医科大学のほか、昭和大学、東京医科大学、大阪医科大学、久留米大学、岩手医科大学、関西医科大学、東邦大学の9大学が含まれます。

国民皆保険制度創設と高度経済成長を追い風に増設が続く

多くの医学専門学校が新制大学に昇格した後、医師数が過剰との懸念が広がり、医科大学の新設は抑制されましたが、1961（昭和36）年の国民皆保険制度発足を機に風向きが変わります。医療保険制度に加入すると、いつでも、どこでも、誰でも保険医療給付の対象となる—。経済の高度成長を追い風に医療需要の急拡大が見込まれ、1970年代に一気に34校（防衛医科大学校を含む）もの医学部・医科大学が増設されます。73年には田中角栄内閣の「経済社会基本計画」が閣議決定され、その目玉政策として、当時医学部がなかった15県に医科大学（医学部）を設置するという「一県一医大構想」が打ち出されました。

こうして誕生したのが、国公立私立の「新設医科大学」で、国公立では旭川医科大学、秋田大学医学部、山形大学医学部、筑波大学医学群、富山大学医学部、福井大学医学部、山梨大学医学部、浜松医科大学、滋賀医科大学、愛媛大学医学部、高知大学医学部、島根大学医学部、香川大学医学部、佐賀大学医学部、大分大学医学部、宮崎大学医学部、琉球大学医学部の17大学、そして私立の自治医科大学、産業医科大学、獨協医科大学、埼玉医科大学、北里大学医学部、杏林大学医学部、帝京大学医学部、東海大学医学部、聖マリアンナ医科大学、金沢医科大学、愛知医科大学、藤田医科大学、近畿大学医学部、兵庫医科大学、川崎医科大学、福岡大学医学部の16大学です。これに防衛省管轄の防衛大学校、そして21世紀に入って設立された東北医科薬科大学、国際医療福祉大学を加えると、わが国には現在、82の大学医学部・医科大学があることになります。

コンソーシアム
内在的価値の分有を軸に

ここで大学医学部・医科大学のグループ化の成り立ちを時系列に即して整理しておきましょう。そこには３つの歴史的な節目があります。その１つは1918（大正７）年の大学令制定、２つ目は47（昭和22）年の学制変革、新制大学への転換、３つ目は61（昭和36）年の国民皆保険制度の発足とこれに相前後する高度経済成長です。

第一の節目の大学令制定以前に、すでに帝国大学医科大学間で連携が深まっています。現在の東京大・京都大・東北大・九州大・北海道大・大阪大・名古屋大のいわゆる旧七帝大グループですが、これがグループ化の第１期に当たります。次に第２期として、大学令制定を機に大学昇格を果たした「旧六医科大学（旧官六）＋１」や私立御三家が後に続きます。戦後の学制変革後には、「新制八医大」や「旧設公立医科大学」11大学、「旧設私立医科大学」９大学が第３期グループとして相次いで名乗りを上げました。そして1970年代には国公立18大学（防衛医科大学校を含む）、私立16大学の「新設大学」が続々と設立されることになったのです。

ではなぜ、こうしたグループ化が進んできたのでしょうか。これには各大学医学部・医科大学が設立以来、積み上げてきた独自の内在的価値が深く関わっています。医学部・医科大学に限らず、大学は設立以来さまざまな試練に直面し、組織を挙げて対処してきました。首尾よく試練を乗り越えた成功体験もあれば、力及ばず涙をのんだ苦い経験もあることでしょう。しかし事の正否を問わず、こうした歴史的経験は卒業生から在学生、後輩へと語り継がれて共有され、その大学固有の価値として積み上げられていきます。これは外部からはなかなかわかりづらいものですが、その大学の成員にとっては如実に実感できるエートス（規範的価値）であり、建学の精神や学風、伝統などと呼ばれるものも、その発露として捉えることができるのかもしれません。そして、大学としての設立・認可の時期が重なり、同じ条件下で歴史を刻んできた大学同士はこの内在的価値のおいて多くの同質性、類縁性を分かち持っています。これがいわば触媒として働いて、互いに関係を深め、グループ化を促してきたのです。あるいは、そうした大学同士が例えば政府に対しスクラムを組んで交渉に臨んだこともあったのかもしれません。となると、これは単なるグループ化ではなく複数の大学によるコンソーシアム（大学連合）と見なすべきでしょう。現にグループ化している大学間では教員・学生の往来も多く、共同研究などの学術交流、スポー

第1期

〈旧七帝大グループ〉
東京大・京都大・九州大・東北大・北海道大・大阪大・名古屋大医学部

第2期

〈旧六医科大（旧官六）＋１グループ〉
千葉大・新潟大・金沢大・岡山大・長崎大・熊本大医学部、京都府立医科大

〈私立旧制医大（私立御三家）グループ〉
慶應義塾大医学部、東京慈恵会医科大・日本医科大

第3期

〈新制八医大グループ〉
東京医科歯科大、弘前大・群馬大・信州大・鳥取大・徳島大・広島大・
鹿児島大医学部

〈旧設公立医科大学グループ〉
神戸大・横浜市立大・名古屋市立大・岐阜大・三重大・山口大・
大阪市立大医学部、札幌医科大・福島県立医科大・奈良県立医科大・
和歌山県立医科大

〈旧設私立医科大学グループ〉
日本大・順天堂大・昭和大・東邦大・久留米大医学部、東京医科大学・
大阪医科薬科大学・岩手医科大学・関西医科大学・東京女子医科大学

第4期

〈新設国公立医科大学グループ〉
秋田大・山形大・筑波大・富山大・福井大・山梨大・愛媛大・香川大・
高知大・島根大・佐賀大・大分大・宮崎大・琉球大医学部、旭川医科大・
浜松医科大・滋賀医科大、防衛医科大学校

〈新設私立医科大学グループ〉
北里大・杏林大・帝京大・東海大・近畿大・福岡大医学部、自治医科大・
産業医科大・獨協医科大・埼玉医科大・聖マリアンナ医科大・金沢医科大・
愛知医科大・藤田医科大・兵庫医科大・川崎医科大

第5期

東北医科薬科大・国際医療福祉大

ツの対抗試合なども活発に行われているのです。

人からデータを中心に動く医療システムへ

1970年代に国公立私立34新設大学が誕生した後、2016（平成28）年の東北医科薬科大学、17（同29）年の国際医療福祉大学まで、大学医学部・医科大学の設立は途絶えました。医療費抑制のために国が設立・認可を禁じたからです。

しかし80年代以降、医療の仕事は大きく変わりました。医療の情報化、インフォメーション・テクノロジー化（IT化）が急速に進み、医師をはじめ人による医療から、統計データを中心として動く医療システムへと大きくシフトしていったのです。

かつて医療現場での最後の拠りどころは医師の経験——医学的知見や技能・技術、そして場数でした。そのせいか、医師も時間を惜しまず患者さんに問診し、聴診器で胸の音を聴いたり顔色を診たりしていたものです。ところが今は違います。問診はほとんど看護師任せ、本人は患者さんの話もろくに聞かずにパソコンのデータばかり見ているという医師も珍しくありません。これでは患者さんの身体の声を聴くことはできないのではないか、と心もとなくなってきます。

現代の医療は医療機関に集積された統計データを中心に動いています。では統計データとは何でしょうか。症例に関していえば、個々の症例の差異を平均化して数値として抽出したもの——それが統計データです。現実の病気の発症メカニズムは極めて複雑ですが、この統計データに基づいて単純化していけば、因果関係を絞り込むこともできますし、場合によっては病気の原因を１つに特定することも可能です。そして今や、病名を特定するときには統計データに基づく確率の高いものから調べ、治療法の選択も確率の高いものが優先されます。こうして医療の標準化が進み、基本的には誰が主治医になっても同じ診療が行われるというのが現代の医療システムなのです。

医療のIT化が進んだ結果、全国のどの病院の診療科にも、統計データに裏づけられた「診療ガイドライン」が準備されています。ガイドラインとは「エビデンス（証拠）などに基づいて最適と思われる治療法を提示する文書」のことですが、このガイドラインに従って診療が行われるからこそ、どの患者さんに対しても分け隔てなく「最適と思われる治療法」を提供できるというわけです。

チーム医療
専門職種のコ・メディカルと共に

医療の仕事の高度化に伴い分業化、専門化も進んでいます。

医師の医療行為に看護師のサポートが欠かせないのは今も昔も変わりありませんが、医師のタスク（職務）が増えてくるにつれ、看護師の職務のウエートも大きくなってきました。病棟での患者さんの見守りや応急処置などは基本的に看護師の役割です。

診療のエビデンス（科学的根拠）となる検査データを提供する業務分野では、専門職種の活躍が目立ちます。臨床検査技師は採血や心電図・心音図・脳波・超音波などを用いた検査で血液や微生物・生化学的な異変をチェックし、診療放射線技師はX線撮影やCT・fMRI・PETなどによる断層画像撮影で診療をサポート、臨床工学技士は医療機関で用いられる生命維持装置の保守点検を担っています。また薬剤師は病院の製剤部や外部の調剤薬局で調剤や医薬品を供給し、管理栄養士は医療施設や学校で栄養指導と給食管理に当たっています。さらには運動障害のある患者さんに対しては、運動療法や物理療法を用いてリハビリテーションを図る理学療法士、日常生活の動作や作業活動を通して身体と心の回復を促す作業療法士、視覚障害や聴覚・言語障害から回復するための訓練や検査を行う視能訓練士や言語聴覚士、義肢装具士などリハビリテーションに特化した専門職種があります。現代日本の医療システムは、コ・メディカルと呼ばれる大勢の専門職種のスタッフが一体となって協力する「チーム医療」が主流となってきているのです。

こうした現代日本の医療システムは世界トップレベルと自他ともに認めてきました。何しろ日本は屈指の長寿国ですし、人口当たりのベッド数などハードウエア面でも見劣りしません。そして何よりも大きいのは、すでに国民皆保険制度を確立していることです。

第二次世界大戦後、英国などヨーロッパ先進国は医療保険など社会保障制度の拡充に力を注ぎ、日本もこれに続きました。これに対し、世界のトップリーダーのアメリカは、オバマ元大統領があれほど強力に推進して法案を通したにもかかわらず、共和党との対立から暫定予算案が成立せず、一部政府機関の閉鎖という混乱を招きました。その点、日本の国民皆保険制度は世界に誇れるものといっていいでしょう。

ところが、この盤石の体制を根底から揺るがす事態が生じました。新型コロナウイルスの感染拡大による医療現場の混乱、パニックで、日本の医療システムは「医療崩壊」「医療壊滅」の寸前まで追い込まれたのです。これは国民皆保険制度のなかに潜む深刻な問題が一気に噴き出したからではないか。そんな指摘が随所で聞かれます。

欧米諸国に比べ、日本は感染者数、死者数がケタ違いに少ない、PCR検査も満足にやっていないのに、なぜこんな結果なのか？

新型コロナウイルスのパンデミック（世界的流行）が深刻化する中、世界の感染症対策の関係者の間で「ジャパン・パラドクス」という言葉がささやかれました。この逆説の謎が解けたとは聞きませんが、日本のコロナ対策が万全だったかというと、決してそうではありません。水際で感染者を突き止め、その濃厚接触者を徹底的に追うクラスター追跡戦略も効果はなく、途中で放棄されましたし、政府の新型コロナウイルス感染症対策分科会の尾身茂会長をはじめ専門家の発言要旨はころころ変わり、著しく一貫性に欠けるものでした。率直にいって、感染者数、死者数が少なかったのは怪我の功名、いやむしろ台湾や韓国、中国など東アジアでは日本は一人負けといっても過言ではありません。

ポストコロナ時代に大学医学部・医科大学をめざす受験生にとっては自明なことかもしれませんが、PCR検査数が少なく感染者の動向を把握できなかったこと、ワクチンや治療薬の開発に大きく出遅れたことなど、日本はもはや医療先進国として胸を張れる状況ではありません。Ｇ７の一角から転落し、米・英・仏・独・伊・カナダに水を空けられてしまっているのです。

ポストコロナ時代に至る
３つのベクトル

では、これからの時代、どこをめざせばいいのでしょうか？　目先のことだけではなく、長期的なスパンで大きく視野を広げ、自分の頭で考えてみてください。すでにベクトルのいくつかは示されています。

その１つは、少子・高齢化を背景とする人口減少時代の医療ニーズをどう掘り起こすかです。ここで求められるのは、おそらくニーズのある場所に自分が出かけるフットワークの軽さでしょう。

２つ目は、医療のグローバル化の波にどう乗るか。今や医療の科学的知見のグローバルコンセンサス（世界的合意）は、サイエンス、ネイチャー、ニューイングランド・ジャーナル・オブ・メディシン、ランセットといった専門的な学術誌を通じて形成されています。これらの学術誌には臨床データに基づく研究論文が世界中から続々と投稿され、専門家の査読を経てコンセンサスが形づくられていきます。すべての論文を読む必要はありませんが、編集者が執筆する概説などには目を通しておかないと世界の流れから取り残されてしまうのです。もちろん、志のある研究者は自分の研究成果をどんどん投稿し、国際的な他流試合、武者修行に積極的にチャレンジしていくべきです。

このグローバル化に伴い中国のプレゼンスが著しく高まっています。このことも忘れてはならないでしょう。今や世界の医療はアメリカと中国が主導する２極化時代といわれていて、アメリカ東海岸、上海、ロンドンなどヨーロッパへの目配りを怠ってはならないのです。中国、インドなどアジア諸国は医療マーケットとしても有望視されていますから、日本の医療従事者が中国やインドなどで活躍する時代も間近いのではないでしょうか。

そして３つ目は、医療シンギュラリティへの対応を間違ってはならないということです。1989（平成元）年のベルリンの壁崩壊、東西冷戦終結を受け、東側諸国が市場経済に一気になだれ込み、新自由主義を旗印とするグローバル化が劇的に進みました。これを強力に後押ししたのは、ICT（情報通信技術）の飛躍的発展でした。

とりわけインターネットの普及・拡大のインパクトは大きく、地球上のどこからでも瞬時につながるようになり、人々のコミュニケーションのあり方から世界観まで大きく変えることになりました。

近年、AI（人工知能）やビッグデータ、IoT（モノのインターネット）などICTはさらなる革新を遂げています。すでに国境を越えたバーチャル遠隔外科手術なども技術的には可能です。こうした先進技術を駆使することも、ポストコロナ時代の医療従事者には求められることでしょう。

しかし、ここで忘れてはならないことがあります。ICTの世界の主役はデータであり、データ化にあたっては、対象をできるだけ小さい要素に細分化して単純化する手続きが不可欠です。ところが、医療従事者の仕事の対象は身体なのです。身体には細分化や単純化に容易になじまない複雑なメカニズムが埋め込まれています。ICTを含む最先端医療技術を自在に使いこなしながらも、一方で患者さんの身体の声に耳を澄ます姿勢を貫き続ける。ポストコロナ時代に躍動する医療従事者には、そんな一見相矛盾するような資質が求められるのではないでしょうか。

【大学医学部・医科大学の歴史関連略年譜(後編)】

西暦	和暦	事項
1914	大正3	第一次世界大戦起こる
1918	大正7	**大学令公布。これを受け旧六医科大、京都府立医大、私立御三家が大学に昇格する**
		北海道帝国大学設置
		ロシア革命。スペイン・インフルエンザ感染拡大
1920	大正9	国際連盟成立
1923	大正12	関東大震災発生
1927	昭和2	昭和金融恐慌
1929	昭和4	ニューヨーク株式市場暴落。世界恐慌が起こる
1931	昭和6	満州事変
		大阪帝国大学設立
1939	昭和14	第二次世界大戦勃発
		名古屋帝国大学設立
1941	昭和16	太平洋戦争起こる
1945	昭和20	日本、ポツダム宣言を受諾
1946	昭和21	日本国憲法公布
1947	昭和22	**教育基本法、学校教育法公布。これを機に東京医科歯科大・弘前大など新制八医大、神戸大・名古屋市立大など旧設公立医大、順天堂大・昭和大など旧設私立医大が新制大学に転換**
1961	昭和36	国民皆保険制度創設。高度経済成長が続く
1970	昭和45	**1970年代に秋田大・筑波大医学部(群)、札幌医科大など新設国公立18大学(防衛医科大学校を含む)、北里大・帝京大医学部、自治医科大など新設私立16大学の設立が続く**
2016	平成28	**東北医科薬科大設立**
2017	平成29	**国際医療福祉大設立**

STAGE

7

ポストコロナ時代に 医療の仕事をめざす 君たちへ

医学部

新型コロナウイルス対策で台湾の後塵を拝した日本

ジャパン・パラドックスの不思議

日本はPCR検査数が圧倒的に少なく、ワクチン投与も欧米諸国に比べて遅かったにもかかわらず、新型コロナウイルスによる死亡者数が圧倒的に低く抑え込まれてきました。そのため海外の政府当局者の多くからは、「ジャパン・パラドックス」という言葉も出ています。日本政府は当初、国内外から厳しい批判を浴びるほどコロナ対策で遅れをとったのに、死者数が伸びていないのはなんとも不思議なことだというのです。

次ページに示す表は、2022（令和４）年４月７日現在の世界の新型コロナウイルスの累計感染者数の多い国と累計患者数と累計死亡者数をまとめたものです。これを見ると、日本は16番目に累計感染者数が多くなっており、累計死者数も２万8,456人にのぼっていることがわかります。決して少ない数ではありません。

しかし、これを人口100万人あたりの死者数で見るとがらりと様相が変わります。世界全体で見ると人口100万人あたり約800人が新型コロナウイルスの感染によって亡くなっていますが、例えばペルーでは6,288人、ブルガリアでは5,346人もの人が亡くなっています。また100万人あたりの死亡者数が3,000人以上となっている国はアメリカの3,022人までを含め、18カ国に及びます。

それに対して、日本の死者数はわずかに226人で、人口100万人あたりの死者数のランキングは150位。しかし、なぜこれほど少ないのでしょうか。日本に握手やハグという習慣がなかったことや、欧米に比べて肥満症の有病率が低いこと、あるいはもともと手洗いや入浴などの衛生習慣が行き届いていたなどといった理由が考えられていますが、残念ながらはっきりした理由はわかっていません。

国・地域別の累計患者数と累計死者数
（2022年４月7日現在）

国・地域	累計感染者数（人）	累計死亡者数（人）
アメリカ	81,950,247	1,010,537
インド	43,031,958	521,560
ブラジル	30,067,249	660,782
フランス	26,390,471	142,912
ドイツ	22,164,060	131,516
イギリス	21,461,556	169,095
ロシア	17,955,120	370,889
イタリア	15,035,943	160,973
トルコ	14,929,905	98,275
韓国	14,778,405	18,381
スペイン	11,578,653	102,747
ベトナム	9,980,464	42,712
アルゼンチン	9,047,408	128,144
オランダ	7,948,111	22,058
イラン	7,183,808	140,492
日本	6,832,377	28,456
コロンビア	6,086,811	139,687
インドネシア	6,028,413	155,509
ポーランド	5,975,040	115,536
メキシコ	5,683,288	323,403
ウクライナ	4,977,998	108,076
オーストラリア	4,911,725	6,495
マレーシア	4,280,591	35,192
イスラエル	3,974,781	10,555

出典：Wikipedia「国・地域毎の2019年コロナウイルス感染症流行状況」

人口100万人あたりの累計死者数
（2022年４月7日現在）

順位	国・地域	人口100万人あたり（人）
1	ペルー	6,288
2	ブルガリア	5,346
3	ボスニア・ヘルツェゴビナ	4,847
4	ハンガリー	4,750
5	北マケドニア	4,433
6	モンテネグロ	4,308
7	ジョージア	4,217
8	クロアチア	3,854
9	チェコ	3,706
10	スロバキア	3,569
11	ルーマニア	3,428
12	リトアニア	3,368
13	サンマリノ	3,318
14	スロベニア	3,137
15	ブラジル	3,070
16	ラトビア	3,066
17	ポーランド	3,059
18	アメリカ	3,022
19	ジブラルタル	2,999
⁓		
150	日本	226

京都大学iPS細胞研究所の山中伸弥教授は「ファクターX」が存在する可能性を指摘していましたし、理化学研究所の研究チームが、「日本人が多く持っている免疫タイプが重症化を防いでいる可能性がある」と発表していますが、今後のさらなる研究が必要なようです。いずれにしても死亡者数が低く抑えられていることは、日本人にとって幸いなことといえるでしょう。しかし、それでよしとするわけにはいきません。日本政府がしっかりと感染症対策を立てていれば、重症化する人も亡くなる人ももっと少なくてすんだはずです。

また次々と変異種が出現している今、これまでにはなかった感染拡大が起きないとも限りません。そうした事態に備えるためにも、万全の体制をとる必要があることは明白です。

台湾に見習うべき 感染症への備え

序章でも触れましたが、参考とすべきは台湾の新型コロナウイルス対策です。台湾の累積感染者数は2022（令和４）年４月７日現在、２万5,756人と日本の683万2,377人をはるかに下回っていますし、累計死亡者数も日本の２万8,456人よりはるかに少ない853人となっています。

もちろん、台湾の人口は日本の５分の１弱ですから、その分、感染する人や亡くなる人が少なくなるのは当然です。しかし、台湾の累積患者数と累積死者数を５倍にしたとしても、累積感染者数は12万8,780人にしかなりませんし、累積死者数も4,265人程度にしかなりません。日本と比べて低いのは明らかです。その差は100万人あたりの死亡者数を見ると、もっとはっきりします。台湾の100万人あたりの死亡者数は、日本の226人に対してわずか36人です。こうした結果を見ても、いかに台湾の新型コロナウイルス対策がうまくいっているかがわかります。その理由はどこにあるのでしょうか。

実は、かつて日本が台湾を統治していた時代がありました。日清戦争後の下関条約により、1895（明治28）年４月17日に当時の清国から日本に割譲されて以来、1945（昭和20）年10月25日に中華民国に返還されるまでの約50年間です。この統治の歴史のなかで、1898（明治31）年３月に台湾総督府の民政局長となった後藤新平がインフラ整備事業を推し進めたことはよく知られています。医師でもあり、内務省衛生局長も歴任していた後藤が行った疫病対策は台湾の医療制度をつくる基礎となったとされていますし、その功績は今も台湾の人々の記憶に深く残っています。

台湾の感染症対策が素晴らしいと評価されるのは、この日本統治時代に導入された疫病対策をはじめとする医療体制を時代に合わせてバージョンアップする努力を続けていた点にあります。日本が、終戦後も明治時代以来の旧態依然とした医療体制を維持したまま、いわゆる権威主義に支配され、硬直化していったのとは明らかに違っていました。

また、中国で“謎の感染症”が発生したという情報をキャッチした後の政府の姿勢も大きく違いました。台湾政府は情報をつかんだ直後から“独自”の情報収集を開始していました。2019（令和元）年12月31日に中国の武漢市衛生健康委員会から「原因不明の肺炎が27例、うち重症７例が確認された」という発表が行われた翌日には、台湾政府の衛生福利部は最初の注意喚起を発すると同時に、武漢からの帰国便に対する検疫官の機内立ち入り検査や空港における入国時の検疫強化などを行うよう、関係機関に指示を出し、それが着実に実行されていきました。

それに対して、日本の厚生労働省が国民に対する注意喚起を行ったのは、それから６日も後の2020（令和２）年１月６日のことでした。大みそかで休みに入っていたことも影響したのでしょうが、感染症に対する危機管理という点では極めて大きな失敗だったといわざるを得ないでしょう。

台湾がこれほど速く対応した背景に、2002（平成14）年11月から2003（平成15）年７月にかけて中国から始まったSARS（重症急性呼吸器症候群）によるパンデミックで、台湾国内で347人の感染者が発生し、37人が亡くなったという過去があったことは確かでしょう。

そのとき台湾が法整備を行い、危険性の高い感染症が発生した際に国民への強制力を行使できる法律を成立させると同時に組織改革も行ったことは序章でも触れましたが、例えば、医療現場で必要となるマスク・防護服・消毒液・ワクチンなどの物資については、「防疫物資管理システム」によって、全国各医療機関の在庫が把握されるようなシステムをつくり上げていました。

また、台湾政府は１月２日には専門家などによる会議を行い、医師の診察時のN95マスク装着の徹底、入国検疫の再強化と帰国後10日間の経過観察、渡航歴の告知の徹底などを話し合い、その日のうちに実行に移しています。それに対して日本政府が新型コロナウイルス感染症対策本部を立ち上げたのは、WHOが「国際的な緊急事態」を宣言した１月30日のこと。この時点で台湾に大きな後れをとっていたのです。

台湾が怠らなかった
情報収集と適切な情報発信

こうした初期対応に加え、同国の国民に対する情報提供の質の高さも評価されています。台湾政府は、2019（令和元）年12月31日から１月８日までの武漢地区からの帰国便数（13便）、帰国者についての検査人数（1,193人）、感染の恐れがある事案数やその症状（８日時点で感染者なし）などもすぐさま国民に公表すると同時に政府の方針や管理体制を次々と発信し、その後も情報を日々アップデートしていきました。こうした政府の積極的な情報開示は台湾国民に大きな安心感を与え、動揺を最小限に抑える効果がありました。

また、年が明けた1月11日には、「台湾で武漢コロナウイルスに感染した症例が見つかった」というデマ情報がSNSで流れた際には、ただちに「その情報は虚偽である」と発表するとともに、ウソ情報やデマを流した者は「社会秩序維持保護法」あるいは「伝染病予防治療法」で罰せられると警告しました。IT時代におけるデマ拡散が、いかに社会生活に悪い影響を与えるかを十分に認識しており、いち早く対応したのです。

それに対して日本の厚生労働省の対応は、残念ながらかなりお粗末なものでした。そもそも1月16日に、武漢から1月6日に帰国していた神奈川県在住の中国籍の男性が10日に発病して16日に陽性と確定されたことが報道された際には「ヒトからヒトへの感染リスクは比較的低い」としていました。また厚生労働省はホームページでも「WHOなどのリスク評価では、持続的なヒトからヒトへの感染の明らかな証拠はない」としていました。

台湾政府が自ら情報を収集し、専門家の意見も聞いたうえで、責任をもって感染症に対する具体的な行動を開始していたのに対して、厚生労働省の発したコメントは、判断をWHOに丸投げするかのようなコメントだったのです。まずは国民の動揺を抑えようということだったのかもしれませんが、それは明らかに誤った情報でした。

こうした政府の危機管理体制の違いは致命的だったといえるでしょう。証拠がないからと対応しなかった日本政府と、可能性がゼロではないから警戒を強めた台湾政府の危機管理に対する姿勢の違いは歴然としていました。それが、その後の日本における初期対応のまずさと感染拡大へとつながり、コロナ禍で医療の逼迫が深刻化する中、「実は日本は医療後進国なのではないか」という声が多く聞かれるようになりました。

医学部

脆弱な体制へと変質し医療後進国と化していた日本

医療鎖国状態の背景にある既得権益

実は、日本医療の後進性を指摘する声は、2015（平成27）年頃から日本の医療界における“閉鎖性”を指摘する形で上がり始めていました。世界の先進国では日進月歩で新しい医療技術が次々と開発されていますが、日本はそうした最先端医療の導入について極めて消極的でした。「革新的すぎて前例がない」、あるいは「リスクがある」というのが大きな理由でした。

こうした“医療鎖国状態”の背景に存在していたのは、戦後の医療行政を独占してきた官僚、政治家、専門家、それに業界団体などでした。既得権益者である彼らは、「日本の医療は世界トップクラスで国民皆保険制度は素晴らしい」と謳いつつ、専門性を盾に日本の医療制度を自分たちに都合よくコントロールしてきました。「国民は医療の難しいことについては、口出しせずに専門家に任せておけばいい」というわけです。

そのため、日本の医療技術の進歩は著しく損なわれ、国民が気づかぬうちに医療後進国と成りつつありました。

その一方で、政府は「社会の高齢化によって膨れ上がる医療費を抑えなければ日本は破綻する」という経済的な理由のもと、世界でも類のないスピードで、人員・費用の削減政策を推し進めてきました。

少子高齢化による医療費の逼迫は、確かに解決しなければならない大きな問題でした。この問題を解決するには根本的な医療制度の見直しが必要でした。しかし政治家たちは問題を先送りにして目の前の人員・費用削減を繰り返し、辻褄を合わせようとしてきました。医療制度の根本的な見直しは、最終的に健康保険料の値上げという“国民の痛み”をともなうもので、それを口にしようものなら、選挙への影響が出る恐れがあったからです。しかし、辻褄合わせではどこかに無理が生じるのは当然のことです。人員・費用削減を求められた医療現場には“効率化”が生き残るための最優先課題となりました。多くの病院は生き残っていくために、スタッフを徹底的に削減し、無駄なく患者を回そうと必死になりました。いわゆる“経営の最適化”です。その結果、ベッドの空きを極力ゼロにして、最低限のスタッフで回していくのがめざすべき病院経営の姿だというおかしなことになったのです。

しかしそのツケは大きなものでした。日本の医療体制は、いざ何かが起きたときに対応しきれない脆弱なものへと変質していたのです。

病院数は減少し、例えば、過疎化が進む多くの地域で無医村化が大きな問題となっていきました。患者が少なく経営が成り立たないのですから、それも当然のことでした。厚生労働省の『令和元年度無医地区等及び無歯科医地区等調査』によると、無医地区数は全国で601地区にも及んでいました。

そんな日本の現状を明らかにしたのが、今回のコロナ禍です。感染拡大にともない、病院のベッドはたちまち埋まり、救急車の患者受け入れ要請を断らざるを得ない病院が続出・日本の医療体制は崩壊寸前まで追い込まれたのです。この新型コロナウイルスの出現は、日本の医療体制の問題点をえぐり出すこととなりましたが、これを機に大きく見直し、時代に即した新たな医療体制を築いていく必要があることはいうまでもないでしょう。

日本における感染対策の歴史

ここで日本における感染対策の歴史を簡単に振り返っておきましょう。今の医療の問題点を考えるうえで必要だからです。

そもそも、日本に近代的な医療システムが導入されたのは、明治以降のことです。鎖国を解き、開国した日本に、海外から天然痘、性病、コレラ、ペスト、インフルエンザなどの病原菌やウイルスが次々と持ち込まれ、多くの感染者や死者を出すこととなりました。そこで明治政府は、1897（明治30）年に伝染病予防法を制定、感染症に対して強制的な隔離を実施しました。当時はそれしか方法がなかったのです。それから40年後の1937（昭和12）年、保健所法が成立し、翌1938（昭和13）年には内務省から分離する形で厚生省がつくられました。相変わらず続いていた結核の流行を抑えて、国防のために国民の体力を増強することが大きな目的でした。現在の日本の保健所ネットワークの原型ができたのもこの頃のことです。そもそも現在の厚生労働省は保健所ネットワークをつくるために設けられた省庁だったのです。

この保健所の制度が変わったのは、第二次世界大戦終結後のことです。ＧＨＱ(連合国軍最高司令官総司令部)が主導する形で保健所法が改正され、それまで警察が担当していた食品衛生、急性感染症の予防が保健所に移管され、保健所ネットワークの復興・再整備が進められました。

日本の戦後復興が進むにつれて、国民の生活水準は向上していきました。それに加え、結核など日本人を苦しめていた感染症に対する特効薬も開発されて感染症対策の重要性が激減していきました。それに代わって、高齢化にともなう病気やケガに対応することが求められるようになり、1994（平成６）年の保健所法改正で地域保健法が制定されました。感染症対策よりも住民の生活に根差した健康づくりが大切だというわけですが、実は国の経費削減も大きな狙いでした。

そもそも保健所は、憲法25条に定められた「公衆衛生の向上及び増進」を担う機関とされ、設置・運営のための費用を国が補助していましたが、それを削減するために、保健所の所管区域を広域化して統廃合を進めたのです。その結果、1994（平成６）年には合計847あった保健所の数は2020（令和２）年には469まで減少することとなりました（数値は全国保健所長会ホームページ「保健所数の推移」より）。

さらに1999（平成11）年には伝染病予防法が感染症法へと改められ、緊急時における国の役割強化などが定められ、2013（平成25）年には、「緊急事態宣言」の条項などを盛り込んだ新型インフルエンザ対策特別措置法も施行されました。しかし、こうして歴史が移り変わっていくなかでも、感染症対策については医系技官がトップに立つ結核感染症課が独占的に仕切るという体制は続いていました。

日本の感染症対策は「厚生労働省（＝結核感染症課）→国立感染症研究所→保健所・地方衛生研究所」という構造で成り立っています。1998（平成10）年に成立した「感染症の予防及び感染症の患者に対する医療に関する法律」（感染症法）では、PCR検査を含む行政検査は、まず保健所で検査をして検体をとって地方衛生研究所に送り、そこが分析して陽性評価を決め、陽性の人を感染症指定の医療機関に送るということが定められています。つまり結核感染症課は、法律によって“日本における感染症対策の中心部署”として位置づけられているのです。

しかし、それが今回の新型コロナウイルス対策については裏目に出てしまいました。世界がPCR検査体制を急ピッチで拡充する中、日本ではPCR検査がなかなか進まず、有効な手が打たれないまま、感染拡大へと突入してしまったのです。

進んでいなかった
日本の感染症対策

実は、日本が感染対策を見直すチャンスは、これまで幾度かありました。例えば、2003（平成15）年に感染が拡大したSARS（重症急性呼吸器症候群）の発生、2015（平成27）年に韓国で感染が拡大したMERS（中東呼吸器症候群）の発生などがそうです。しかし、犠牲者も出なかったため、問題は棚上げにされたまま放置されていたのです。

一連の感染対策のまずさを象徴するのが、PCR検査に対する結核感染症課の動きです。感染症の専門家の多くがPCR検査の拡充を求める中、民間に協力を要請してもよかったはずですが、「PCR検査をすると医療崩壊を招く」としてその道も選びませんでした。あくまで「法律に則って」ということだったのかもしれませんが、その後、安倍晋三元総理大臣も検査数を増やすよう指示を出した際も具体的に動こうとせず、サボタージュしたと報じられています。

さらに、国内で感染拡大が始まっても旧態依然とした“隔離主義”を続けました。例えば厚生労働省は2020（令和２）年２月25日に、「新型コロナウイルス感染症対策本部」の下に「クラスター対策班」を設置しましたが、その中心となったのも国立感染症研究所であり、従来の方針（隔離主義）を変えることはありませんでした。

結局、感染者が発見された際に保健所の職員が、濃厚接触者についての聞き取りを行い、感染経路と他の人々への影響を詳細に調査。調査を通じてクラスターが確認されるとクラスターに関わった人々の健康状態を調査・確認して感染が疑われる人々は隔離するというようにしただけだったのです。しかし、すでに市中感染が増える中、隔離主義で感染拡大を防げるはずがありませんでした。

その一方で、感染が拡大していよいよ病床が逼迫してくると、「通知」という形で、「自宅療養」や「みなし陽性」を認める方針が出されます。しかし、日本は法治国家です。あらゆる行政行為は、根拠となる法律に基づかねばならないこととなっています。コロナ対策に関していえば法的根拠は感染症法です。

その感染症法は、法定感染者に対して都道府県知事が入院を勧告し、従わなければ入院措置を科すこととしています。強制入院措置は人権を侵害する以上、診断や入院の基準は法律などで詳細に規定されなければならないはずです。国家は入院措置により感染者の身体的自由を奪うわけですから、感染者には治療を提供する義務を負うはずです。つまり、新型コロナウイルスの感染が拡大し、「自宅療養」や「みなし陽性」を認めるように方針を変更するならば、感染症法の例外として、法律に明確に規定する必要があるということです。ところが、感染対策を主導する立場の医系技官たちは、これを「通知」で済ませてしまったのです。

「通知」とは法的拘束力がない「技術的助言」に過ぎません。感染症法の規定と異なる「通知」を濫発されれば、現場はどうしていいかわからなくなり混乱するのは目に見えていました。実際、多くの自治体は現行の法律に従って行動しようとする一方で、突然の通知を受け、増大する患者を目の前に苦慮することとなりました。また、患者たちは入院のままならない中、その多くが自宅に“放置”されることとなってしまったのです。

それにもかかわらず、医系技官たちは何の説明も釈明もしていません。通知はあくまで通知であり、その後の決定は自治体に押し付けていると、責任を追及する声も上がりました。

この点について医務技監や局長が責任をとる気配はありません。こうした現状に対して、厚生労働省の抜本的な改革を求める声が大きくなっています。

医学部

人口減少時代を迎え大きく変わる医療ニーズ

抜本的な見直しが求められる日本の医療行政

新型コロナウイルスが収束するにはまだまだ時間がかかりそうです。変異種との闘いは続くことになるでしょうし、感染者数はスペイン風邪を超える可能性もあります。そんな中、ようやく国産の治療薬も開発されようとしています。いずれは以前のようにマスクなしで暮らせる日を取り戻すことができる兆しも見えてきました。

しかし、それでよしとするわけにはいきません。今後も新たな感染症が起きることは間違いないとされています。それに備えることが重要です。

日本は世界に目を向け、積極的に最新の情報を収集し、十分な危機管理ができる体制を整えていく必要があります。

ただし、それは簡単なことではないでしょう。日本は感染症対策もさることながら、少子高齢化という大きな問題を抱えているからです。

2020（令和２）年現在の日本の総人口は１億2,642万人でした。そのうち高齢者（65歳以上）の数は1950年以降増加し続けており、2020年現在で3,557万人とおよそ28％を占めていました。一方、総人口は2008（平成20）年に過去最大となって以降、減少傾向が続いており、高齢者の割合は2040年には35％を超えるともいわれています。

この少子高齢化による影響により、心配されているのが「2025

年問題」です。1947（昭和22）年から1949（昭和24）年生まれの「団塊の世代」が75歳以上になっている2025年ごろに起こると、次のようなさまざまな問題が現実となるとされているのです。

医療界の2025年問題

①病院数減少と医師数の不足

高齢者の人口が急増する一方で、若い世代の人口と労働力は減少するため、医療現場における需要と供給のバランスが崩れ、病院数の減少や医師不足に陥る。

②介護や医療へのニーズが高まる

体力低下や寝たきりの状態にある高齢者に加え、認知症患者数も増え、介護と医療をあわせたサービス提供が急務となるが、それを担う看護師や介護士の過酷な労働の実態もたびたび問題となっており、その労働環境改善と待遇の見直しが課題となる。

③医療費の増大

医療費は年間42兆円を超えている。この医療費うち65歳未満の人は約17兆円ですが、65歳以上の人は約25兆円と約1.5倍の開きがあり、今後も高齢者の増加により医療費も増えることは確実であり、現行の社会保険制度を維持できなくなる。そのため、医療費の自己負担増加、年金支給額の減少や支給開始年齢の引き上げは避けられないのが現状である。

世界的に見ても明らかな日本の医師不足

日本では高齢者に対する慢性期医療の需要が高まるにつれて、「病気を完治させる医療」から「病気と共存するための医療」への変容を余儀なくされていますし、さらなるマンパワーが必要となることは目に見えています。しかし10年ほど前から、“医師不足”が大きな問題としてしばしば取り上げられるようになってきました。

日本の医師数は、2020年12月31日現在で33万9,623人（男性26万2,077人、女性7万7,546人）と、2018年の32万7,210人（男性25万5,452人、女性7万1,758人）より1万2,413人増えています（データは厚生労働省「令和2（2020）年医師・歯科医師・薬剤師統計の概況」より）。

それでも日本の医師は絶対数が少ないとされています。例えば、2020年時点の人口1,000人当たりの医師の数は、オーストリア5.4人、ノルウェー5.1人、ドイツ4.5人、フランス3.4人に比べても日本2.5人と低い水準でした［OECD（2022），Doctors（indicator）］。

そうした医師の絶対数の少なさに加え、日本では患者が大学病院をはじめとする大きな総合病院を志向する傾向が極めて強く、結果的に総合病院に勤務する医師の負担は大きくなり、少なからぬ医師が過労死ラインを越えて働かざるを得ない状況となっています。

なかでも外科、小児科、産婦人科、救命救急医療の分野では人手

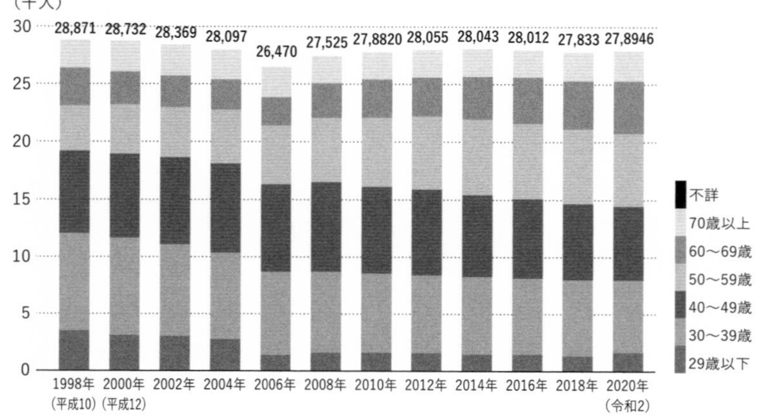

出典：厚生労働省「令和２(2020)年医師・歯科医師・薬剤師統計の概況」

不足が深刻です。特に労働環境が過酷だったり、訴訟に発展したりしやすいため、敬遠されているのです。

特に典型的なのが外科医の高齢化です。次に示すのは外科医の数の推移ですが、30歳以下の若い医者が20年前と比べて明らかに減少していることがひと目でわかるでしょう。

さらに地域による医師の偏在も大きな問題です。都道府県別に医療施設に従事する人口10万人に対する医師数を見ると、徳島県が338.4人と最も多く、次いで京都府332.6人、高知県322.0人、東京都320.9人、岡山県320.1人となっており、反対に埼玉県が177.8人と最も少なく、次いで、茨城県193.8人、新潟県204.3人、福島県205.7人、千葉県205.8人となっています。

こうした医師不足は、医療サービスの質の低下を招きます。「３時間待ちの３分治療」といわれるように、長時間待たされたあげく、わずか数分で治療が終わるのが当たり前になり、患者はろくに医者に相談することもできなくなっていました。

そこに起きたのが新型コロナウイルス感染症の流行です。感染患者の急増で、手術に向けた入院や治療がスムーズに受け入れられなくなりましたし、感染した患者も自宅待機を強いられています。

こうしたまさに戦場のような現場で働く医師には、大きな心身の負担が生じます。それは医師ばかりではありません。看護師なども含むすべての医療従事者の肉体的・精神的負担が増大します。その結果、過労によるうつ病となり、現場を離れざるを得なくなるケースが増えているのです。この傾向は、仮にコロナ禍を乗り切ったとしても続くと考えられています。

医学部を卒業しても医師にならない人が増加している

厚生労働省の『賃金構造基本統計調査（2020年）』によると、医師の平均年収は、45.5歳で1,440万円ほどとなっています。一見すると年収1,000万円超の高収入職業といえるでしょう。しかし、年収1,000万円超になるまでがたいへんです。

医師国家試験に合格した医学部卒業生の大多数は、研修医として２年間の臨床研修を行い、その後、勤務医や開業医としてのキャリアを築くのが一般的な流れとされていますが、それまでの間、低賃金に甘んじなければなりません。実際には、１年目の初期研修医としての年収は300万円〜400万円前後が相場とされます。

完全に一人前の医師として認められるのは30代以降になってからのこと。やっと収入がアップして年収が800万円〜1,000万円に達するのです。

そんな現状を目の当たりにして、医学部を卒業しても医者になる道を選ばず、例えば給料のいい民間企業に就職したり、ベンチャー企業を立ち上げたり、あるいは安定している国家公務員（医系技官）になるなど、医師以外の道に進む人が増えています。こうした傾向が強まっている背景には、そもそもただ成績がいいからとか、親や先生に勧められたから、あるいは医者はいい収入が得られるからなどという理由で医学部に入ったという人が少なくないからだとされています。

さらにそれに加え、「医者の世界の閉鎖性が医師をめざす人の減少を加速させている」という指摘もあります。

優秀な人材を流出される学閥支配

近年、「キャリアパス」という言葉をよく耳にします。ある職位や職務に就任するために必要な業務経験とその順序、配置移動のルートのことです。医師の場合、研修を終えた後、大学医局に身を置いて大学病院などで働く人もいれば、街の病院に勤務する人もいます。あるいは臨床以外の基礎研究や公衆衛生などの道で医師として身につけた専門性を発揮する人もいますし、独立・開業をして一国一城の主として活躍する人もいるでしょう。

このようにさまざまなキャリアの積み方があるわけですが、研修医時代はさほど給料に差がでなくても、どのようなキャリアパスを歩んでいくかによって、働き方や収入に違いが出てきます。そして、このキャリアパスを有利に歩くためにはネットワークが重要だとされています。

日本の場合、出身大学医学部の医局がその拠点となってきました。医局は、ひとりまたは数名の教授と、准教授、講師、研究員、大学院生から構成されていますが、医局の長である教授が、就職先やそこでの勤続年数、転職先をも決定しています。そのため、医局長である教授と病院の間には上下関係が生じます。病院にとって大学医学部は貴重な人材供給源であり、病院側はどうしても教授の意向を忖度してしまうからです。そのため、いわゆる“学閥支配”が生まれています。

例えば、関東では東京大学医学部や慶応大学医学部が中心となり、その下に系列病院がぶら下がる形でネットワークが形成されていますし、新設された私立大学医学部の教授のポストなどにも多くの人材を送り込んでいます。その結果、“学閥の支配”はますます強まり、いいキャリアパスを手にするためには、“学閥の掟”のなかでいかにうまく立ち回るかが問われることになっているのです。しかし、こうした構造はどうしても閉鎖的にならざるを得ませんし、時代に合わせて変化することが難しくなってしまいます。

問題なのは、こうした日本の医学界の閉鎖性を嫌って、優秀な人材が海外に流出するケースが増えていることです。その一方で、日本の医療システムは大きな変革を迫られています。それにいかに対応していくかも大きな課題です。

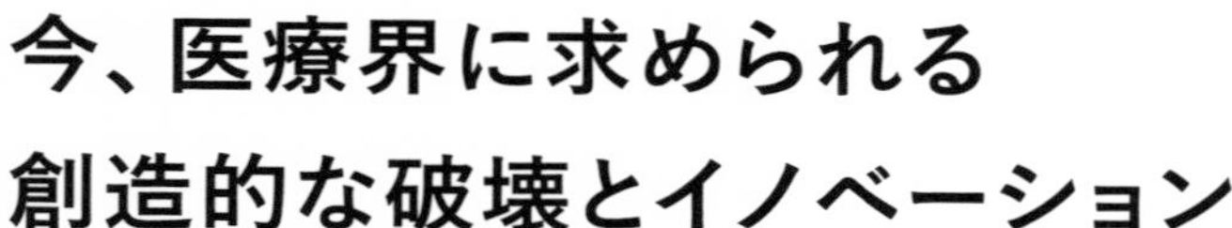

今、医療界に求められる創造的な破壊とイノベーション

病院完結型から地域完結型の医療へ

医療の高度化や医師の偏在が進んでいることから、政府は「病院完結型」から「地域完結型」の医療に体制を移行しようとしています。その中心に位置づけられているのが医療圏にもとづく地域医療構想です。医療圏とは医療法によって定められた、都道府県が制定する「病床整備のための単位」で１次医療圏から３次医療圏までが設定されています。

医療圏の種類

①１次医療圏

一般的な疾病の診断・治療の医療需要に対応するために設定された地域医療単位。かかりつけ医など日常的な外来診療が行われ、住民にとっての使用頻度が最も高い。市町村が１単位とされる。

②２次医療圏

疾病予防から入院治療まで、幅広く地域住民の保健医療をカバーし、基本的に救急医療を含む一般的な医療が完結することを目標として整備される。複数の市町村をまとめて１単位とされる。また、２次医療圏をもとに保健所が設置される。

③３次医療圏

精神病棟や感染症病棟、結核病棟などの専門的な医療、または高度で最先端の医療を提供する医療圏のこと。原則として都道府県が

１単位とされる。

このうち地域医療構想の中心にされているのが２次医療圏であり、医師の確保策や病院再編の検討も２次医療圏を軸にして進められることとなっています。また同時に在宅医療・介護の推進も進めています。病院で受け入れることができる人数は限られていますから、できるだけ自宅や介護施設に負担を分担させようというわけです。

24時間、待ち時間なし 進む医療のコンビニ化

こうした中、これから進んでいくだろうと考えられているのが医療のコンビニ化です。軽症の患者に対しては、24時間、待ち時間なしで受診できるような体制を整えれば、患者が集中している大きな病院の負担を軽減できるという考え方です。

もちろん、それをひとりで実現することは不可能ですから、複数の医師が協力体制をとっていくことが必要ですが、身近にコンビニ型の医療機関ができれば患者側にとってもいい話です。「３時間待ちの３分治療」が解消されることになるからです。

この医療のコンビニ化の中心となるのは診療所です。病院の数は今後、減少の一途をたどることになることが予想されていますが、それに代わって診療所が土日も日曜日も祝日も営業するようになるだろうと考えられています。実際、すでにエキナカクリニックを開業して成功している事例もあり注目されています。

もう１つの流れとして、医療の専門化がさらに進むと考えられています。医療が高度化するにつれて、ひとりの医師がすべてをカバーするのは難しくなっています。

すでに、大学病院や大規模な総合病院では、ある診療科に属していても限定された病気しか見ないという医師も出てきています。例

えば消化器内科といっても大腸の専門家と肝臓の専門家が違うというようなケースです。最先端の医療を提供するには、それに特化した知識と技術が必要とされるようになってきたためです。

こうした動きは今後、より小規模の病院でも進むと見られています。すべての病気に対応しようとすれば、それだけ設備もスタッフも必要となりますが、対応する病気を限定すれば小規模病院でも対応可能ですし、逆に存在意義を高めることができるでしょう。

例えば海外で最先端の治療を学んだ医師が、それに特化して開業することもあるでしょう。仮にその治療が保険適用になっていなくても、自費診療でもいいからその治療を受けたいという患者も必ず存在しています。

このように、保険制度のうえに成り立ち、均一化していた日本の医療が、多種多様に変わっていくことは間違いないとされています。もちろん、評価の定まらない段階での治療行為には厳しい目を向けていく必要があることはいうまでもありませんが、今後、医療界のスクラップ&ビルトが進んでいくことは間違いありません。

これから医者をめざす人は、そうした現実を前に、なんのために医師をめざすのか、どういう形で働いていくかを十分に考えることが重要です。また、大きな目標を掲げ、広く世界に武者修行に打って出る人の登場も期待されるところです。

実際、海外で活躍する日本人医師はどんどん増えています。そうした経験を積んだ人が、日本の医療制度を変革させるには不可欠なのです。

医療のグローバル化に乗り遅れるな

世界のあらゆる産業分野が国際化していくなかで、特に日本の医療分野は最も出遅れているとされています。それは日本と海外の医療の間に、医療制度、免許制度、保険制度などで大きな違いがあるのに加え、言葉の問題や医療倫理の問題などもあったからです。

「QS世界大学ランキング」（QS World University Rankings）という調査があります。学者や研究者など同分野の専門家からの評価はどうか、大学教員の研究者としての実力を表す論文引用数は多いかなどをもとに評価したものですが、そのランキングは次ページのようになっています。これを見てもわかるように、ベスト30に入った日本の大学医学部は東京大学の26位で、それに続いたのは京都大学の45位でした。それだけ日本の大学のグルーバル化が遅れているのです。

多額の研究費を投じ欧米を急追する中国

そんな中、圧倒的に先行していた欧米諸国を急追しているのが中国です。世界中で新型コロナウイルスが猛威を振るう中、中国はアメリカの『ニューイングランド・ジャーナル・オブ・メディスン』とイギリスの『ランセット』に2020年２月の段階で、約200の論文を発表しています。両誌とも世界の臨床医の必読書とされるほどの権威のある医学誌であり、そこに論文が掲載されることは中国の医学界の評価が上がることを意味しています。また中国とアメリカが経済的な対立を深めるなかで、熾烈な新型コロナウイスルワクチン開発競争を繰り広げたのも記憶に新しいところです。最初にワクチン開発に成功した国が世界に先駆けて経済を回復させることができるからです。結果的にファイザー社のワクチンが先に出ましたが、中国が先行する可能性もあったといわれています。

中国は海外留学から帰国した研究者や海外から引き抜いた研究者などに多額の研究費を投じ、大学・研究機関のレベルの底上げを図ってきました。実際最近ではiPS細胞や間葉系幹細胞、あるいはES

QS世界大学医学部ランキン数（2019年）

順位	大学名	所在国
1位	ハーバード大学	アメリカ
2位	オックスフォード大学	イギリス
3位	ケンブリッジ大学	イギリス
4位	スタンフォード大学	アメリカ
5位	ジョンズ・ホプキンズ大学	アメリカ
6位	カロリンスカ医科大学	スウェーデン
7位	カリフォルニア大学ロサンゼルス校（UCLA）	アメリカ
8位	イェール大学	アメリカ
9位	ユニヴァーシティ・カレッジ・ロンドン（UCL）	イギリス
9位	マサチューセッツ工科大学（MIT）	アメリカ
11位	カリフォルニア大学サンフランシスコ校	アメリカ
12位	インペリアル・カレッジ・ロンドン	イギリス
12位	トロント大学	カナダ
14位	コロンビア大学	アメリカ
15位	ペンシルバニア大学	アメリカ
16位	デューク大学	アメリカ
17位	メルボルン大学	オーストラリア
18位	シドニー大学	オーストラリア
19位	マギル大学	カナダ
20位	キングス・カレッジ・ロンドン	イギリス
20位	カリフォルニア大学サンディエゴ校（UCSD）	アメリカ
22位	エジンバラ大学	イギリス
23位	シンガポール国立大学	シンガポール
24位	ミシガン大学	アメリカ
25位	シカゴ大学	アメリカ
26位	**東京大学**	**日本**
27位	ロンドン・スクール・オブ・ハイジーン＆ トロピカル・メディスン	イギリス
27位	ワシントン大学	アメリカ
29位	香港大学	香港
30位	ブリティッシュコロンビア大学	カナダ

細胞などを用いた細胞医薬や遺伝子治療などを含め、新薬の研究開発も進めており、「後発医薬品の開発の国」から、「先発医薬品の開発の国」へ変貌しつつあります。

こうした現状を前に、日本も坐して待つわけにはいかないでしょう。国民の健康を守るためにも、また日本が平和国家として世界の医療に貢献するためにも、広く世界に目を向けていく必要があるのです。そのために必要なキーワードの１つがICT（Information and Communication Technology）だとされています。

ICTで変わる医療の現場

新型コロナウイルス感染症の流行は、医療業界の変革のきっかけとなり、国や医療機関の多くが、新型コロナウイルス感染者増や人手不足に対応すべく、デジタル化の推進を加速させました。
例えば2020年に初診も含めたオンライン診療が解禁されたことも新しい動きの１つです。それまでは、初診では対面診療が原則で、オンライン診療は特定の疾患を対象にした２回目以降の診療でのみに認められていました。しかしコロナ禍による受診控えを解消するために規制が緩和され、医師が医学的に診断可能と判断した範囲であれば、初診を含めてオンライン診療が可能になったのです。

また、新型コロナウイルス感染症以外の疾患への対応が手薄になる可能性もあることから、オンライン診療は改めて予防医療の可能性があるとして注目と期待が集まっています。こうした医療分野におけるデジタル化やネットワーク技術の活用によるインテリジェント化は今後の医療業界でますます重視されることは間違いありません。

例えば、ネットワークを活用した遠隔医療システムにも大きな期待がかけられています。この遠隔医療システムは、大きく医療機関同士で行うものと医療機関と患者宅で行なわれるものに分けられます。医療機関同士で行うものには、遠隔放射線画像診断、遠隔病理診断と呼ばれるものがあります。一方、医療機関と患者宅で行なわれるものには健康管理端末で測定した生体情報を保健師や医師へ転送する遠隔診察、画像などの医療データを見ながら指導してコミュニケーションを行う遠隔医療相談などがあります。

加えて、近年ではスマート治療室の実現も間近となっています。これは、手術室にある複数の医療機器をネットワークで接続し、その場で撮影したMRI画像をはじめとした患者の生体情報、手術の進行状況などのさまざまなデータを統合して２つのモニターに表示し、それを遠隔地にいる熟練医が確認しながら手術室にいる執刀医にアドバイスするという仕組みです。

またネットワークとそこに接続する各種デバイス（スマートフォンやタブレット）を活用したスマートヘルスケアも注目されています。具体的には、各種センサーを搭載したウェアラブルデバイス（身体に装着して使う情報端末）を用いて、体温、脈拍、血圧などのバイタルサインを測定して、ネットワークを通じてしかるべき医療機関にデータを送信するといったサービスです。

クラウド化、ネットワーク化で医療情報の共有へ

さらには、こうした情報をクラウド化することで、総合的な医療ネットワークを構築することもめざされています。患者の基本情報や検査結果といった医療情報をデータ化して、病院や診療所、薬局、介護施設などの間で共有・閲覧できるようにしようというのです。

医療情報を共有できれば、例えば患者が初めて受診する診療所の医師が、患者の同意を得たうえで、以前に通っていた病院のカルテを閲覧して参考にすることが可能になります。また、診療所の医師

（かかりつけ医）が、高度医療を行う大学病院に患者を紹介した場合には、大学病院の医師と患者の情報を共有することで、かかりつけ医がその後の患者の経過を見守ることができるようになります。

近年、日本では、高齢者が最期まで住み慣れた地域でできる限り自立した暮らしを営めるよう「地域包括ケアシステム」と呼ばれる仕組みづくりを進めています。地域包括ケアシステムでは、医療従事者や介護スタッフなどが連携して医療や介護、住まい、生活支援といったサポートを行うために、医療情報を共有できるネットワークやクラウド化はますます重要な役割を果たすことになるとされています。

このように複数の医療機関が連携することで、患者に継続性がある質の高い医療を提供しながら、過剰な診療や不要な投薬、重複検査を防ぎ、医療費の抑制につなげることができると期待されているのです。こうした医療サービスが、企業や行政でも活用され、普及するようになれば、健康管理の習慣が根づき健康寿命の延伸と医療費の抑制につながる可能性があり、まさしく「人生100年時代」を支える医療サービスになるだろうとされています。

AI技術の進展は外科手術の領域にも

最後に医療分野におけるAI（人工知能）技術の導入について触れておきましょう。AIは、自動翻訳や検索エンジンの最適化、自動車の自動運転や安全運転システム、お掃除ロボットまで、私たちの生活のなかに入り込み、その役割を広げつつありますが、医学、医療・ヘルスケア分野も例外ではありません。

医療分野において、現状のAI技術が最も得意としている領域は画像診断支援だといわれています。画像診断のグループ分けの予測精度がディープラーニングによって画像に含まれる着目すべき特徴を抽出する性能が飛躍的に高まっているのです。

このAIを使った抽出方法は、正常な細胞からなる組織画像とがん細胞を含む組織画像を見分けるといった画像解析の場面で大きな力を発揮していますし、もはや人よりも早く、正確な診断が下せるようになっています。今後は、脳卒中、心筋梗塞ならびに狭心症などの心血管の疾患リスク予測、がん疾患診断支援などにも応用範囲を広げていくと考えられています。

さらに、AIの活用は画像診断支援の域を超えて外科手術の領域にも発展しています。人がメスなどを使って実施する手術をロボットが支援するロボット手術も現実のものとなっています。

その歴史は、1999年に米インテュイティヴ・サージカルの手術支援ロボット「ダ・ヴィンチ（da Vinci surgical system）」に始まりましたが、ダ・ヴィンチは、今では世界シェア７割を占める手術支援ロボットとなっています。

日本国内においても川崎重工業とシスメックスの共同出資会社であるメディカロイド社が、2020年に国産初の小型軽量で低コストの手術支援ロボット「hinotoriサージカルロボットシステム」を市場投入しました。ダ・ヴィンチに比べて約半額となる１億円以下での導入が可能になるといいます。また、同社はAI技術と医療ビッグデータ（大量データ）を活用し、手術の効率化提案や若手医師への医療技術の伝承支援に結びつける構想も持っているようです。

このように、今この瞬間も、社会のさまざまな分野での医療技術は進化を続けています。それと同時に求められているのが、そうした技術を使いこなせる医療従事者です。もはや医学書を読んでいるだけでは、医療が進化するスピードにはついていけません。まして“学閥の掟”に縛られていては、時代に取り残されてしまうでしょう。

間近に迫っている 医療シンギュラリティ時代

2045年にはAIが人類の知能を超える技術的特異点（転換点）を迎えるだろうとされています。医療の世界も同じです。医療シンギュラリティ時代も間近に迫っています。それにともない医師をはじめとする医療従事者に求められる資質も、持つべき知識も大きく変わっていくでしょう。

それどころか、医師という仕事の概念も大きく変わっていくでしょう。なかには白衣も着ない医師や、聴診器も持たない医師も出てくるでしょう。あるいは患者と直接対峙することなく治療する医師も出現してくるかもしれません。

また医療そのものも変わっていきます。今でも医療の現場ではさまざまな能力を持つ医療従事者たちによって維持されるようになっていますが、それが加速し、さまざまな分野の専門家が協力し合って患者の治療にあたるのが当然の時代となるでしょう。

これまでは、常にトップに医師がいて、すべてを決定するのが当たり前だとされてきましたが、そんな医療現場の風景にも変化があらわれてくるのは間違いありません。

しかし、ヒトがいる限り、医療が必要であることに変わりはありません。そして多くの人は常に最新の医療を、平等に受けられることを求めます。

これから医療の世界をめざす若者には、そんな未来を見据えたうえで明確な目的を持って、新たな医療の道を進んでいってほしいと思います。

用語メモ
（キーワード）

この本は医療に関する話題を扱っていますから、読んでいる途中、意味がわからない言葉が出てくるはずです。そんなときのために「用語メモ」のページをつくりました。新型コロナウイルス感染症の拡大で初めて注目を浴びた用語なども数多く取り上げています。

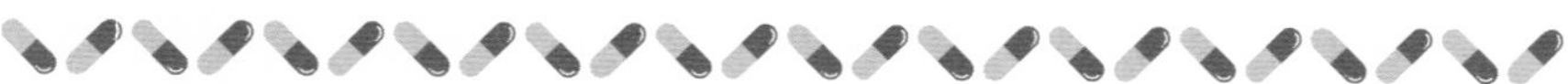

ア行

アベノマスク

新型コロナウイルス感染症の流行下に2020（令和２）年４月から配布された布マスクのこと。不織布マスクの不足解消を目的として、当時の安倍政権が約260億円をかけて日本の全世帯に２枚ずつ無償配布した。

医局

明確な定義はないが、一般には、各大学の診療科グループとされる。教授を中心に大学病院とその関連病院の医師で構成される。基礎研究、留学、専門医の取得、人的交流などの面で有利とされる。一方で人事による制約で自由に働く病院を決めにくかったりすることも。

医系技官

医師免許・歯科医師免許を有し、保健医療に関わる制度づくりの中心となる技術系行政官。医療制度や公衆衛生を中心とする分野で法整備に努めている。

医師臨床研修マッチング

臨床研修を受けようとする医学生と臨床研修を行う病院の研修プログラムを、お互いの希望を踏まえてコンピュータにより組み合わせを決定するシステム。2004（平成16）年度に医師の臨床研修が義務化されたことに合わせて導入された。

遺伝子診断

染色体の遺伝子を調べ、遺伝性疾患のリスクを測定するもの。遺伝子検査、DNA検査とも呼ばれ、患者の病気やその発症リスク、薬の効き具合を調べたり、胎児を含めた親子鑑定を行うことができる。

医薬品

薬事法では「人又は動物の病気（疾病）の診断、治療又は予防に使用されることが目的とされているもの」と定められている。なお、承認済の新型コロナウイルス治療薬としては、2022（令和４）年５月１日現在で、レムデシビル、デキサメタゾン、バリシチニブ、カシリビマブ・イムデビマブ、ソトロビマブ、モルヌピラビル、トシリズマブ、ニルマトレビル・リトナビルがある。

医療AI

医療分野でのAIの活用は、画像認識、診断支援、事務効率化、医療データプラットホーム、オンライン診断、創薬など多くの分野で進んでいる。特に画像認識技術の活用は医療において大きな成果を上げており、近い将来にはレントゲン画像の読み取りや心電図の解析なども医療AIが行う可能性があるといわれている。

医療事故調査制度

医療事故が発生した場合の原因究明、再発防止を目的に2015（平成27）年10月から施行された制度。医療事故が発生した医療機関において院内調査を行い、その調査報告を民間の第三者機関（医療事故調査・支援センター）が収集・分析することで医療の安全を確保し、事故の再発防止につなげようとするもの。

医療崩壊

「医療への需要が、供給を上回ること」「本来あるべき医療を提供できない状態」といわれる。ただし明確な定義が定まっているわけではない。なお、医療の供給とは医師、看護師などの医療従事者の数と能力、および備えてある病床や医療機器などの量や種類のこと。

医療モール

診療科の異なる複数のクリニックが１つの建物内や商業施設などに集合している医療施設。単独で開業しているクリニックと異なり、専門性の高い複数のクリニックが集まることで、患者には効率的な通院ができるという利点がある。

インフォームド・コンセント

医療行為、成功率、副作用、費用、予後までも含んだ内容についてよく説明を受け十分理解した上で、患者が自らの意志に基づいて、医療方針について医師と同意すること。

ウィズコロナ

新型コロナウイルスと共存してどう生活していくかという意味の言葉として使われることが多い。人々の暮らし方や価値観の変化を論じる際などに使われるようになった。

ウイルス

蛋白質の外殻とその内部に遺伝子（DNA、RNA）を持っただけの微生物。自分自身で増殖する能力がなく、他の生物を宿主にして自己を複製することで増殖する。

エッセンシャルワーカー

最低限の社会インフラの維持に必要不可欠な労働者を指す。新型コロナウイルス感染症の蔓延により、イギリス政府は社会インフラ維持に必要不可欠な職業のリストを示した。具体的には医療・介護関係者、公務員、小売・販売業者、農業関係者、運輸業者、教育、保育関係者、インフラ事業者など。

オミクロン株

新型コロナウイルス変異株の１種で、WHOは懸念される変異株と位置づけ、ギリシャ文字順に「オミクロン」と名付けた。2021年11月24日に南アフリカからWHOへ最初のオミクロン株感染者が報告されて以降、2022年1月20日までに日本を含め全世界171か国から感染者が報告された。

オンライン診療

スマートフォンやパソコン・タブレットなどを用いて、病院の予約から診察、治療、決済までをインターネット上で行う診療のこと。かつては離島などの限られた地域の患者が対象だったが、コロナ禍により利用が広がっている。

オンライン授業

パソコンやタブレット、スマートフォンなどを活用し、インターネットを介して遠隔授業を実施すること。大別すると、リアルタイムに映像データを配信するライブ配信と、予め撮りためておいた動画を視聴するオンデマンド配信の２つの種類がある。

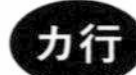

介護保険

加齢に伴って生ずる心身の変化に起因する疾病などで要介護状態となった場合、入浴、排せつ、食事等の介護、機能訓練並びに看護及び療養上の管理などの必要な保健医療、福祉サービスの給付を行う保険制度。40歳になった国民は加入義務があり保険料を支払う。65歳以上の要介護者は、在宅サービスや施設サービスを受けることができる。また、40歳から64歳までの人も、国が指定する16種類の特定疾患になった場合は介護サービスが受けられる。

獲得免疫

感染した病原体を記憶することで、同じ病原体に出会ったときに効果的に病原体を排除する後天的な仕組み。高度な生命体のみに備わっており、強い破壊力で異物に対抗する。まず自然免疫が攻撃を仕掛け、それでも撃退できない場合は獲得免疫が出動する仕組みになっている。

感染症ムラ

いわゆる「感染症ムラ」は、厚生労働省、国立感染症研究所、保健所などからなる。「ムラ社会」の中核を占めるのは国立感染症研究所と厚生労働省健康局結核感染症課。研究費の分配を通じて特定の研究者と繋がり意思決定や責任体制は外部からはわからない、厚生労働省や国立感染症研究所が選ぶ一部の研究者だけが情報を独占しているとの批判もある。

緩和ケア

末期がんなど、生命を脅かす疾患に直面している患者およびその家族のQOL（生活の質）の改善をめざす医療。具体的には激しい痛みや呼吸困難、全身倦怠感などの症状を予防したり和らげたりするのをはじめ、心理的および社会的問題、スピリチュアルな問題を早期に発見し、的確な評価と治療を行う。

帰国者・接触者センター

新型コロナウイルス感染症が疑われる人からの相談を受け付ける電話相談窓口。相談内容から感染の疑いがあると判断した場合、適切な診察を行う「帰国者・接触者外来」への受診調整を行う。

行政検査

新型コロナウイルス感染症の検査には、大きく分けて、行政検査、自治体等の独自検査、自費検査の３種類がある。このうち行政検査は、感染症法に基づく検査であり、発熱の症状があるなど、感染の疑いがある者に、保健所や医療機関の医師が必要と判断して行うとされている。

緊急事態宣言

新型コロナウイルス対応の特別措置法に基づき政府が対象区域と期間を定めて発出する。外出自粛のほか、学校を含む施設の使用停止、音楽やスポーツイベントなどの開催制限を要請できる。具体的な対策は対象となった知事が講じる。

空気感染

咳・くしゃみ・会話・呼吸により、空気中に浮遊したウイルスを吸引することによる感染。

クラスター追跡

感染者・濃厚接触者を中心に感染経路を

追跡調査すること。国内での感染の拡大を最小限に抑えるため、数人から数十人規模の小規模な患者の集団（クラスター）が、次の集団を生み出すことを防止する狙いがある。

クリティカルパス

治療や検査の標準的な経過を説明するため、入院中の予定をスケジュール表のようにまとめた診療計画書をクリティカルパス（クリニカルパスまたは単にパス）という。従来は医師によってばらつきがあった医療内容を標準化し、医師、看護師をはじめ、医療にかかわるスタッフ全員が患者の治療計画を共有することにも役立っている。

ゲノム編集

ゲノムとは染色体に含まれるすべての遺伝子と遺伝情報のこと。ゲノムを書き換え、遺伝子疾患の治療に役立てる研究が進んでいる。さらに「ゲノム創薬」といい、集積されたゲノム情報のデータベースを活用して薬を創る方法も注目を集めている。

後期研修

初期研修後にある３年間の研修。自分が将来専門とする診療科を決め、専攻医という立場で勉強しつつ診療にあたる。

抗原検査

ウイルスが持つ特有のタンパク質（抗原）を検出する検査方法。鼻腔や咽頭のぬぐい液を用いる。抗原の有無を調べる定性検査と、抗原の量を見る定量検査がある。

抗体検査

血液中にウイルスに対する抗体があるかどうかを調べる検査。過去に感染していたかどうかがわかる。ウイルスに感染した場合は、タンパク質である抗体がつくられて血液中に現れるため、その存在を調べることができる。

国民皆保険

すべての国民が公的医療保険に加入し、必要なときに医療が受けられること。日本では、年齢、職域・地域によって「健康保険」「船員保険」「共済組合」「国民健康保険」「後期高齢者医療制度」のいずれかの医療保険制度に加入することが義務付けられている。1961（昭和36）年に国民健康保険制度が完全普及し、以来、国民皆保険体制がとられてきている。

国立感染症研究所

感染症を制圧するため、基礎研究、レファレンス、サーベイランス、ワクチン等の国家検定、国際協力、国内外の研修等を行なっている。

五類感染症

国が感染症発生動向調査を行い、その結果に基づき必要な情報を国民や医療関係者などに提供・公開していくことによって、発生・拡大を防止すべき感染症。具体的にはアメーバ赤痢、ウイルス性肝炎（E型肝炎及びA型肝炎を除く）、日本脳炎、インフルエンザ（鳥インフルエンザ及び新型インフルエンザ等感染症を除く）など。

コロナウイルス

コロナウイルスは、突起の付いた姿が円形で、太陽の外周から放出される「コロナ」の形に似ていることからこう呼ばれるようになった。ヒトに感染するコロナウイルスは、風邪の病原体として人類に広く蔓延している４種類と、動物から感染した重症肺炎ウイルス２種類が、今まで知られていた。これら６種に加え、2019（令和元）年中国の武漢市で新たな種のコロナウイルスが発見された。この新型コロナウイルス（SARS-CoV-２）は瞬く間に全世界に感染が拡大した。

混合診療

保険診療と自由診療を組み合わせた治療のこと。日本では原則禁止となっている。自由診療が増加すると、科学的根拠の確立されていない民間療法の実施を助長するおそれなどがある。そのため、治療のなかに自由診療が含まれる場合は、一部の例外を除きすべての治療にかかる費用が全額自己負担となる。

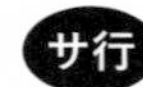

細菌

１つの細胞しかない単細胞生物。自己複製能力を持つ。糖などの栄養と水があり、適切な環境のもとでは、自分自身で増殖できる。

再生医療

人体の組織が損傷した場合に、体が備えている自己修復力を引き出して、その機能を回復させる医学分野。再生医学を行うには、クローン作製、臓器培養、多能性幹細胞（ES細胞、iPS細胞など）の利用などがある。将来的には遺伝子操作をした豚などの体内で、人間の臓器を培養するという手法も考えられている。

サイトカインストーム

サイトカインは免疫応答を調節する生理活性物質であり、ウイルス・細菌などの微生物に対する生体防御を担う。感染症などによって、大量に産生された炎症性サイトカインが血液中に放出されると、過剰な炎症反応が惹き起こされ、さまざまな臓器に致命的な傷害を与えることがある。このような病態をサイトカインストームと呼ぶ。

ジェネリック医薬品

先発医薬品（新薬）の独占的販売期間の終了後に発売される後発医薬品。先発医薬品と同じ有効成分で効能・効果、用法・用量が同一とされており、先発医薬品に比べて低価格。日本の後発医薬品の普及率は、厚生労働省主導で普及へ向けての政策や診療報酬の見直しが進められた結果、78.3％（2020年12月）で欧米と同等の普及率となっている。

自然免疫

ヒトに元々備わっているしくみで、病原体をいち早く認識し、攻撃することで病原菌の排除を行う。

市中感染

通勤・通学の途中など日常生活のなかで、経路が特定できない感染が起きている状況のこと。

ジャパン・パラドックス

2020（令和２）年に新型コロナウイルス感染症の世界的流行が始まってから2020年秋ごろまで、日本における感染者数や死亡者数が欧米諸国と比べて少なかったことを指す表現。欧米諸国では強制的なロックダウンを行ったが多数の死者が出ていた。一方、日本では強制力のない外出自粛要請にとどまったにもかかわらず、死亡者数が圧倒的に少なかった。

集団免疫

ある病原体に対して、人口の一定割合以上の人が免疫を持つと、感染者が出ても、他の人に感染しにくくなる。そのことで感染症が流行しなくなる状態のこと。

終末期医療

ターミナルケアとも呼ばれる終末期の医療および看護のこと。身体的苦痛や精神的苦痛を緩和・軽減することによって、QOLの維持・向上を目的にした緩和医療とともに、精神的側面を重視した総合的な措置がとられる。

手術支援ロボット

患者への負担をできるだけ軽減した手術を行うために開発された医療機器。胸腔や腹腔の内視鏡下手術ではすでに実用化されている。また、遠方の医師が診断や助言など遠隔医療で関われるようにする通信・画像技術や病変の発見などを容易にする人工知能（AI）などと組み合わせて運用するシステムの研究・開発が進んでいる。

受託臨床検査企業

病気の状態を調べるための臨床検査は、心電図、エコー、脳波など患者の身体そのものを調べる生理機能検査と、患者の身体から採取した血液、尿、便、組織などを調べる検体検査の２つに大きく分けられる。このうち医療機関で実施できない、あるいは処理しきれない検体検査を専門に行う企業が受託臨床検査企業である。

腫瘍内科

がんの診療に特化した内科。がんの診断や薬物療法、痛みを始めとしたさまざまなつらさや問題を和らげるためのサポートを行う。複数の治療から最適な組み合わせを考えるために、各診療科の橋渡し役となる。

初期研修

「診療に従事しようとする医師は、指定された病院で２年以上の臨床研修を受けなければならない」と医師法で定められている。大学病院または臨床研修病院において、内科６カ月以上、救急３カ月以上、および２年目の地域医療研修１カ月が必須。また、外科・麻酔科・小児科・産婦人科・精神科のうち２つ以上の診療科の研修が必須となっている。

新型コロナウイルス

新型コロナウイルス感染症（COVID-19）は、コロナウイルスの１種であるSARS-CoV-２の感染症。軽症の場合はのどの炎症や発熱を起こすだけだが、重症になると肺炎を起こしたり全身に炎症が拡がり死に至る場合も。

新型出生前検査

2013（平成25）年から導入された新型出生前診断（NIPT）は母体から採血をすることで胎児の染色体異常を調べることができ、羊水検査や絨毛検査のように流産のリスクがない。ただし、これまで異常がわかった人のほとんどは人工妊娠中絶をしており、この検査が命の選別をしていると指摘する声もある。

新興感染症

新型コロナウイルスによる病状のように、最近新しく認知された病原体や、これまであまり知られてこなかった病原体が引き起こす感染症。特に重篤な症状を示したり、局地的にあるいは国際的に広く流行し、公衆衛生上の問題となる感染症を指し、以下のような疾患が含まれる。SARS（重症急性呼吸器症候群）、鳥インフルエンザ、エボラ出血熱、後天性免疫不全症候群（HIV）、腸管出血性大腸菌感染症など。

診療ガイドライン

科学的根拠に基づき、系統的な手法により最適と考えられる推奨を提案する文書。患者と医療者を支援する目的で作成されており、臨床現場における意思決定の際に、判断材料の１つとして利用される。日本では2004（平成16）年に日本医療機能評価機構にMinds (Medical Information Network Distribution System) ができ、診療ガイドラインが公開されている。

スペイン・インフルエンザ

1918（大正７）年３月頃から1920（大正９）年頃まで全世界で流行した、インフルエンザパンデミック。諸説あるが、世界で５億人以上が感染し、おおむね1,700万人～5,000万人が死亡したとも推計されている。当時は第一次世界大戦中であったが、参戦していないスペインでは情報統制が敷かれておらず、同国での流行が広く世界に報道された。あたかもスペイン発のインフルエンザであるかのように受け取られ、同国の名が付いたとされる。スペイン風邪とも。

性同一性障害（GID）

性同一性障害(Gender Identity Disorder)は、性別について自分の意識や自己認知(Gender Identity, 心の性）と生物学的な性別(Sex)が一致せずに悩む状態。「性同一性障害」は差別に該当する用語として廃止する動きを見せ、「性別違和」という診断名を用いる動きもある。

積極的疫学調査

積極的疫学調査は、感染症などの病気について、発生した集団感染の全体像や病気の特徴などを調べることにより、今後の感染拡大防止対策に用いることを目的として行われる調査。保健所や、国立感染症研究所などの公的な機関によって行われる。調査内容の一例として、接触者に対して「性別、年齢、連絡先、居住地、症状、経過」「渡航や行動歴（場所、日時)」「予防接種などの過去の状況に関する情報」などの質問がなされる。

ゼロコロナ

新型コロナウイルス感染症を徹底して抑え込む政策。

先進医療

先進医療は、特定の大学病院などで研究・開発が行われた新しい治療法のうち、ある程度実績を積み安全性も確認されたもの。厚生労働省が先進医療として認めているのは、2022（令和４）年４月１日現在で84種類。保険診療適用外のため医療費全額が自己負担になる。

専門医制度

専門医とは、それぞれの診療領域において適切な教育を受け、十分な知識・経験を持ち患者から信頼される標準的な医療を提供できるとともに先端的な医療を理解し情報を提供できる医師。それぞれの診療領域を担当する臨床系の学術団体（学会）が認定する仕組みだったが、2018（平成30）年４月から、新専門医制度が開始され、第三者機関である一般社団法人日本専門医機構が、専門医の認定と養成プログラムの評価・認定を統一的に行うこととなった。

臓器移植

病気や事故が原因で臓器が機能しなくなった人に、他の人の健康な臓器を移植して機能回復を図る医療。1997（平成９）年に臓器の移植に関する法律が施行され、本人が脳死判定に従い臓器を提供する意思を書面により表示しており、かつ家族が同意する場合に限り、臓器移植が可能になった。2010（平成22）年には本人の意思が不明の場合、家族の承諾があれば臓器提供が可能になる改正臓器移植法が施行され、同時に15歳未満の臓器提供も認められることになった。

尊厳死

末期がんなどで回復の見込みのない患者が本人の意思で人間としての尊厳を保って死に臨むこと。尊厳死の前提となるのは、死期が近く本人が文書などで尊厳死の希望を表明しており、家族も同意していること。

タ行

地域外来・検査センター

行政検査を集中的に実施する機関。都道府県が都道府県医師会に運営を委託する。検体の検査を独自に行ったり、検体検査を民間検査機関に依頼する。

地域枠入試

医師不足解消のために、各都道府県が主体となって設けた入試制度。卒業後はその医学部が所在する都道府県に残って医療活動を行うことが求められる。在学中に奨学金が貸与された場合、大学や各都道府県が指定する医療機関でおおむね9年間働くことにより奨学金の返還が全額免除される。ただし、地域枠から離脱する場合、奨学金を一括返済する義務が生じる。

チーム医療

医療現場にいる医療従事者が、互いに対等に連携して治療や手当てに当たることで、患者中心の医療を実現しようという取り組み。

デルタ株

インドから広がった新型コロナウイルスの変異株。2021（令和３年）年５月11日にWHOが「注視すべき変異」と位置付けた。CDC（アメリカ疾病予防管理センター）によると、従来の新型コロナウイルスの２倍以上の伝染性があることが確認された。

テレワーク

情報通信技術によって時間や場所を有効に活用できる柔軟な働き方のことで、Tele（離れて）とWork（仕事）を組み合わせた造語。自宅等でもオフィス環境と同等程度の業務を実施できるようになってきていることから、導入・活用が進んでいる。また、緊急事態発生時における企業等の事業継続性の確保に貢献する手段としても期待されている。IT企業やベンチャー企業を中心に、Remote（遠隔）とWork（働く）を組み合わせた造語「リモートワーク」と呼ぶことも。

トリアージ

トリアージとは、災害発生時などに多数の傷病者が発生した場合に、傷病の緊急度や重症度に応じて治療優先度を決めること。限られた医療資源（医療スタッフや医薬品など）を効率よく活用するために、患者の治療順位、救急搬送の順位、搬送先施設の決定などにおいて用いられ、識別救急ともいわれる。トリアージは「選別」を意味するフランス語のトリアージュ（仏: triage）が由来とされる。

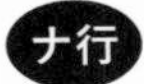

生ワクチン

毒性を弱めた微生物・ウイルスを使用したワクチン。

日本版NIH

アメリカの国立衛生研究所（NIH）を参考に、日本の医療研究の司令塔となる機関が「日本医療研究開発機構（AMED）」。2015（平成27）年４月に設立された。医療分野における研究開発の基礎から実用化までの一貫した推進体制の構築、成果の円滑な実用化に向けた体制の充実、研究開発の環境整備を総合的に行う。

ニュルンベルク綱領

1947（昭和22）年、ドイツ・ニュルンベルクで行われた「医者裁判」の結果として生まれた、許容されうる医学実験についての倫理原則。「被験者の自発的な同意は絶対に不可欠なもの」とするなど、10のポイントが挙げられている。

二類感染症

感染力や罹患した場合の重篤性などに基づく総合的な観点からみた危険性が高い感染症。具体的には、結核、重症急性呼吸器症候群（病原体がコロナウイルス属SARSコロナウイルスであるものに限る）、中東呼吸器症候群（病原体がベータコロナウイルス属MERSコロナウイルスであるものに限る）、鳥インフルエンザ（H５N１）（H７N９）など。なお、2022（令和４）年６月末現在、新型コロナウイルス感染症（COVID-19）は、二類相当の指定感染症。

布マスク

主に綿織物を重ね合わせたマスク。せきやくしゃみなどの飛散を防ぐ効果があることや、手指を口や鼻に触れるのを防ぐことから、感染拡大を防止する効果や、マスクの着用により、喉・鼻などの呼吸器を湿潤させることで風邪等に罹患しにくくなる効果が期待できる。最近ではなかに特殊なフィルタを縫い込んだものも増えている。

濃厚接触者

濃厚接触者の定義は、新型コロナウイルス感染症のPCR検査等で陽性となった人と、感染の可能性のある期間（症状が出る２日前から入院等になるまでの期間）に接触し、次の条件に該当する場合とされる。「患者と同居あるいは長時間の接触（車内・航空機内等を含む）があった」「適切な感染防護（マスクの着用など）なしに患者を診察、看護もしくは介護をした」「患者の気道分泌液もしくは体液などの汚染物に直接触れた可能性がある」「手で触れることのできる距離（１メートル）で、必要な感染予防策なしで患者と15分以上の接触があった」。

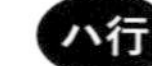

ハ行

パンデミック

感染症が国境を越えて広がり、複数の国や大陸に拡散・同時流行した状態。ちなみに、特定の区域や集団における通常予想される以上の症例数が増加した状態をアウトブレイク、感染症が最初に急増したコミュニティよりも広い地域に拡大した状態をエピデミックという。

万能細胞

人間をはじめ哺乳類は１つの受精卵が分裂、分化を繰り返してさまざまな臓器や組織の細胞に枝分かれする。この分化を始める前の細胞がES細胞（胚性幹細胞）と呼ばれる万能細胞で、体外受精させた受精卵からつくることができる。ES細胞はヒトになりうる胚を破壊してつくられるため、倫理的な問題が課題となる。

ヒポクラテスの誓い

医師の倫理・任務についての宣誓文。ヒポクラテスは紀元前５世紀に活躍したギリシャの医師で、「医学の父」と称される人物。米国の多くの医学校では白衣授与式でこの宣誓文が読み上げられる。

飛沫感染

感染した人の咳・くしゃみ・会話によって飛んだつばやしぶき（飛沫）に含まれる病原体を吸引することによる感染。

ファクターX

日本は海外に比べて新型コロナウイルスの感染者や死者が少ないとされ、「ファクターX」と呼ばれる日本人特有の未知の要因が存在しているという指摘がなされた。高い衛生意識、ハグや握手などが少ない生活文化、日本人の遺伝的要因、何らかの公衆衛生政策の影響など、複数の要因が関係していると分析しているものも存在した。

不活化ワクチン

微生物やウイルスの持つ体内で増殖する機能を化学処理などによって無効化（不活化）させ、免疫をつくるのに必要な成分だけを製剤にしたワクチンのこと。

不織布マスク

不織布等を主な本体材料として、口と鼻を覆う形状で、花粉、ホコリなどの粒子が体内に侵入するのを抑制、またかぜなどの咳やクシャミの飛沫が体内外に侵入、飛散するのを抑制することを目的に使用される衛生用品。なお、不織布とは「織らない布状のもの」。繊維を一定方向またはランダムに集積して接着樹脂で化学的に結合させたり、機械的に絡ませたり、圧力をかけた水流で絡ませたり、熱融着繊維で結合させてつくる。

不要不急

急いでする必要がないこと。新型コロナウイルス感染拡大防止のため、政府や都道府県から不要不急の外出や移動についての自粛が要請された。一例を挙げると、東京都から都民に向けた要請は次の通り。医療機関への通院、食料・医薬品・生活必需品の買い出し、必要な職場への出勤、屋外での運動や散歩など、生活や健康の維持のために必要な場合を除き、原則として外出しないことなど。

フリーアクセス制度

何の制限も受けずにどこの医療機関でも、どの医師にも自由に診てもらい治療が受けられる医療制度。

ブレークスルー感染

ブレークスルーとは、「通り抜ける」という意味で、ワクチンの効果を通り抜けて感染してしまうことをいう。新型コロナワクチンは、接種から約2週間で十分な免疫の獲得が期待されるが、それ以降に感染した場合をブレークスルー感染と呼ぶ。

ベクターワクチン

あるウイルスに特定の遺伝情報を運んでもらうようなワクチンを、ウイルスベクター（運び屋という意味）ワクチンと呼ぶ。筋肉内に注射すると、注射した部位の周りの細胞はウイルスベクターに感染し、細胞内でスパイクタンパク質が作られる。そのスパイクタンパク質を免疫細胞が認識して、スパイクタンパク質に対する抗体や免疫細胞がつくられる。

ヘルシンキ宣言

1964年（昭和39）年、フィンランドのヘルシンキで開催された世界医師会において採択された臨床実験についての倫理指針。「医学研究を行う場合には、被験者の尊厳、自己決定権を尊重せよ」といった医師の職業規範が示されている。この倫理指針は時代の要請に応じて随時改訂されている。

変異株

ウイルスが遺伝子をコピーする過程で遺伝情報の一部が変化することがある。このなかで、新しい性質をもったウイルスのことを「変異株」という。性質が違うだけで同じウイルスのバリエーションに過ぎず、ウイルスの名称を変えずに呼称される。

保健所

地域の医療機関等の活動を調整して住民に必要なサービスを提供する仕組みをつくり、健康危機管理の拠点となる公的機関。感染症対策としては、感染症の発生状況、原因調査などの役割も担っている。

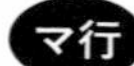

まん延防止等重点措置

緊急事態宣言と同様に政府から都道府県に発令される。ただし感染対策は、各都道府県知事が対象期間や対象エリア、対策の内容を決定する。知事は、飲食店に対する時短営業やイベントの規模縮小・人数制限などを要請できる。

メディカルツーリズム

医療ツーリズムとも呼ばれ、医療を受ける目的で行う海外旅行。高度医療、臓器移植、整形手術、性転換手術など、高額であったり自国では不可能な医療を受けることができる。シンガポールやタイ、インドなどでは医療を国策として外国からの患者を受け入れている。

免疫

生物の体内に侵入した異物を排除して生体を守る仕組みを生体防衛といい、その代表的なものが免疫である。免疫システムには自然免疫と獲得免疫の２つがある。

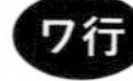

ワクチン

接種することで感染症の予防に有効な作用を持つ医薬品のこと。生物学的製剤の一種で、毒性を無くした、あるいは弱めた病原体を体内に注入することで抗体を作り、対象となる感染症にかかりにくくする。

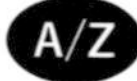

CDC

アメリカ疾病予防管理センター（Centers for Disease Control and Prevention）。アメリカ合衆国保健福祉省所管の感染症対策の総合研究所。健康に関する信頼できる情報の提供と、健康の増進が主な目的である。人類の脅威となる疾病には国内外を問わず、調査・対策を講じる上で主導的な役割を果たしている。本センターより勧告される文書は非常に多くの文献やデータの収集結果を元に作成・発表されるため、世界共通ルール（世界標準）と見なされるほどの影響力を持つ。

DMAT

DMATは災害時の急性期・初期医療を行える機動性のある医療チームで、災害派遣医療チーム Disaster Medical Assistance Team の頭文字をとり「DMAT（ディーマット）」と呼ばれている。訓練を受けた医師、看護師、業務調整員（医師・看護師以外の医療職及び事務職員）の４～５名で１チームを構成し、大規模災害や多傷病者が発生した事故などの現場で、急性期（おおむね48時間以内）から活動できる機動性を持った、専門的な訓練を受けた医療チーム。

iPS細胞

人工多能性幹細胞（induced pluripotent stem cells）のこと。2006（平成18）年８月に京都大学の山中伸弥教授らが世界で初めてiPS細胞を作成。皮膚などに分化した細胞に４つの遺伝子を組み込むことで、あらゆる生体組織に成長できる万能な細胞を作ることに成功した。

mRNAワクチン

ウイルスのタンパク質をつくるもとになる遺伝情報の一部を注射するワクチン。ワクチンが人の身体のなかに入ると、この情報をもとに、ウイルスのタンパク質の一部が作られ、それに対する抗体などができることで、ウイルスに対する免疫が得られる。

PCR検査

PCRはPolymerase Chain Reaction（ポリメラーゼ連鎖反応）の略。検査したいウイルスの遺伝子の特定の部分を検出するもの。検出したいウイルスの遺伝子を増幅して調べる。

WHO

WHO（World Health Organization：世界保健機関）は世界のすべての人々の健康問題に取り組む国際機関で1948（昭和23）年４月７日に設立された。本部はスイスのジュネーブ。WHO憲章では、健康の定義として、病気の有無ではなく、肉体的、精神的、社会的に満たされた状態にあることを掲げ、人種、宗教、政治信条や経済的・社会的条件によって差別されることなく、最高水準の健康に恵まれることが基本的人権であると謳っている。多くの疾患に関する国際的なガイドラインなども策定し、「持続可能な開発目標（SDGs）」においては、誰もが必要な際に適切な医療を受けられるような仕組みづくりとしてユニバーサル・ヘルス・カバレージ（UHC）を提唱している。

Zoomミーティング

一般的にいわれる「オンライン会議」「Web会議」「ビデオ会議」のなかで、ツールとしてZoomを使って行うものをいう。zoomは、米国のソフトウェア開発企業ズーム・ビデオ・コミュニケーションズ（Zoom Video Communications, Inc.）が提供するビデオコミュニケーションサービス。マルチデバイス対応のビデオ会議、音声会議、チャット、ウェブセミナーなどを行うことができる。

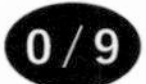

37.5℃、４日縛り

厚生労働省が2020（令和２）年２月17日に公表した診察・検査を受けられる基準。37.5度以上の発熱が４日以上続いた場合という基準により、診察や検査を受けられないケースが相次ぎ、自宅療養中に容体が急変する事例も出た。同年５月８日、37.5度という具体的な基準は削除され、息苦しさや強いだるさがあればすぐに相談できるように方針を改めた。

３密

３つの「密」とは、１.換気の悪い密閉空間、２.多数が集まる密集場所、３.間近で会話や発声をする密接場面のこと。３つの条件がそろう場所が、新型コロナウイルス感染症のクラスター（集団）発生リスクが高いとされる。

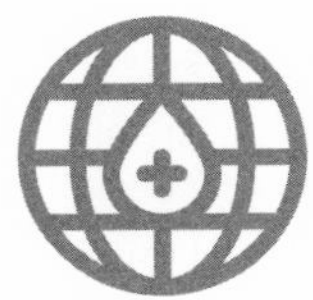

【主要参考文献】

○天野郁夫 2009年『大学の誕生（上）』中央公論新社

○天野郁夫 2009年『大学の誕生（下）』中央公論新社

○アルフレッド・W・クロスビー 西村秀一訳・解説 2009年『史上最悪のインフルエンザ 忘れられたパンデミック』新装版 みすず書房

○加藤浩晃 2018年『医療4.0』日経BP

○上昌広 2015年『日本の医療格差は９倍　医師不足の真実』光文社

○上昌広 2019年『ヤバい医学部』日本評論社

○上昌広 2020年『日本のコロナ対策はなぜ迷走するのか』毎日新聞出版

○小長谷正明 2020年『世界史を変えたパンデミック』幻冬舎

○坂井建雄 2020年『医学全史』筑摩書房

○清水直史・監修 2015年『医学部受験の総合的研究』三訂版 旺文社

○内務省衛生局編 2008年『流行性感冒「スペイン風邪」大流行の記録』平凡社

○「医療施設動態調査（2020年８月末概数）」厚生労働省

○「令和元年度 無医地区等及び無歯科医地区等調査」厚生労働省

○「令和２年 医師・歯科医師・薬剤師統計の概況」厚生労働省

○「令和２年 賃金構造基本統計調査」厚生労働省

○「令和３年版 厚生労働白書」厚生労働省

○「PCR検査実施件数」厚生労働省

○「日本の感染症サーベイランス」国立感染症研究所 感染症疫学センター

○「特設サイト　新型コロナウイルス」NHK

○「HUMANドキュメント＆クローズアップ現代プラス」2021年５月27日 NHK

○「国・地域毎の2019年コロナウイルス感染症流行状況」Wikipedia

＊上記のほか、STAGE ４、５（４、５章）の記述は、各大学のパンフレット、入試要項、ホームページ等を参照しています。

掲載大学　50音順索引

[私] 私立大学　[国] 国立大学　[公] 公立大学　[管外] 文部科学省管轄外大学校

監修

上　昌広（かみ・まさひろ）

医師・医学博士／特定非営利活動法人（NPO）医療ガバナンス研究所理事長／ナビタスクリニック新宿内科医・行田総合病院非常勤内科医／星槎大学客員教授／元東京大学医科学研究所特任教授

1987年灘高等学校卒業／1993年東京大学医学部医学科卒業／1993–94年東京大学医学部附属病院内科研修医／1995年東京都立駒込病院 血液内科医員／1999年東京大学大学院医学系研究科修了／1999–2001年国家公務員共済組合 虎の門病院 血液科医員／2001–2005年国立がんセンター中央病院 薬物療法部医員／2005年10月東京大学医科学研究所 探索医療ヒューマンネットワークシステム部門 客員准教授／2008年10月東京大学医科学研究所 先端医療社会コミュニケーションシステム社会連携研究部門 特任准教授／2010年7月～2016年3月東京大学医科学研究所 特任教授／2015年12月～現在星槎大学 客員教授／2016年4月より現職

ポストコロナ時代に医学部をめざす人のための

医療の仕事大研究

2022年 8 月20日 初版

監　　修　上　昌広
編　　集　晶文社学校案内編集部
発 行 者　株式会社 晶文社
〒101-0051 東京都千代田区神田神保町 1 -11
電話 (03)3518-4940(代表)・4943(編集)
URL https://www.shobunsha.co.jp
装　　丁　朝倉紀之
編集協力　宮崎幸雄、河野浩一、髙橋賢、髙﨑外志春、安井智弘
印刷・製本　ベクトル印刷株式会社

ISBN978-4-7949-9538-4 Printed in Japan